西医中成药合理用药速查丛书

总主编　何清湖　刘平安

肿瘤科中成药用药速查

主　编　田雪飞　陈孟溪

副主编　胡玉星　陈雅婷

编　委（以姓氏笔画为序）

王四方　王梦蝶　田　莎　田雪飞

吴若霞　张　红　张领兄　张豪健

陈孟溪　陈雅婷　周　婷　周春花

胡玉星　侯　健　黄晓蒂　葛慧颖

人民卫生出版社

·北京·

图书在版编目（CIP）数据

肿瘤科中成药用药速查 / 田雪飞，陈孟溪主编 . —
北京：人民卫生出版社，2022.8
（西医中成药合理用药速查丛书）
ISBN 978-7-117-29573-4

Ⅰ. ①肿…　Ⅱ. ①田…②陈…　Ⅲ. ①抗癌药（中药）
– 用药法　Ⅳ. ①R286.91

中国版本图书馆 CIP 数据核字（2022）第 137037 号

| 人卫智网 | www.ipmph.com | 医学教育、学术、考试、健康，购书智慧智能综合服务平台 |
| 人卫官网 | www.pmph.com | 人卫官方资讯发布平台 |

西医中成药合理用药速查丛书
肿瘤科中成药用药速查
Zhongliuke Zhongchengyao Yongyao Sucha

主　　编：田雪飞　　陈孟溪
出版发行：人民卫生出版社（中继线 010-59780011）
地　　址：北京市朝阳区潘家园南里 19 号
邮　　编：100021
E - mail：pmph @ pmph.com
购书热线：010-59787592　　010-59787584　　010-65264830
印　　刷：保定市中画美凯印刷有限公司
经　　销：新华书店
开　　本：710×1000　1/16　　**印张**：19
字　　数：331 千字
版　　次：2022 年 8 月第 1 版
印　　次：2022 年 10 月第 1 次印刷
标准书号：ISBN 978-7-117-29573-4
定　　价：65.00 元

打击盗版举报电话：010-59787491　**E-mail**：WQ @ pmph.com
质量问题联系电话：010-59787234　**E-mail**：zhiliang @ pmph.com
数字融合服务电话：4001118166　**E-mail**：zengzhi @ pmph.com

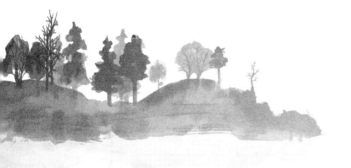

总序

　　中成药是在中医药理论指导下,以中药材为原料,按规定的处方和标准制成具有一定规格的剂型,可直接用于防治疾病的制剂。因其方便携带和服用,依从性高,在临床中得到广泛的使用,尤其在西医临床科室,中成药的使用更加广泛。但是中成药处方同样是以中医理论为指导,针对某种病证或症状制定的,因此使用时也必须要遵循辨证选药,或辨病辨证结合选药。只是基于不同的理论体系和学术背景,西医医师在使用中成药时存在一些不合理之处,中成药滥用堪比抗生素滥用也并非危言耸听。

　　中成药使用的历史悠久,临床上若能合理使用,中成药的安全性是较高的。合理使用包括正确的辨证选药、用法用量、使用疗程、禁忌证、合并用药等多方面,其中任何环节有问题都可能引发药物不良事件。合理用药是中成药应用安全的重要保证。中成药使用中出现不良反应的主要原因包括:中药自身的药理作用或所含毒性成分引起的不良反应;特异性体质对某些药物的不耐受、过敏等;方药证候不符,如辨证不当或适应证把握不准确;长期或超剂量用药,特别是含有毒性中药材的中成药;不适当的中药或中西药的联合应用等。

　　临床面对如此繁多的中成药,由于缺乏较为统一的使用标准和规范,再加上很多西医医师对中医治病和中成药的药理作用特点不是十分了解,这便导致了中成药的使用不当。虽然患者得以治疗,但却无法起到良好的效果,有时甚至会在一定程度上导致病情的加重。2019年7月1日,国家卫生健康委员会《关于印发第一批国家重点监控合理用药药品目录(化药及生物制品)的通知》中,明确要求:"对于中药,中医类别医师应当按照《中成药临床应用指导原则》《医院中药饮片管理规范》等,遵照中医临床基本的辨证施治原则开具中药处方。其他类别的医师,经过不少于1年系统学习中医药专业知识并考核合格后,遵照中医临床基本的辨证施治原则,可以开具中成药处方。"这将进一步规范和促进中成药的合理应用。

　　本套丛书分为《内科中成药用药速查》《妇科中成药用药速查》《肿瘤科中成药用药速查》《儿科中成药用药速查》《皮肤科中成药用药速查》《男科中成

药用药速查》6 个分册,主要针对西医医师。丛书编写过程中始终贯彻临床实用,符合中成药"用药速查"特点,方便临床医师案头查阅。全书内容既有西医关于疾病病因病理、诊断、治疗的要点,更注重体现中医辨证论治思维,尤其在中成药运用上,能简单、明了地指导西医医师开处中成药处方。选择的病种都是中成药在疗效、安全性、依从性等方面具有"相对优势"的病种,中成药的选取则遵循"循证为主、共识为辅、经验为鉴"的指导原则,均来源于《中华人民共和国药典》2015 年版及 2015 年版第一增补本(以下简称《中国药典》)、《国家基本医疗保险、工伤保险和生育保险药品目录》(以下简称《医保目录》)、行业内诊疗指南(以下简称"指南")、专家共识等推荐使用的中成药。

中成药品种繁多,同一病症有许多中成药可以治疗,同一种中成药也可以治疗许多病症,再加上《中国药典》《医保目录》、指南、专家共识中收录的中成药也不尽相同,疗效评价标准也难于统一,这为我们的搜集整理增添了许多难度。书中挂一漏万之处在所难免,加上编者学术水平有限,书中可能存在不足和疏漏之处,敬请大家批评指正,以利于再版时修订。

何清湖　刘平安
2019 年 9 月

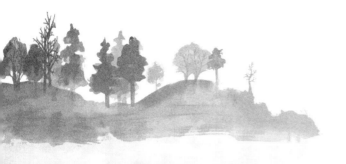

前言

近年来,恶性肿瘤的发病率逐年升高并呈现年轻化的趋势,这对肿瘤科医生提出了更高的要求。我国中医药治疗恶性肿瘤的临床应用取得了一定成果,在部分病种上具有独特的优势,越来越多的肿瘤科医生将中医药应用到了恶性肿瘤的临床治疗中。目前国内用于治疗肿瘤的中成药品种繁多,其使用必须遵从因病施治、辨证选药的原则,否则贻误病情。

本书旨在指导中成药在肿瘤科疾病中的合理应用,突出科学性和实用性,择优遴选了一批疗效确切的抗肿瘤中成药。针对常见肿瘤,结合中医临床实践经验和科研成果,提出辨证分型和各证候的中成药用药指导,供肿瘤科临床医生查阅参考,以推动抗肿瘤中成药的合理应用。

本书共 3 章,包括常见恶性肿瘤、恶性肿瘤常见并发症、恶性肿瘤治疗手段所致并发症。介绍疾病的定义、诊断要点、西医治疗要点,重点阐述中成药辨证应用,包括证候要点及中成药的组成、功效、用法用量。此外,还在每节中择要介绍常用的外治法和单方验方等,供同道参考。

本书具有条理清晰、查阅方便、中西医密切结合、权威性与实用性兼备的特点,可供中医、西医、中西医结合肿瘤专业医护人员和全科医生,以及癌症患者与家属使用抗肿瘤中成药时参考与查阅。中成药使用时需注意辨证与辨病相结合的特点,谨识。

在此,真诚感谢诸位编者为本书编写付出的辛勤劳动;感谢人民卫生出版社对本书出版给予的支持。

尽管我们尽了最大的努力,但由于时间和经验所限,在编撰过程中难免存在疏漏和不足之处,诚望各位读者指正。

编　者
2022 年 5 月

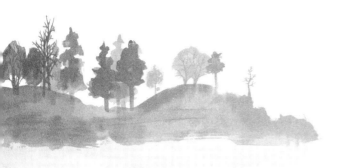

目录

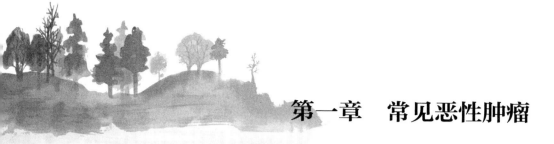

第一章 常见恶性肿瘤

第一节 喉癌

喉癌（cancer of larynx）是原发于喉部的恶性肿瘤，以喉功能受损为常见早发症状。本病发生多与过度吸烟、长期饮酒、空气污染和环境因素、病毒感染及遗传易感性有关。其发病率各地差异颇大。我国以北方较多见，且发病率呈逐年上升趋势。农村发病率显著低于城市。喉癌发病率居耳鼻咽喉恶性肿瘤第三位，仅次于鼻咽癌和鼻腔鼻窦癌。本病患者以男性居多，男女之比约为10：1。多发于50~70岁。

中医经典文献中无此病名，仅有"咽喉菌""喉百叶""喉疳"的记载。为区别咽与喉的病变，现趋向于以"喉菌"专指喉部的恶性肿瘤。

一、诊断要点

（一）症状

因喉腔各区胚胎来源不同，使其解剖上各具特点，并由此决定了各区喉癌具有不同的病理进程和临床特征。一般情况下，喉癌可分为三型。

1. **声门上型** 早期声门上喉癌常无显著症状，或仅觉咽部不适和异物感。随着肿瘤长大、表面溃烂，可出现轻度咽喉疼痛，并逐渐加剧，且可放射至同侧耳颞部，或妨碍进食。可伴有咳嗽，常痰中带血，晚期患者可咳臭痰。该型患者一旦出现声嘶，提示肿瘤已向下侵及声带。肿瘤增长至一定程度，还可堵塞喉腔出现呼吸困难。

2. **声门型** 由于声带的特殊解剖形态与功能特征，很小的声带癌即可因声嘶症状而被患者注意，所以本型喉癌早期就诊者较多。声嘶呈进行性加重，并常伴有不同程度的咳嗽，可有痰中带血，但罕见大量咯血。一般少见疼痛与吞咽困难。肿瘤长大后，可以堵塞声门而引起呼吸困难。

3. **声门下型** 声门下喉癌发展速度可能不如声门上喉癌快，但病变隐匿，早期症状常不明显。声门下喉癌肿瘤表面发生溃烂可引起咳嗽和痰中带血。如肿瘤向上侵犯声带肌组织影响声带运动,可出现声嘶。增大的肿块堵塞气道,也可引起呼吸困难。

（二）体征

1. 声门上型 声门上喉癌常较早出现颈淋巴结转移（40%）,为无痛性逐渐增大之肿块,多首先见于同侧颈总动脉分叉处,然后沿颈内静脉向上下淋巴结扩散。

声门上喉癌又可分为会厌癌、室带癌和喉室癌三个亚型,间接喉镜检查各有不同的征象。

2. 声门型 间接喉镜下声带癌早期表现为声带边缘增厚、粗糙,继而发展成乳头状新生物,灰白色或淡红色,周围黏膜稍有充血,声带运动正常,但关闭不全。随着肿瘤的增大,肿块向前后扩展,可超越前联合侵犯对侧声带,或向后侵犯深部肌肉而致声带固定。该型病变极少出现溃疡。

3. 声门下型 因为声带的遮挡,检查不易发现,间接喉镜下不易窥见早期声门下喉癌。肿物长大超出声带边缘时,可通过间接喉镜见到新生物。因此,本病常至晚期才得到确诊。有些情况下一侧声带的固定可能为声门下喉癌的唯一间接喉镜体征。

（三）辅助检查

1. 血清学检查 癌胚抗原（CEA）多为阳性,免疫抑制酸性蛋白（IAP）高于正常值 2 倍以上。

2. 影像学检查 主要包括超声、CT、MRI 和 PET-CT 等。

3. 内镜辅助检查 电子（纤维）喉镜可以与动态喉镜结合应用,还可直接观察喉内结构、黏膜改变及声带活动情况。

4. 病理学检查 喉癌确诊需经组织病理学检查。绝大多数喉癌为鳞状细胞癌,其他类型尚有基底细胞癌、腺癌、未分化癌等,且多为原发于喉部。喉癌的发生部位与细胞分化程度有一定的相关性。原发于声门区者,多为高分化和中分化鳞癌;发生于声门上者,则常见低分化鳞癌或未分化癌;发生于声门下者,多为未分化癌。与其他头颈部鳞癌一样,喉癌也存在明显的位置依从性,即侵袭方式和程度与其原发部位有关。

（四）鉴别诊断

喉癌需与喉结核、喉乳头状瘤、喉息肉相鉴别。

二、西医治疗要点

（一）手术治疗

除局限于声带的Ⅰ期和少数Ⅱ期声门癌外，其余多首选手术治疗，再根据综合治疗原则配合适当的放、化疗以善其后。

（二）放射治疗

对于早期声带癌，放疗与手术的疗效相近，且可保留发音功能，故Ⅰ期声带癌常用放射治疗。对于手术后复发病例或晚期患者，放疗可作为综合治疗方案的重要组成部分之一。

（三）化学治疗

化学治疗可作为综合治疗的一个组成部分酌情选用，特别是以顺铂（DDP）为基础的诱导化疗后手术切除或放疗。

（四）靶向治疗

西妥昔单抗（爱必妥）是获得批准的用于头颈部鳞癌的靶向药物。

（五）喉移植

喉移植技术为喉癌患者的功能康复带来了新的希望。

三、中成药应用

（一）基本病机

本病初期多因外感风热之邪，影响肺之宣降，肺失清肃，热邪壅结，循经蒸灼咽喉；或饮食不节，进食辛热炙煿，热蕴脾胃，脾失运化，痰热互结，循经上炎，灼于咽喉；或情志不遂，内伤于肝，疏泄失常，肝气郁结，气滞痰凝，碍于咽喉，以致气滞血壅、痰凝毒聚而成喉菌，此时病机以邪实为主。病情进一步发展，邪正相搏，痰涎壅盛，热毒蕴结，血败肉腐，病至极期，邪盛而正已伤。晚期，若病久失于调治，则脾胃渐衰失之化源，肝肾亏虚失之濡养，以致气血大亏、阴津不足，甚至阴损及阳，同时邪毒未尽，形成本虚标实之证，治疗困难。所以本病辨治关键在于根据病因及病机转变的不同阶段，准确掌握邪正消长变化情况，正确处理扶正与祛邪、整体与局部的关系。

（二）辨证分型使用中成药

喉癌常用中成药一览表

证型	常用中成药
气血凝滞证	康力欣胶囊、博尔宁胶囊、天蟾胶囊
痰热壅结证	鹤蟾片、黄氏响声丸
热毒困结证	六神丸、新癀片、肿节风片

1. 气血凝滞证

〔**证候**〕**主症**：病之初起，声音嘶哑，咽喉梗塞不利，痰中带血。喉部肿块凹凸不平，色暗红。**次症**：伴胸胁闷痛，心烦易怒。**舌脉**：舌质红或有瘀点，苔白或微黄，脉弦细或弦缓。

〔**治法**〕理气散结，活血化瘀。

〔**方药**〕会厌逐瘀汤加减。

〔**中成药**〕

（1）康力欣胶囊^(医保目录)（由阿魏、九香虫、大黄、姜黄、诃子、木香、丁香、冬虫夏草组成）。功能主治：扶正祛邪，软坚散结。用于头颈部恶性肿瘤属气血瘀阻证者。用法用量：口服，1日3次，1次2~3粒，或遵医嘱。

（2）博尔宁胶囊^(医保目录)（由黄芪、光慈菇、重楼、龙葵、紫苏子、僵蚕、大黄等组成）。功能主治：扶正祛邪，益气活血，软坚散结，消肿止痛。本品为癌症辅助治疗药物，可配合化疗使用，有一定减毒、增效作用。用法用量：口服，1日3次，1次4粒。

（3）天蟾胶囊^(医保目录)（由夏天无、制川乌、蟾酥、祖师麻、白屈菜、秦艽、白芷、川芎、甘草组成）。功能主治：行气活血，通络止痛。用于轻、中度癌性疼痛属气滞血瘀证者。用法用量：口服，1日3次，1次3粒，5日为一个疗程。

2. 痰热壅结证

〔**证候**〕**主症**：病情发展，声音嘶哑，咳嗽痰多，痰中带血，咽喉疼痛。局部漫肿，表面分泌物较多，或有颈部恶核。**次症**：伴呼吸气粗，胸痛，或有呼吸困难。**舌脉**：舌质红，苔白而干或黄腻，脉缓滑或细滑。

〔**治法**〕清热化痰，祛瘀散结。

〔**方药**〕黄连清喉饮加减。

〔**中成药**〕

（1）鹤蟾片^(医保目录)（由仙鹤草、干蟾皮、猫爪草、浙贝母、生半夏、鱼腥草、天冬、人参、葶苈子组成)。功能主治:解毒除痰,凉血祛瘀,消癥散结。用于喉癌证属痰热壅结、血瘀毒结者,能够改善患者的症状和体征,提高患者体质。用法用量:口服,1日3次,1次6片。

(2)黄氏响声丸^(中国药典)(由薄荷、浙贝母、连翘、蝉蜕、胖大海、酒大黄、川芎、儿茶、桔梗、诃子肉、甘草、薄荷脑组成)。功能主治:疏风清热,化痰散结,利咽开音。用于声音嘶哑,咽喉肿痛,咽干灼热,咽中有痰,或寒热头痛,或便秘尿赤。用法用量:口服。糖衣丸:1日3次,1次20丸,饭后服用;炭衣丸:1日3次,1次6丸(每丸重0.133g),饭后服用。

3. 热毒困结证

〔证候〕**主症**:病至极期,声嘶或失音,喉痛剧,吞咽不利,咳嗽痰稠,痰中带血,呼吸困难,气粗喘鸣。肿物溃烂,覆有秽膜,颈有恶核。**次症**:伴形体消瘦,饮食难下,睡卧不宁,口干口苦,气息秽臭,便结尿赤。**舌脉**:舌质红或红绛,苔黄厚腻,脉弦滑数。

〔治法〕泻火解毒,化瘀散结。

〔方药〕黄连解毒汤合柴胡清肝饮加减。

〔**中成药**〕

(1)六神丸^(医保目录)(由麝香、牛黄、冰片、珍珠、蟾酥、雄黄组成)。功能主治:解毒,消肿,止痛。用于各种癌症见咽喉局部溃烂肿痛,证属热毒偏盛者。用法用量:口服,1日3次,据患者年龄调整用量。1岁1次1粒,2岁1次2粒,3岁1次3~4粒,4~8岁1次5~6粒,9~10岁1次8~9粒,成年人1次10粒,温开水吞服。

(2)新癀片^(中国药典)(由肿节风、三七、人工牛黄、猪胆粉、肖梵天花、珍珠层粉、水牛角浓缩粉、红曲、吲哚美辛组成)。功能主治:清热解毒,活血化瘀,消肿止痛。用于热毒瘀血所致的咽喉肿痛、牙痛、无名肿毒等症。用法用量:口服,1日3次,1次2~4片,小儿酌减。外用,用冷开水调化,敷患处。

(3)肿节风片^(中国药典)(由肿节风组成)。功能主治:清热解毒,消肿散结。用于热毒壅盛证者,并可用于癌症的辅助治疗。用法用量:口服,1日3次,1次3片。

(三)外治法

消瘤碧玉散

〔**组成**〕硼砂30份、冰片3份、胆矾4份。

〔**功效**〕清热解毒,消肿止痛。

〔**主治**〕用于喉癌咽喉肿痛。

〔**用法**〕共研极细末,蘸药局部点用。

四、单验方

1. 验方

（1）干祖望（南京中医药大学）验方：干氏加减三甲散

三棱 10g、莪术 10g、穿山甲 15g、蝉蜕 5g、鳖甲 15g、昆布 10g、海藻 10g、桃仁 5g、红花 5g、落得打 10g。功效：破瘀散结开音。用于喉癌气血凝滞证。

（2）朱佳丽（西南医科大学附属中医医院）验方：桔梗射干汤

桔梗 15g、半夏 15g、射干 15g、黄芩 15g、枇杷叶 10g、瓜蒌皮 15g、金银花 10g、荆芥 5g、防风 10g、甘草 6g、蝉蜕 5g、南沙参 15g、梨皮 15g、千层纸 5g、丝瓜络 10g、干地黄 15g。功效：清热化痰，养阴生津。用于喉癌放、化疗后痰热蕴结、气阴两伤证。

（3）张丽（开封市肿瘤医院）验方：生津汤

金银花 15g、麦冬 15g、南沙参 30g、北沙参 30g、连翘 10g、甘草 6g、天花粉 15g、鸡血藤 15g、枸杞子 10g、何首乌 15g、白术 10g、生薏苡仁 15g、鸡内金 10g、白花蛇舌草 15g。功效：清热解毒，养阴生津。用于喉癌放疗后黏膜损伤。

2. 单方

锦灯笼 50g、柿子 50g。用法：上两味隔日交替服用。用于喉癌。

第二节　口腔颌面部恶性肿瘤

口腔颌面部恶性肿瘤包括源自唇、口腔、鼻旁窦、唾液腺的肿瘤。饮酒和吸烟是口腔颌面部恶性肿瘤最常见的发病因素。全世界每年新发口腔颌面部恶性肿瘤约 64 000 例，其中 2/3 来自发展中国家。多发年龄在 40~60 岁，男性多于女性。另外，由于整个上消化和呼吸道上皮都可能暴露在致癌源作用下，故在口腔颌面部恶性肿瘤患者中发生第二原发癌、肺癌或食管癌的危险性较高。本节重点介绍几种较常见的恶性肿瘤。

中医对口腔颌面部恶性肿瘤的描述有"岩""菌"等。

一、诊断要点

（一）临床表现

1. 舌癌　舌癌为口腔恶性肿瘤中较常见的一种，主要症状为局部肿物、溃烂、灼痛,浸润性较强,常波及舌肌,舌运动受限导致言语不清、进食障碍及吞咽困难等。

肿瘤表现为4种类型:

(1)肿物溃烂,周缘隆起,底部凹凸不平。

(2)在红斑或白斑上发生糜烂裂隙。

(3)以增生为主向外翻出,呈菜花状。

(4)黏膜表面无明显溃烂,但基底有明显浸润块。

本病以溃疡型或浸润型多见。

2. 牙龈癌

(1)牙龈癌多生长缓慢,以溃疡型多见。肿瘤向牙槽突和颌骨浸润,导致骨质破坏,主要症状为牙龈肿大或溃烂、出血、压痛,牙松动。

(2)下牙龈癌侵及下牙槽神经,患者可发生下唇感觉不适或麻木;也可侵犯口底和颈部;当侵犯磨牙后区和口咽部时可有张口受限。上牙龈癌侵犯上颌窦或鼻腔可有鼻血鼻塞;波及上唇底部或鼻翼时,局部皮肤浸润、皮肤发红;肿瘤向腭侧发展似腭癌;肿瘤可呈外生性溃疡或大小不等的肉芽状溃疡。溃疡表面污秽,易出血,常侵及牙槽突、牙齿和颌骨。

3. 颊黏膜癌　颊黏膜癌是较常见的口腔癌,主要临床表现有肿块、溃烂和疼痛,以溃疡型多见。基底不平,可见大小不等的颗粒状肉芽。基底常有浸润性肿块,极易侵犯肌层,甚至皮下和皮肤,皮肤受侵蚀时可出现红肿、硬结、粘连或破溃。肿瘤向上或向下可侵犯龈颊沟和牙槽骨,向后侵犯可累及翼下颌韧带和软腭,导致张口受限。累及颏孔区可引起下唇麻木。颊黏膜癌多转移至同侧颌下和颈深淋巴结,有时也可转移至腮腺淋巴结,远处转移者少见。

4. 唾液腺恶性肿瘤　唾液腺肿瘤来自3对大唾液腺(腮腺、颌下腺或舌下腺)或小唾液腺。

(1)腮腺癌:耳下或耳前肿块,可伴有局部疼痛、皮肤受侵、面神经麻痹,少数患者肿瘤还可侵犯下颌骨升支、乳突及中耳腔,还有少数肿瘤可侵至颅内和颞下窝及咽旁间隙。

(2)颌下腺癌:以局部疼痛、肿块多见。常与口底肌群粘连、固定,少数可侵犯颌骨、舌神经、舌下神经和面神经的下颌支。

(3)舌下腺癌:舌下腺肿块质地较硬,可伴有疼痛。常侵犯口底肌肉及颌下腺,还可侵犯舌及下颌骨、舌神经及颅底。

(4)小唾液腺癌:临床表现与发病部位有关,上腭是多发部位,可伴有疼

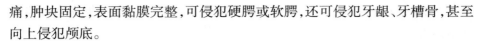

痛,肿块固定,表面黏膜完整,可侵犯硬腭或软腭,还可侵犯牙龈、牙槽骨,甚至向上侵犯颅底。

5. 扁桃体癌

（1）早期症状轻微,只有咽部不适,异物感或轻微疼痛;晚期可有明显咽痛,吞咽时加剧,并可放射到同侧耳或面部。常有口臭、出血及张口困难等症状。

（2）一侧扁桃体明显肿大,呈结节状或菜花状,或表面有溃疡、坏死、假膜。肿瘤发展快,常侵犯周围组织,出现吞咽、呼吸障碍。

（3）早期常有颈淋巴结转移,出现同侧或双侧颈淋巴结肿大、质硬、固定;晚期可发生血行转移,常见的转移脏器为肝、肺、骨等,并出现相应症状。

（4）喉镜检查常可见扁桃体肿大色紫,周围有表浅溃疡,表面覆以灰黄色假膜。

（二）辅助检查

1. 影像学检查　主要有 X 线（包括唾液腺 X 线造影）、CT、PET-CT 等。

2. 病理学检查　活体组织病理学检查可明确诊断及判断有无局部复发。口腔颌面部恶性肿瘤以鳞状细胞癌最为多见;其次为腺性上皮癌,再次为未分化癌。基底细胞癌和淋巴上皮癌较少。口腔恶性肿瘤中肉瘤较癌少见。

二、西医治疗要点

（一）手术治疗

口腔恶性肿瘤早期或局部晚期但可以切除的患者,手术和放疗是标准治疗方案,但首选手术治疗。具体治疗方案取决于 TNM 分期。

（二）放射治疗

放疗是口腔颌面部恶性肿瘤的重要治疗手段之一。放疗总剂量的选择取决于原发肿瘤和淋巴结的大小、分割次数、临床情况,以及是否同步联合化疗。晚期肿瘤无法进行根治性放疗时应考虑行姑息性放疗。

（三）化学治疗

口腔颌面部恶性肿瘤应根据患者的一般情况及治疗目标制定个体化放、化疗方案。选择以铂类为基础的诱导化疗后进行局部放疗（序贯化放疗）,或同步放化疗。

（四）靶向治疗

西妥昔单抗（爱必妥）是获得批准的用于头颈部鳞癌的靶向药物。

三、中成药应用

（一）基本病机

中医认为引起口腔颌面部恶性肿瘤的因素有：外邪内侵，客于经络，结聚不散；或饮食失节，损伤脾胃，生湿生痰，痰湿聚结；或情志郁结，气机不畅，气滞血瘀；或气血两虚，功能失调等。本病与肺、肝、脾等脏腑密切相关。

（二）辨证分型使用中成药

口腔颌面部恶性肿瘤常用中成药一览表

证型	常用中成药
热毒蕴结证	六神丸、梅花点舌丸、加味西黄丸
痰浊凝滞证	小金胶囊、内消瘰疬片
气滞血瘀证	康力欣胶囊、金龙胶囊、复方斑蝥胶囊
气血两虚证	十一味参芪片、八珍丸、血复生片

1. 热毒蕴结证

〔**证候**〕主症：肿物红肿、灼热疼痛，可出血或有脓臭。**次症**：口苦口干，便秘尿赤。**舌脉**：舌质红，苔黄，脉弦数。

〔**治法**〕清热泻火，解毒祛邪。

〔**方药**〕五味消毒饮加减。

〔**中成药**〕

（1）六神丸（医保目录）（由麝香、牛黄、冰片、珍珠、蟾酥、雄黄组成）。功能主治：解毒，消肿，止痛。用于各种癌症见咽喉局部溃烂肿痛，证属热毒偏盛者。用法用量：口服，1日3次，据患者年龄调整用量。1岁1次1粒，2岁1次2粒，3岁1次3~4粒，4~8岁1次5~6粒，9~10岁1次8~9粒，成年人1次10粒，温开水吞服。

（2）梅花点舌丸（中国药典）（由牛黄、珍珠、人工麝香、蟾酥、熊胆粉、雄黄、朱砂、硼砂、葶苈子、乳香、没药、血竭、沉香、冰片组成）。功能主治：清热解毒，消肿止痛。用于口腔颌面部恶性肿瘤，症见口干口苦、红肿热痛等实热证者。用法用量：口服，1日1~2次，一次3丸，小儿酌减。

（3）加味西黄丸（医保目录）（由牛黄、乳香、没药、麝香、蟾酥组成）。功能主治：解毒散结，消肿止痛。用于口腔颌面部恶性肿瘤证属热毒蕴结者。用法用量：口服，1日1次，1次3~6g。

2. 痰浊凝滞证

〔**证候**〕**主症**:肿物表面污浊,或溃疡糜烂,边界不清,流涎有腥臭味。**次症**:或伴胸闷体倦,嗜睡乏力;或郁闷心烦。**舌脉**:舌质淡红,苔厚腻,脉滑。

〔**治法**〕解郁化痰,软坚散结。

〔**方药**〕普济解毒丹加减。

〔**中成药**〕

(1)小金胶囊^(中国药典)(由人工麝香、木鳖子、制草乌、枫香脂、乳香、没药、五灵脂、当归、地龙、香墨组成)。功能主治:散结消肿,化瘀止痛。用于口腔颌面部恶性肿瘤初起属毒结痰凝证者,症见皮色不变、肿硬作痛。用法用量:口服,1 日 2 次,1 次 3~7 粒(每粒装 0.35g)或 1 次 4~10 粒(每粒装 0.30g),小儿酌减。

(2)内消瘰疬片^(中国药典)(由夏枯草、浙贝母、海藻、白蔹、天花粉、连翘、熟大黄、玄明粉、煅蛤壳、大青盐、枳壳、桔梗、薄荷脑、地黄、当归、玄参、甘草组成)。功能主治:软坚散结。用于口腔颌面部恶性肿瘤症见颈部淋巴结肿大,证属痰浊凝滞者。用法用量:口服,1 日 1~2 次,1 次 9g。

3. 气滞血瘀证

〔**证候**〕**主症**:肿物质地坚硬,疼痛持续且明显。**次症**:面色晦暗。**舌脉**:舌质暗红或紫红,舌有瘀斑瘀点,舌下脉络青紫迂曲,脉弦或脉涩。

〔**治法**〕活血化瘀,软坚散结止痛。

〔**方药**〕桃红四物汤加减。

〔**中成药**〕

(1)康力欣胶囊^(医保目录)(由阿魏、九香虫、大黄、姜黄、诃子、木香、丁香、冬虫夏草组成)。功能主治:扶正祛邪,软坚散结。用于口腔颌面部恶性肿瘤属气血瘀阻证者。用法用量:口服,1 日 3 次,1 次 2~3 粒,或遵医嘱。

(2)金龙胶囊^(医保目录)(由鲜守宫、鲜金钱白花蛇、鲜蕲蛇组成)。功能主治:破瘀散结,解郁通络。用于口腔颌面部恶性肿瘤血瘀郁结证,症见右胁下积块,胸胁疼痛,神疲乏力,腹胀,纳差。用法用量:口服,1 日 3 次,1 次 4 粒。

(3)复方斑蝥胶囊^(医保目录)(由斑蝥、人参、黄芪、刺五加、三棱、半枝莲、莪术、山茱萸、女贞子、熊胆粉、甘草组成)。功能主治:破血消瘀,攻毒蚀疮。用于口腔颌面部恶性肿瘤属气血瘀阻毒结证者。用法用量:口服,1 日 2 次,1 次 3 粒(每粒 0.25g)。

4. 气血两虚证

〔**证候**〕**主症**:肿瘤手术后、放疗或化疗后面色无华,消瘦无力。**次症**:头目眩晕,心慌气短,动则汗出。**舌脉:**舌质淡,舌胖,有齿痕,脉沉细无力。

〔**治法**〕益气养血,扶正固本。

〔**方药**〕八珍汤加味。

〔**中成药**〕

（1）十一味参芪片(中国药典)（由人参、黄芪、天麻、当归、熟地黄、泽泻、决明子、菟丝子、鹿角、枸杞子、细辛组成）。功能主治:补气养血,健脾益肾。用于癌症放、化疗所致的白细胞减少及头晕、体倦乏力、消瘦、恶心呕吐等症。用法用量:口服,1 日 3 次,1 次 4 片。

（2）八珍丸(中国药典)（由党参、炒白术、茯苓、甘草、当归、白芍、川芎、熟地黄组成）。功能主治:补气益血。用于气血两虚,面色萎黄,食欲不振,四肢乏力,月经过多。用法用量:口服,1 日 2 次,水蜜丸 1 次 6g,大蜜丸 1 次 1 丸。

（3）血复生片(医保目录)（由黄芪、当归、熟地黄、白芍、川芎、茯苓、山药、墨旱莲、女贞子、川牛膝、牡丹皮、猪脾粉、天花粉、泽泻、甘草、大黄组成）。功能主治:益气养血,滋阴凉血,化瘀解毒。用于癌症放、化疗后的血象异常,尤其对白细胞减少有明显的升高作用,症见心悸气短,全身乏力,自汗盗汗,精神萎靡,心烦不寐,腰膝酸软。用法用量:口服,1 日 3 次,1 次 3~6 片（1 片 0.3g）。

（三）外治法

1. 舌癌漱口方

〔**组成**〕苦参、五倍子、山豆根、龙葵、草河车、白茅根、仙鹤草、冰片。

〔**功效**〕清热利湿,凉血解毒。

〔**主治**〕舌癌溃疡。

〔**用法**〕煎汤代水漱口,每日数次。

2. 冰硼散(中国药典)

〔**组成**〕冰片、硼砂（煅）、朱砂、玄明粉。

〔**功效**〕清热解毒,消肿止痛。

〔**主治**〕热毒蕴结所致的咽喉疼痛、牙龈肿痛、口舌生疮。

〔**用法**〕吹敷患处,每次少量,1 日数次。

四、单验方

1. 验方

（1）邱蔚六（上海交通大学医学院附属第九人民医院）验方:四君子汤加减

党参 15g、白术 15g、当归 10g、茯苓 15g、女贞子 10g、丹参 15g、生黄芪 30g、

生甘草 10g。功效：益气健脾。用于晚期口腔颌面部恶性肿瘤。

（2）邬晓东（广州医科大学附属肿瘤医院）验方：加味黄连汤加减

黄连 12g、黄芩 12g、山豆根 15g、山慈菇 15g、生地 20g、木通 12g、竹叶 10g、白花蛇舌草 30g、僵蚕 15g、守宫 5 条、冰片 6g、甘草 9g。功效：清心化痰，泻火解毒，软坚散结。用于舌癌。

（3）孙强（郑州大学第一附属医院）验方：抗癌汤

生黄芪、生晒参、白术、茯苓、制半夏、薏苡仁、白花蛇舌草、半枝莲各 15g，虎杖、厚朴、莪术、藿香各 10g，大枣、生姜、黄连、甘草各 6g。功效：健脾益肾，解毒化瘀。用于口腔颌面部恶性肿瘤。

2. 单方

（1）全蝎、蛇蜕、露蜂房等量。用法：上药共研细末吞服，1 日 3 次，1 次 3g。用于舌癌。

（2）马齿苋、小蓟、野白菜各 20g。用法：水煎成 200ml 加白糖 20g 冲服，1 日 1 剂，常服。主治颊黏膜癌。

第三节　甲状腺癌

甲状腺癌（thyroid carcinoma）是发生于甲状腺滤泡上皮、滤泡细胞及甲状腺间质的恶性肿瘤的总称，以女性多见。我国的发病率一般较低，大约占全部恶性肿瘤的 1%，但发病率呈逐年上升的趋势。甲状腺癌的患病年龄不同于一般癌肿，从儿童到老年人都可发病。据有关资料显示，儿童期发病约占全部甲状腺癌的 3.67%，从 20 岁以后明显上升，30~45 岁的青壮年期达高峰，50 岁以后则明显下降，平均年龄不足 40 岁。

甲状腺癌属于中医学"瘿瘤"的范畴。古人已发现该病的发生与环境密切相关，并提出"石瘿""气瘿""劳瘿""土瘿""忧瘿"的五瘿分类。

一、诊断要点

（一）症状

甲状腺癌发病初期多无明显症状，只发现或触及甲状腺有质硬而高低不平的肿块，且逐渐增大，吞咽时肿块上下移动度减低。肿块产生压迫症状（如声嘶、呼吸困难或吞咽困难，特别是在甲状腺肿大伴有单侧声带麻痹时）为甲状腺癌的特征之一。有些甲状腺肿块并不明显，而以颈部淋巴结、肺、骨骼的转移癌为突出症状。

不同病理类型的甲状腺癌临床表现有所不同，其临床特点如下：

1. 乳头状癌　肿瘤质地为软胶性硬度或较硬，形状不规则，边界不清，无包膜感，瘤体较大者常伴有囊性改变，穿刺可吸出浅棕黄色液体或陈旧血水。半数以上患者出现同侧颈部淋巴结转移，且发生较早，血行转移较少。晚期可累及气管软骨或周围软组织而使肿瘤固定，或出现声音嘶哑、呼吸困难、吞咽困难等症状。

2. 滤泡癌　属中度恶性肿瘤。多为单发，少数为双侧或多发。肿瘤为实性、质地硬韧，边界不清，很少有明显的局部恶性表现，较少发生淋巴结转移，而多随血行转移至肺和骨。

3. 髓样癌　颈前肿物多数发展缓慢，恶性程度中等，肿块质地较硬，可有轻度压痛，多为单发，家族性者常为双侧。本病有顽固性腹泻，每日数次至十数次，便前可有腹痛和急迫感，但无脓血或脂肪痢，多于饭后和夜晚加重，可无明显营养障碍，癌灶切除后腹泻即消失，复发或转移时腹泻再发。颈淋巴结转移多见，且转移较早，也可血行转移至肺、肝和骨骼。

4. 未分化癌　肿块可于短期内迅速增大，坚硬固定，广泛侵犯邻近组织，常累及周围器官出现吞咽困难、呼吸不畅、声音嘶哑，颈、耳区疼痛、双侧淋巴结肿大。易发生血行转移，转移快、死亡率高。

（二）体征

1. 颈部淋巴结肿大　晚期甲状腺癌可出现颈部淋巴结肿大，伴有耳、枕及肩部疼痛。部分甲状腺癌以颈部淋巴结肿大为首诊症状。

2. 压迫症状　压迫气管可引起呼吸困难，咳嗽；压迫或侵犯食管可致吞咽困难；压迫声带或喉返神经可引起声音嘶哑。

（三）辅助检查

1. 放射免疫测定。

2. 细胞学检查。

3. 其他检查技术　放射性核素、超声、X 线、CT、MRI 等。

4. 基因检测　*braf* 基因点突变、*ret/ptc* 重排、*pax8/pparγ* 重排和 *ras* 基因。

（四）分期诊断

目前甲状腺癌 TNM 分期采用美国癌症联合委员会（AJCC）第 8 版分期标准。

（五）鉴别诊断

甲状腺癌应与甲状腺腺瘤、结节性甲状腺肿、亚急性甲状腺炎等疾病相鉴别。

二、西医治疗要点

（一）手术治疗

手术治疗是甲状腺癌的首选方法。

（二）放射治疗

包括放射线外照射、放射性碘治疗等。

（三）内分泌治疗

甲状腺癌是一种内分泌系统肿瘤，与内分泌激素水平的高低密切相关，为激素依赖性疾病，因此内分泌治疗为常用方法。手术治疗虽为首选方法，但术后必须应用激素实行替代疗法。

（四）化学治疗

甲状腺癌很少化疗，未分化癌对化疗有一定的敏感性。单药以阿霉素（ADM）为首选，顺铂（DDP）、博来霉素（BLM）亦有效，联合用药优于单药。

（五）靶向治疗

针对 VEGFR1、VEGFR2、RET、MET 等靶点，选用卡博替尼治疗，用于晚期转移性甲状腺癌；此外，索拉非尼、凡德他尼均为多靶点靶向药物，其中凡德他尼可用于不能手术的晚期甲状腺癌；MEK1/2 抑制剂能够作为对放射性碘响应不足患者的辅助治疗药物。

三、中成药应用

（一）基本病机

长期忿郁恼怒或忧思郁虑，致肝气郁结，气滞血瘀，肝旺侮土，脾失健运，痰湿内生，气滞血瘀与痰湿互结于颈部而成石瘿；或因饮食失调，或居住高原山区，水土失宜，致脾失健运，水湿不化，聚而生痰，痰阻气机，痰气郁结，或感山岚水气，不能濡养筋脉，致气血郁滞，津液内停，凝聚成痰，气血痰饮郁结，形成瘿肿，年深日久，遂生恶变。

本病早期以实证居多，病久则由实转虚，成为虚中有实、实中有虚之虚实夹杂证。

（二）辨证分型使用中成药

甲状腺癌常用中成药一览表

证型	常用中成药
肝郁痰凝证	夏枯草膏、内消瘰疬片、五海瘿瘤丸
气滞血瘀证	复方斑蝥胶囊、平消片、安康欣胶囊
毒热蕴结证	紫金锭、小金胶囊、艾迪注射液
心肾阴虚证	微达康口服液、血复生片、养正合剂
肝肾阴虚证	生血宝颗粒、六味地黄丸、养阴生血合剂
脾肾阳虚证	生白合剂、健脾益肾颗粒

1. 肝郁痰凝证

〔**证候**〕**主症**：颈前瘿肿，质软如胶，光滑圆润，随吞咽上下移动。**次症**：情志抑郁，咽部异物感，胸闷胁胀。**舌脉**：舌质淡红，舌苔薄白或白腻，脉弦滑。

〔**治法**〕理气消瘿，化痰散结。

〔**方药**〕海藻玉壶汤加减。

〔**中成药**〕

（1）夏枯草膏^{（中国药典）}（成分为夏枯草）。功能主治：清火，散结，消肿。用于火热内蕴所致的头痛、眩晕、瘰疬、瘿瘤肿痛，以及甲状腺癌见上述证候者。用法用量：口服，1 日 2 次，1 次 9g。

（2）内消瘰疬片^{（中国药典）}（由夏枯草、浙贝母、海藻、白蔹、天花粉、连翘、熟大黄、玄明粉、煅蛤壳、大青盐、枳壳、桔梗、薄荷脑、地黄、当归、玄参、甘草组成）。功能主治：软坚散结。用于甲状腺癌、甲状腺肿大、颈部淋巴结肿大。用法用量：口服，1 日 1~2 次，1 次 9g。

（3）五海瘿瘤丸^{（医保目录）}（由海带、海藻、海螵蛸、蛤壳、昆布、白芷、木香、煅海螺、夏枯草、川芎组成）。功能主治：软坚消肿。用于甲状腺癌、颈部淋巴结肿大等。用法用量：口服，1 日 2 次，1 次 1 丸（1 丸重 9g）。

2. 气滞血瘀证

〔**证候**〕**主症**：颈前肿物坚硬如石，固定不移。**次症**：颈部刺痛，入夜尤甚，胸闷气憋，呼吸、吞咽困难。**舌脉**：舌质紫暗或有瘀斑，苔薄白，脉弦涩。

〔**治法**〕理气化痰，行瘀散结。

〔**方药**〕通气散坚丸加减。

〔**中成药**〕

（1）复方斑蝥胶囊^(医保目录)（由斑蝥、人参、黄芪、刺五加、三棱、半枝莲、莪术、山茱萸、女贞子、熊胆粉、甘草组成）。功能主治：破血消瘀，攻毒蚀疮。用于甲状腺癌属气血瘀阻毒结证者。用法用量：口服，1 日 2 次，1 次 3 粒（每粒0.25g）。

（2）平消片^(中国药典)（由郁金、仙鹤草、五灵脂、白矾、硝石、干漆、麸炒枳壳、马钱子粉组成）。功能主治：活血化瘀，散结消肿，解毒止痛。对毒瘀内结所致的肿瘤患者具有缓解症状，缩小瘤体，提高机体免疫力，延长生存时间的作用。用法用量：口服，1 日 3 次，1 次 4~8 片（1 片重 0.23g）。

（3）安康欣胶囊^(医保目录)（由半枝莲、山豆根、夏枯草、蒲公英、鱼腥草、石上柏、枸杞子、穿破石、人参、黄芪、鸡血藤、灵芝、黄精、白术、党参、淫羊藿、菟丝子、丹参组成）。功能主治：清热解毒，活血化瘀，软坚散结，扶正固本。用于甲状腺癌痰瘀毒结证的辅助治疗。用法用量：口服，1 日 3 次，1 次 4~6 粒（1 粒装 0.5g），饭后温开水送服。30 日为一个疗程。

3. 毒热蕴结证

〔**证候**〕**主症**：颈部肿块凹凸不平，发展迅速，灼热作痛，连及头颈。**次症**：声音嘶哑，呼吸、吞咽不适，咳吐黄痰，大便干结，小便短赤。**舌脉**：舌质绛，苔黄燥，脉弦数或滑数。

〔**治法**〕清热解毒，散结消瘿。

〔**方药**〕清肝芦荟丸加减。

〔**中成药**〕

（1）紫金锭^(中国药典)（由山慈菇、红大戟、千金子霜、五倍子、人工麝香、朱砂、雄黄组成）。功能主治：辟瘟解毒，消肿止痛。用于甲状腺癌痰涎偏盛者。用法用量：口服，1 日 2 次，1 次 0.6~1.5g。

（2）小金胶囊^(中国药典)（由人工麝香、木鳖子、制草乌、枫香脂、乳香、没药、五灵脂、当归、地龙、香墨组成）。功能主治：散结消肿，化瘀止痛。用于甲状腺癌及颈部淋巴结肿块属毒结痰凝证者。用法用量：口服，1 日 2 次，1 次 3~7 粒（每粒装 0.35g）或 1 次 4~10 粒（每粒装 0.30g），小儿酌减。

（3）艾迪注射液^(医保目录)（主要成分为斑蝥、人参、黄芪、刺五加）。功能主治：清热解毒，消瘀散结。用于甲状腺癌证属痰瘀毒结者。用法用量：静脉滴注。成人 1 日 1 次，1 次 50~100ml，加入 0.9% 氯化钠注射液或 5%~10% 葡萄糖注射液 400~450ml 中。与放、化疗合用时，疗程与放、化疗同步；手术前后使用本品 10 日为一个疗程；介入治疗 10 日为一个疗程；单独使用 15 日为一个周期，间隔3日,2周期为一个疗程;晚期恶病质患者,连用30日为一个疗程,或视病情而定。

4. 心肾阴虚证

〔证候〕**主症:**颈部肿块,伴有局部疼痛。**次症:**心悸气短,全身乏力,自汗盗汗,精神萎靡,心烦不寐,腰膝酸软。**舌脉:**舌质暗淡,苔薄,脉沉细。

〔治法〕养心益肾,化痰散结。

〔方药〕生脉散合二至丸加减。

〔中成药〕

(1)微达康口服液^(中国药典)(由刺五加、黄芪、陈皮、熟地黄、女贞子、附子、淫羊藿组成)。功能主治:扶正固本,补肾安神。用于肾虚所致体虚乏力、失眠多梦、食欲不振;肿瘤放疗、化疗引起的白细胞、血小板减少,免疫功能降低下见上述证候者。用法用量:口服。用于肿瘤放疗、化疗及射线损伤:1日3次,1次40ml;1周后,1日3次,1次20ml。用于微波损伤:1日2次,1次20ml。

(2)血复生片^(医保目录)(由黄芪、当归、熟地黄、白芍、川芎、茯苓、山药、墨旱莲、女贞子、川牛膝、牡丹皮、猪脾粉、天花粉、泽泻、甘草、大黄组成)。功能主治:益气养血,滋阴凉血,化瘀解毒。用于癌症放、化疗后的血象异常,尤其对白细胞减少有明显的升高作用,症见心悸气短,全身乏力,自汗盗汗,精神萎靡,心烦不寐,腰膝酸软。用法用量:口服,1日3次,1次3~6片(1片0.3g)。

(3)养正合剂^(医保目录)(由红参、黄芪、枸杞子、女贞子、猪苓、茯苓组成)。功能主治:益气健脾,滋养肝肾。用于化疗引起的气阴两虚,症见神疲乏力,少气懒言,五心烦热,口干咽燥等,还可用于化疗引起的白细胞减少。用法用量:口服,1日3次,1次20ml。

5. 肝肾阴虚证

〔证候〕**主症:**颈部肿块坚硬,痛甚。**次症:**形体消瘦,面色黧黑,头晕目眩,腰酸腿困,小便短赤。**舌脉:**舌质红绛少津,脉细数。

〔治法〕滋养肝肾。

〔方药〕一贯煎加减。

〔中成药〕

(1)生血宝颗粒^(中国药典)(由制何首乌、女贞子、桑椹、墨旱莲、白芍、黄芪、狗脊组成)。功能主治:滋补肝肾,益气生血。用于肝肾不足、气血两虚所致的神疲乏力、腰膝酸软、头晕耳鸣、心悸、气短、失眠、咽干、纳差食少;放、化疗所致的白细胞减少,缺铁性贫血见上述证候者。用法用量:口服,1日2~3次,1次8g,开水冲服。

（2）六味地黄丸^{（中国药典）}（由熟地黄、山茱萸、牡丹皮、山药、茯苓、泽泻组成）。功能主治：滋阴补肾。用于各种癌症属肾阴亏损证者，症见头晕耳鸣，腰膝酸软，骨蒸潮热，盗汗遗精，消渴。用法用量：口服，1日2次，水丸1次5g，水蜜丸1次6g，小蜜丸1次9g，大蜜丸1次1丸。

（3）养阴生血合剂^{（中国药典）}（由地黄、黄芪、当归、玄参、麦冬、石斛、川芎组成）。功能主治：养阴清热，益气生血。用于阴虚内热、气血不足所致的口干咽燥、食欲减退、倦怠无力；有助于减轻肿瘤患者白细胞减少，改善免疫功能，用于肿瘤患者放疗时见上述证候者。用法用量：口服，1日1次，1次50ml。放射治疗前3日开始服用，放疗期间，在每次放射治疗前1小时服用，至放疗结束。

6. 脾肾阳虚证

〔**证候**〕**主症：**颈部肿块坚硬疼痛。**次症：**脘闷纳呆，神疲怯寒，肢冷或下肢浮肿，小便短少，面色㿠白。**舌脉：**舌质淡紫，苔白，脉沉细或弱。

〔**治法**〕健脾温肾。

〔**方药**〕桂附八味丸加减。

〔**中成药**〕

（1）生白合剂^{（中国药典）}〔由淫羊藿、补骨脂、附子（黑顺片）、枸杞子、黄芪、鸡血藤、茜草、当归、芦根、麦冬、甘草组成〕。功能主治：温肾健脾，补益气血。用于癌症放、化疗引起的白细胞减少属脾肾阳虚、气血不足证者，症见疲劳乏力、少气懒言、畏寒肢冷、纳差、便溏、腰膝酸软等。用法用量：口服，1日3次，1次40ml，或遵医嘱。

（2）健脾益肾颗粒^{（医保目录）}（由党参、枸杞子、女贞子、菟丝子、白术、补骨脂组成）。功能主治：健脾益肾。用于减轻肿瘤患者术后放、化疗副反应，提高机体免疫功能，以及治疗脾肾虚弱引起的疾病，症见面色苍白、疲劳乏力、少气懒言、畏寒肢冷、纳差、便溏、腰膝酸软等。用法用量：口服，1日3次，1次10g，开水冲服。

（三）外治法

中药外敷

〔**组成**〕红花、三七、桃仁、山栀子、大黄、天花粉、乳香、没药、黄芩、樟脑、姜黄。

〔**功效**〕活血化瘀，行气散结。

〔**主治**〕甲状腺癌。

〔**用法**〕上药研末，酒醋各半调敷颈部。

四、单验方

1. 验方

（1）王羲明（上海市中医医院）验方：消瘿软坚汤

海藻 30g、夏枯草 10g、射干 12g、七叶一枝花 16g、泽泻 15g、赤小豆 12g、王不留行 12g、莪术 12g、白茯苓 12g、猪苓 12g、牡丹皮 9g、艾叶 9g、椒目 9g、白芥子 6g。功效：健脾祛湿，化痰软坚。用于甲状腺癌纵隔淋巴结转移。

（2）黎月恒（湖南省肿瘤医院）验方：二竹参麦汤

沙参 15g、麦冬 15g、玉竹 15g、桑白皮 15g、天花粉 15g、金银花 12g、连翘 12g、竹叶 10g、鸡血藤 30g、夏枯草 15g、白花蛇舌草 30g、甘草 10g。功效：益气养阴，清热解毒。用于甲状腺癌。

（3）陈孟溪（湖南中医药大学第一附属医院）验方：甲瘤方

夏枯草 15g、浙贝母 15g、墨旱莲 5g、白花蛇舌草 15g、葛根 10g、茯苓 15g、黄芩 10g、树舌 5g、甘草 5g、牡蛎（先煎)15g、法半夏 10g、三七粉 3g、白芍 15g、人参 5g、重楼 10g、桃仁 15g。功效：理气消瘿，化痰散结。用于甲状腺癌。

（4）王文翰（天津中医药大学第一附属医院）验方：五海丸

海螺 20g、海藻 15g、海蛤粉 20g、海螵蛸 15g、昆布 10g、龙胆草 10g、青木香 10g。功效：理气消瘿，化痰软坚。用于甲状腺癌。

2. 单方

（1）蛤肉带壳 60g、紫菜 30g。用法：水煮熟后，吃肉吃菜喝汤。每日 1 剂，连服 1 个月为一个疗程，休息 7 日，可连用 3 个疗程。用于甲状腺肿瘤。

（2）蛇皮 2g、鸡蛋 1 枚。用法：将鸡蛋破一小孔，装入蛇皮末，封口煮食，1 日 2 次，1 次服 1 枚，连服 60 日为一个疗程。用于甲状腺肿瘤。

第四节　鼻咽癌

鼻咽癌（nasopharyngeal carcinoma）是鼻咽部上皮组织发生的恶性肿瘤，本病的发生与 EB 病毒感染、接触毒物、饮食习惯、吸烟、饮酒、遗传因素及耳鼻喉病史密切相关。本病可发生于任何年龄，以 40~50 岁为最多，男女之比约为 2.07 : 1。

本病在中医学中归属于"鼻渊""控脑砂""耳鸣""上石疽""失荣"等病

范畴。

一、诊断要点

(一)症状

鼻咽癌起病多隐匿,早期缺乏典型症状,临床就诊者多属中晚期,常表现为以下症状:

1. 鼻咽局部症状

(1)涕血与鼻出血:癌肿发生于鼻咽顶后壁者,在用力回吸鼻腔或鼻咽分泌物时,可出现回缩性涕血,重者可出现大量的鼻出血。

(2)鼻塞:鼻顶部的肿瘤向前方浸润生长,致同侧鼻后孔与鼻腔机械性堵塞。

(3)耳鸣及听力减退:鼻咽侧壁和咽隐窝的肿瘤浸润、压迫咽鼓管,造成耳内机械阻塞引发传导性听力障碍。

(4)头痛:表现为单侧的持续性疼痛,部位多在颞部、顶部,其性质多为锐性刺痛。

2. 眼部症状

(1)视力障碍。

(2)视野缺损。

(3)突眼。

(4)复视。

3. 颅神经损害

(1)嗅神经受累表现为嗅觉减退。

(2)视神经受累表现为单侧视力减退,甚至失明。

(3)动眼神经受累表现为眼球半固定状态,伴上睑下垂,瞳孔散大,对光反射及调节反射消失。

(4)滑车神经受累表现为眼球无法向外下方侧视。

(5)三叉神经受累表现为张口时下颌偏向患侧,甚则张口障碍。少数患者表现为面部三叉神经分布区剧痛。

(6)展神经受累最为常见,表现为眼球不能外展,产生复视。

(7)面神经受累表现为单侧的面肌瘫痪,致患者不能皱额、闭眼,口角歪斜,鼓腮困难。

(8)舌咽神经受累表现为患侧软腭下塌、反射消失,悬雍垂偏向健侧,发"啊"音时软腭不收缩。咽部和舌后 1/3 感觉减退。

（9）迷走神经受累表现为吞咽困难、呛咳、软腭瘫痪、咽反射消失、声音嘶哑。

（10）副神经受累表现为患侧胸锁乳突肌和斜方肌萎缩。

（11）舌下神经受累表现为伸舌时舌尖偏向患侧，患侧舌肌萎缩和肌纤维震颤。

（12）颈交感神经受累表现为同侧眼球内陷、眼裂变窄、瞳孔缩小、同侧额纹变浅及患侧少汗或无汗。

4. 淋巴结转移或远处转移时的症状或体征

（1）出现颈部肿块，应考虑颈部淋巴结转移的可能。

（2）出现局部固定性疼痛和压痛，应考虑骨转移的可能。

（3）出现咳嗽、血丝痰、胸痛、胸腔积液、呼吸困难，应考虑肺转移的可能。

（4）出现肝区疼痛，肝肿大、硬实或呈结节状，应考虑肝转移的可能。

（5）血行转移到其他器官可表现为转移器官的相应症状。

（二）体征

1. 多数鼻咽癌患者无明显阳性体征。当癌肿侵犯眼部后可出现视野缺损、突眼、复视、眼球活动受限等体征。眼底检查可见视神经萎缩与水肿。此外，当癌肿浸润、压迫神经时，可出现相关神经系统体征。

2. 临床表现高度可疑鼻咽癌的患者，体检发现颈部肿块伴局部固定性疼痛和压痛，胸部叩诊浊音，肝区疼痛，肝肿大、硬实或呈结节状等，提示远处转移的可能。

（三）辅助检查

1. 影像学检查　MRI、PET-CT、骨扫描、胸部 X 线、胸部 CT、B 超。

2. 病理学检查　是鼻咽癌确诊和治疗的依据，包括鼻咽活体组织检查、鼻咽涂片检查、颈部淋巴结活检。

3. EB 病毒血清学检查。

4. 基因检测　鼻咽癌组织高表达 EGFR 和 VEGFR，故在诊断时常规检测 EGFR 和 VEGFR。

（四）分期诊断

参照国际抗癌联盟（UICC）或 AJCC 分期第 8 版标准。

（五）鉴别诊断

鼻咽癌应与鼻咽恶性淋巴瘤、鼻咽结核、增生性病变、坏死性肉芽肿、颈淋巴结炎、颅内病变等相鉴别。

二、西医治疗要点

（一）分层综合治疗

1. 对于初治的Ⅰ期、Ⅱ期患者，单纯放疗预后较好；Ⅲ期、Ⅳ期患者，对于其中局部复发率较高的晚期患者，可运用诱导化疗和 / 或同期化、放疗；N 晚期、M 期患者可配合多个疗程的全身化疗。

2. 对于未控患者，在常规根治剂量放疗后，对鼻咽残留病灶，可补充腔内后装放疗或适形放疗；鼻咽癌复发，距第一次放疗 1 年左右，可行第二程放疗，再程放疗时只照射复发部位，一般不做区域淋巴结引流区的预防照射。

（二）放射治疗

常用放射治疗方法包括常规体外放射治疗、腔内后装近距离放射治疗、立体定向放射治疗、三维适形放射治疗、调强适形放射治疗。

（三）化学治疗

鼻咽癌大部分为低分化癌及未分化癌，对抗癌药物有中度敏感性。化疗方案应结合治疗目的、临床分期、患者身体状况和经济状况等合理选择，同时注意与放疗的配合。代表性化疗方案有 PF 方案、PC 方案、EF 方案、DP 方案、ECF 方案等。

（四）靶向治疗

常用 EGFR 单克隆抗体（西妥昔单抗、尼妥珠单抗）、VEGFR 单克隆抗体（贝伐珠单抗）、酪氨酸及酶抑制剂（吉非替尼、索拉非尼等）及重组人血管内皮抑制素等。

（五）手术治疗

鼻咽癌原发病灶的手术治疗适用于放射治疗后鼻咽局限性的残留或复发病灶，以及分化高且对放疗不敏感的鼻咽肿瘤。

三、中成药应用

（一）基本病机

鼻咽癌的基本病机为毒瘀互结、本虚标实。先天禀赋不足、正气虚弱，情志不遂，饮食不洁，脏腑功能失调，致机体气血阴阳亏虚、肺热痰火或肝胆毒热乘机上犯鼻窍，导致肺失宣降，气机不利，血行瘀滞，津液不布，生成瘀血、痰浊等病理产物，凝结成癌肿。本病与肺、脾、肝关系密切，以热、痰、瘀、虚为主要病理特点。

（二）辨证分型使用中成药

鼻咽癌常用中成药一览表

证型	常用中成药
肺热痰凝证	鹤蟾片、小金胶囊、紫金锭
气郁痰结证	平消片、内消瘰疬片、西黄丸
火毒血瘀证	鼻咽清毒颗粒、艾迪注射液、六神丸
气阴两虚证	芦笋胶囊、养阴生血合剂、金果饮咽喉片

1. 肺热痰凝证

〔**证候**〕**主症**：鼻塞或微咳，鼻涕带血，时有鼻衄。**次症**：口苦，咽干，头痛。**舌脉**：舌质红，舌苔薄黄，脉滑数或弦数。

〔**治法**〕清热宣肺，除痰散结。

〔**方药**〕清气化痰丸加减。

〔**中成药**〕

（1）鹤蟾片^{（医保目录）}（由仙鹤草、干蟾皮、猫爪草、浙贝母、生半夏、鱼腥草、天冬、人参、葶苈子组成）。功能主治：解毒除痰，凉血祛瘀，消瘿散结。用于鼻咽癌证属痰热壅结、血瘀毒结者，能够改善患者的症状和体征，增强患者体质。用法用量：口服，1日3次，1次6片。

（2）小金胶囊^{（中国药典）}（由人工麝香、木鳖子、制草乌、枫香脂、乳香、没药、五灵脂、当归、地龙、香墨组成）。功能主治：散结消肿，化瘀止痛。用于鼻咽癌及颈部淋巴结肿块属毒结痰凝证者。用法用量：口服，1日2次，1次3~7粒（每粒装0.35g）或1次4~10粒（每粒装0.30g），小儿酌减。

（3）紫金锭^{（中国药典）}（由山慈菇、红大戟、千金子霜、五倍子、人工麝香、朱砂、雄黄组成）。功能主治：辟瘟解毒，消肿止痛。用于鼻咽癌痰涎偏盛者。用法用量：口服，1日2次，1次0.6~1.5g。

2. 气郁痰结证

〔**证候**〕**主症**：鼻塞、鼻衄。**次症**：耳聋耳鸣，胸胁胀闷，头重胀痛，颈项肿块。**舌脉**：舌质暗红，苔厚腻，脉滑或弦数。

〔**治法**〕理气解郁，化痰消积。

〔**方药**〕消瘰丸加减。

〔**中成药**〕

（1）平消片^{（中国药典）}（由郁金、仙鹤草、五灵脂、白矾、硝石、干漆、麸炒枳壳、马钱子粉组成)。功能主治:活血化瘀,散结消肿,解毒止痛。对毒瘀内结所致的肿瘤患者具有缓解症状,缩小瘤体,提高机体免疫力,延长生存时间的作用。用法用量:口服,1 日 3 次,1 次 4~8 片(1 片重 0.23g)。

(2)内消瘰疬片^(中国药典)(由夏枯草、浙贝母、海藻、白蔹、天花粉、连翘、熟大黄、玄明粉、煅蛤壳、大青盐、枳壳、桔梗、薄荷脑、地黄、当归、玄参、甘草组成)。功能主治:软坚散结。用于鼻咽癌症见颈部淋巴结肿大,证属痰浊凝滞者。用法用量:口服,1 日 1~2 次,1 次 9g。

(3)西黄丸^(中国药典)(由牛黄、麝香、乳香、没药组成)。功能主治:清热解毒,消肿散结。用于痈疽疔毒、瘰疬、流注、癌肿等。用法用量:口服,1 日 2 次,1 次 3g(每 20 丸重 1g),温开水或黄酒送服。

3. 火毒血瘀证

〔证候〕主症:鼻塞、鼻衄,鼻涕黄稠臭秽。次症:头痛较剧或偏头痛,复视舌歪,或口眼㖞斜,口干口苦,心烦失眠,大便秘结,尿黄。舌脉:舌质红,苔黄或黄腻,脉弦数。

〔治法〕泻火解毒,消积止痛。

〔方药〕通窍活血汤加减。

〔中成药〕

(1)鼻咽清毒颗粒^(中国药典)(由野菊花、苍耳子、重楼、茅莓根、两面针、夏枯草、龙胆、党参组成)。功能主治:清热解毒,化痰散结。用于鼻咽癌放射治疗后分泌物增多,鼻咽肿痛,以及鼻咽部慢性炎症。用法用量:口服,1 日 2 次,1 次 20g,30 日为一个疗程。

(2)艾迪注射液^(医保目录)(主要成分为斑蝥、人参、黄芪、刺五加)。功能主治:清热解毒,消瘀散结。用于鼻咽癌证属痰瘀毒结者。用法用量:静脉滴注。成人 1 日 1 次,1 次 50~100ml,加入 0.9% 氯化钠注射液或 5%~10% 葡萄糖注射液 400~450ml 中。与放、化疗合用时,疗程与放、化疗同步;手术前后使用本品 10 日为一个疗程;介入治疗 10 日为一个疗程;单独使用 15 日为一个周期,间隔 3 日,2 周期为一个疗程;晚期恶病质患者,连用 30 日为一个疗程,或视病情而定。

(3)六神丸^(医保目录)(由麝香、牛黄、冰片、珍珠、蟾酥、雄黄组成)。功能主治:解毒,消肿,止痛。用于各种癌症见咽喉局部溃烂肿痛,证属热毒偏盛者。用法用量:口服,1 日 3 次,据患者年龄调整用量。1 岁 1 次 1 粒,2 岁 1 次 2 粒,3 岁 1 次 3~4 粒,4~8 岁 1 次 5~6 粒,9~10 岁 1 次 8~9 粒,成年人 1 次 10 粒,温开水吞服。

4. 气阴两虚证

〔**证候**〕**主症**:颈项肿块,或胸腹肿块。**次症**:头晕,头痛,心悸,咽干,形体消瘦,纳呆,短气乏力。**舌脉**:舌质嫩红或绛红,或中有裂纹,苔少或无苔,脉细数。

〔**治法**〕益气养阴,解毒消癥。

〔**方药**〕生脉散合增液汤加减。

〔**中成药**〕

（1）芦笋胶囊^{（医保目录）}（成分为鲜芦笋提取物）。功能主治:益气生津。用于癌症的辅助治疗及放、化疗后口干舌燥、食欲不振、全身倦怠。用法用量:口服,1 日 3 次,1 次 3 粒(1 粒装 0.3g)。

（2）养阴生血合剂^{（中国药典）}（由地黄、黄芪、当归、玄参、麦冬、石斛、川芎组成）。功能主治:养阴清热,益气生血。用于阴虚内热、气血不足所致的口干咽燥、食欲减退、倦怠无力;有助于减轻肿瘤患者白细胞减少,改善免疫功能,用于肿瘤患者放疗时见上述证候者。用法用量:口服,1 日 1 次,1 次 50ml。放射治疗前 3 日开始服用,放疗期间,在每次放射治疗前 1 小时服用,至放疗结束。

（3）金果饮咽喉片^{（中国药典）}（由地黄、玄参、西青果、蝉蜕、麦冬、胖大海、南沙参、太子参、陈皮、薄荷油组成）。功能主治:养阴生津,清热利咽。用于放疗引起的咽干不适,亦可用于肺热阴伤所致的咽部红肿、咽痛、口干咽燥;急、慢性咽炎见上述症状者。用法用量:含服,1 小时 4 片(1 片重 0.5g)或 1 小时 2 片(1 片重 1g)。

（三）外治法

复方蟾酥膏^{（医保目录）}

〔**组成**〕蟾酥、川乌、红花、两面针、七叶一枝花、生关白附、芙蓉叶、三棱、莪术、丁香、细辛、肉桂、八里麻、荜茇、甘松、山奈、乳香、没药、薄荷脑、冰片、樟脑、水杨酸甲酯、苯甲醇、二甲基亚砜。

〔**功效**〕活血化瘀,消肿止痛。

〔**主治**〕用于肺、肝、胃等多种癌症引起的疼痛。

〔**用法**〕贴患处。

四、单验方

1. 验方

（1）黎月恒（湖南省肿瘤医院）验方:清气化痰汤加减

胆南星 10g、法半夏 10g、陈皮 10g、黄芩 20g、枳实 10g、辛夷 10g、苍耳子

10g、石菖蒲10g、土贝母30g、土茯苓30g、十大功劳30g、半枝莲30g、夏枯草30g、蚤休30g。功效：清热化痰，解毒化浊。用于鼻咽癌。

（2）胡安邦（复旦大学附属肿瘤医院）验方：双龙消瘤方

柴胡4.5g、龙胆草6g、地龙6g、制鳖甲24g、地骨皮18g、土贝母12g、海藻12g、昆布12g、凤尾草12g、败酱草12g。功效：清泻肝火，化痰消肿。用于鼻咽癌。

（3）朴炳奎（中国中医科学院广安门医院）验方：养阴清肺汤

麦冬10g、生地黄10g、沙参10g、牡丹皮10g、赤芍12g、石斛10g、金银花10g、黄芪15g、白术15g、山药15g、防风10g、女贞子15g、肉苁蓉15g、仙茅30g、淫羊藿30g、仙鹤草30g、土茯苓15g、甘草6g。功效：清热活血，养阴益气。用于鼻咽癌放、化疗后。

（4）潘明继（福州市第一医院）验方：三参二冬汤

麦冬12g、天冬12g、沙参10g、玄参9g、党参12g、生地10g、白茅根12g、玉竹9g、金银花9g、白花蛇舌草30g、白毛藤30g、茯苓10g、白术10g、甘草3g、丹参12g。功效：益气养阴，清热解毒。用于鼻咽癌。

（5）陈孟溪（湖南中医药大学第一附属医院）验方：恶核方

黄芪20g、麦冬15g、茯苓15g、黄芩10g、桃仁12g、树舌5g、法半夏15g雪莲花5g、制壁虎5g、浙贝母15g、白花蛇舌草15g、半枝莲15g、甘草5g、三七粉3g、人参5g、重楼6g。功效：养阴益气，解毒消癥，化痰散结。用于首发表现为颈淋巴结肿大的以痰瘀互结证为主的鼻咽癌。

2. 单方

（1）瘦猪肉50g、山楂50g、石上柏50g。用法：加水1 500ml煮熟，吃肉喝汤，1日1剂。连服7日为一个疗程，休息3日再用。可服用10个疗程。用于鼻咽癌。

（2）射干60g。用法：水煎服；或捣敷或醋磨搽敷患处。用于鼻咽或鼻腔肿瘤。

第五节　原发性支气管肺癌

原发性支气管肺癌（primary bronchogenic carcinoma，以下简称肺癌）指起源于支气管黏膜和腺体的恶性肿瘤，是常见的恶性肿瘤，其发病率和死亡率均居世界第一位。肺癌发病主要与吸烟、空气污染、职业及放射等因素有关。

肺癌属于中医"积聚"范畴，为五积之一。支气管肺癌可归为"肺积""癖结""肺疽""咳嗽""咯血""胸痛"等范畴。

一、诊断要点

（一）症状

1. 肺癌早期可无明显症状。当病情发展到一定程度时,常出现刺激性干咳、痰中带血或血痰、胸痛、发热、气促等症状。

2. 当呼吸道症状超过 2 周,经治疗不能缓解,尤其是痰中带血、刺激性干咳,或原有的呼吸道症状加重,则要高度警惕肺癌的可能性。

当肺癌侵及周围组织或转移时,可出现以下症状:

（1）癌肿侵犯喉返神经,出现声音嘶哑。

（2）癌肿侵犯上腔静脉,出现面部、颈部水肿等上腔静脉梗阻表现。

（3）癌肿侵犯胸膜引起胸腔积液,往往为血性;大量积液可以引起气促。

（4）癌肿侵犯胸膜及胸壁,可以引起持续剧烈的胸痛。

（5）上叶尖部肺癌可侵入和压迫位于胸廓入口的器官组织,产生剧烈胸痛、上肢静脉怒张、水肿、臂痛和上肢运动障碍,同侧上睑下垂、瞳孔缩小、眼球内陷、面部无汗等颈交感神经麻痹综合征表现。

（6）近期出现的头痛、恶心、眩晕或视物不清等神经系统症状和体征应当考虑脑转移的可能。

（7）持续、固定的骨痛、血浆碱性磷酸酶或血钙升高应当考虑骨转移的可能。

（8）右上腹痛、肝肿大,以及碱性磷酸酶、谷草转氨酶、乳酸脱氢酶或胆红素升高应当考虑肝转移的可能。

（9）皮下转移时可在皮下触及结节。

（10）血行转移到其他器官可出现转移器官的相应症状。

（二）体征

1. 多数肺癌患者无明显相关阳性体征。

2. 患者出现原因不明、久治不愈的肺外征象,如杵状指 / 趾、非游走性肺性关节疼痛、男性乳腺增生、皮肤黝黑或皮肌炎、共济失调、静脉炎等。

3. 临床表现高度可疑肺癌的患者,体检发现声带麻痹、上腔静脉梗阻、霍纳（Horner）综合征、肺上沟瘤（Pancoast tumor）等提示局部侵犯及转移的可能。

4. 临床表现高度可疑肺癌的患者,体检发现肝肿大伴有结节、皮下结节、锁骨上窝淋巴结肿大等提示远处转移的可能。

（三）辅助检查

1. 影像学检查　胸部 X 线、胸部 CT、B 超、MRI、骨扫描、PET-CT 等。

2. 内窥镜检查　纤维支气管镜、经支气管镜针吸活检术（transbronchial needle aspiration，TBNA）和超声引导下经支气管针吸活检（endobronchial ultrasound-guided trans-bronchial needle aspiration，EBUS-TBNA）、纵隔镜、胸腔镜。

3. 其他检查技术　痰细胞学检查、经胸壁针吸活检术（transthoracic needle aspiration biopsy，TNAB）、胸腔穿刺术、胸膜活检术、浅表淋巴结活检术。

4. 血液肿瘤标志物　癌胚抗原（CEA）、神经元特异性烯醇化酶（NSE）、细胞角质蛋白 19 片段抗原 21-1（CYFRA21-1）、鳞癌相关抗原（SCC）。

5. 组织学诊断　组织病理学诊断是肺癌确诊和治疗的依据。

6. 免疫组化、特体染色和分子病理检测等　腺癌与鳞癌鉴别的免疫组化标志物宜选用 TTF-1、Napsin A、p63、p40 和 CK5/6；神经内分泌肿瘤标志物宜选用 CD56、Syn、CEA、Ki-67 和 TTF-1；细胞内黏液物质的鉴别宜进行黏卡、AB-PAS 特殊染色；可疑累及胸膜时应进行弹力纤维特殊染色确认。

对于晚期非小细胞肺癌、腺癌或含腺癌成分的其他类型肺癌，应在诊断的同时常规进行表皮生长因子受体（epidermal growth factor receptor，EGFR）基因突变和间变性淋巴瘤激酶（anaplastic lymphoma kinase，ALK）融合基因等检测，检测前应有送检标本的质控。

（四）分期诊断

1. 非小细胞肺癌　目前采用国际肺癌学会 2014 年第 8 版分期标准（IASLC 2014）。

2. 小细胞肺癌　对于接受非手术治疗的患者采用局限期和广泛期分期方法；对于接受外科手术治疗的患者采用国际肺癌学会 2014 年第 8 版分期标准。

（五）鉴别诊断

肺癌需与肺良性肿瘤（如肺错构瘤、支气管囊肿、巨大淋巴结增生、炎性肌纤维母细胞瘤、硬化性血管瘤、结核瘤、动静脉瘘等）、结核性病变、肺炎鉴别。

二、西医治疗要点

（一）手术治疗

手术切除是肺癌的主要治疗手段，分为根治性手术与姑息性手术。应当力争根治性切除，以达到最佳、彻底切除肿瘤的目的，减少肿瘤转移和复发，并且进行最终的病理 TNM 分期，指导术后综合治疗。

（二）放射治疗

包括根治性放疗、姑息放疗、辅助放疗和预防性放疗等。

（三）化学治疗

化疗分为姑息化疗、辅助化疗和新辅助化疗。应当严格掌握临床适应证，充分考虑患者病期、体力状况、不良反应、生活质量及意愿，避免治疗过度或治疗不足。应当及时评估化疗效果，密切监测及防治不良反应，并酌情调整药物和／或剂量。代表性化疗方案有 NP 方案、GP 方案、DP 方案等。

（四）靶向治疗

1. 表皮生长因子受体 - 酪氨酸激酶拮抗剂（EGFR-TKI） 属小分子化合物，用于表皮生长因子突变的患者。优势人群包括女性、腺癌、从不吸烟者和东方人种。

2. 针对 ALK 基因的克唑替尼。

3. 抗肿瘤新生血管生成治疗 目前已上市的有贝伐珠单抗、重组人血管内皮抑制素注射液、西妥昔单抗等。

三、中成药应用

（一）基本病机

一般认为，正气虚损，阴阳失调，邪毒乘虚入肺，邪滞于肺，导致肺脏功能失调，肺气膹郁，宣降失司是肺癌的基本病机。气机不利，血行受阻，津液失于输布，津聚为痰，痰凝气滞，瘀阻络脉，于是邪气瘀毒胶结，日久形成肺部积块。病位主要在肺，与心、脾、肾等脏腑密切相关。因此，肺癌属因虚致实，是一种全身属虚、局部属实的疾病。

（二）辨证分型使用中成药

肺癌常用中成药一览表

证型	常用中成药
肺脾气虚证	参一胶囊、槐耳颗粒、参芪扶正注射液
肺阴虚证	养阴清肺丸、百合固金丸、橘红化痰丸
气滞血瘀证	化癥回生片、复方斑蝥胶囊、华蟾素注射液
痰热阻肺证	参莲胶囊、痰热清注射液、艾迪注射液
气阴两虚证	益肺清化膏、金复康口服液、康莱特注射液

1. 肺脾气虚证

〔证候〕**主症**:久嗽痰稀,胸闷气短,腹胀纳呆。**次症**:神疲乏力,浮肿便溏。**舌脉**:舌质淡,边有齿痕,苔薄,脉沉细。

〔治法〕健脾补肺,益气化痰。

〔方药〕六君子汤加减。

〔中成药〕

（1）参一胶囊^(医保目录)（主要成分为人参皂苷 Rg_3）。功能主治:培元固本,补益气血。与化疗配合用药,有助于提高疗效,可改善患者的气虚症状,提高机体免疫功能。用法用量:饭前空腹口服,1 日 2 次,1 次 2 粒。8 周为一个疗程。

（2）槐耳颗粒^(医保目录)（主要成分为槐耳菌质）。功能主治:扶正固本,活血消癥。用于肺癌所致的神疲乏力、少气懒言、脘腹疼痛或胀闷、纳谷少馨、大便干结或溏泄、或气促、咳嗽、多痰、面色㿠白、胸痛、痰中带血、胸胁不适等症,改善患者生活质量。用法用量:口服,1 日 3 次,1 次 20g,1 个月为一个疗程。肺癌、胃癌、肠癌、乳腺癌的辅助治疗 6 周为一个疗程。

（3）参芪扶正注射液^(指南推荐)（由党参、黄芪组成）。功能主治:益气扶正。用于肺脾气虚引起的神疲乏力,少气懒言,自汗眩晕;肺癌、胃癌等恶性肿瘤见上述证候者的辅助治疗。用法用量:静脉滴注,1 日 1 次,1 次 250ml（即 1 瓶）,21 日为一个疗程;与化疗合用,在化疗前 3 日开始使用,疗程可与化疗同步结束。

2. 肺阴虚证

〔证候〕**主症**:咳嗽气短,干咳痰少。**次症**:潮热盗汗,五心烦热,口干口渴,声音嘶哑。**舌脉**:舌赤少苔,或舌体瘦小,苔薄,脉细数。

〔治法〕滋阴润肺,止咳化痰。

〔方药〕麦味地黄汤加减。

〔中成药〕

（1）养阴清肺丸^(中国药典)（由地黄、玄参、麦冬、川贝母、牡丹皮、白芍、薄荷、甘草组成）。功能主治:养阴清肺,清热利咽。用于咽喉干燥疼痛,干咳少痰。用法用量:口服,1 日 2 次,水蜜丸 1 次 6g,大蜜丸 1 次 1 丸。

（2）百合固金丸^(中国药典)（百合、地黄、熟地黄、麦冬、玄参、川贝母、当归、白芍、桔梗、甘草组成）。功能主治:养阴润肺,化痰止咳。用于肺肾阴虚,燥咳少痰,咽干喉痛。用法用量:口服,1 日 2 次,水蜜丸 1 次 6g,小蜜丸 1 次 9g,大蜜丸 1 次 1 丸。

（3）橘红化痰丸^(中国药典)（由化橘红、川贝母、锦灯笼、苦杏仁、罂粟壳、白

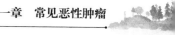

矾、五味子、甘草组成）。功能主治：敛肺化痰，止咳平喘。用于肺肾阴虚，咳嗽，气促喘急，咽干舌红，胸膈满闷。用法用量：口服，1日2次，1次1丸（每丸重9g）。

3. 气滞血瘀证

〔**证候**〕**主症**：咳嗽气短而不爽，气促胸闷。**次症**：心胸刺痛或胀痛，痞块疼痛拒按。**舌脉**：唇暗，舌紫暗或有瘀斑，脉弦或涩。

〔**治法**〕行气活血，化瘀解毒。

〔**方药**〕四物汤加减。

〔**中成药**〕

（1）化癥回生片^{（中国药典）}〔由益母草、红花、花椒（炭）、烫水蛭、当归、苏木、醋三棱、两头尖、川芎、降香、醋香附、人参、高良姜、姜黄、没药、炒苦杏仁、大黄、人工麝香、盐小茴香、桃仁、五灵脂、虻虫、鳖甲胶、丁香、醋延胡索、白芍、蒲黄炭、乳香、干漆、制吴茱萸、阿魏、肉桂、醋艾炭、熟地黄、紫苏子组成〕。功能主治：消癥化积。用于肺癌属气滞血瘀证者。用法用量：口服，1日2次，1次5~6片，饭前温酒送服，45日为一个疗程。

（2）复方斑蝥胶囊^{（医保目录）}（由斑蝥、人参、黄芪、刺五加、三棱、半枝莲、莪术、山茱萸、女贞子、熊胆粉、甘草组成）。功能主治：破血消癥，攻毒蚀疮。用于肺癌属气血瘀阻毒结证者。用法用量：口服，1日2次，1次3粒（每粒0.25g）。

（3）华蟾素注射液^{（医保目录）}（主要成分为干蟾皮提取物）。功能主治：清热解毒，消肿止痛，活血化瘀，软坚散结。用于中晚期肿瘤。用法用量：肌内注射：1日2次，1次2~4ml，2~3个月为一个疗程；静脉滴注：1日1次，1次10~20ml，用5%葡萄糖注射液500ml稀释后缓慢滴注，用药1周后休息1~2日，4周为一个疗程。

4. 痰热阻肺证

〔**证候**〕**主症**：痰多嗽重，痰黄黏稠。**次症**：气憋胸闷，发热，纳呆。**舌脉**：舌质红，苔厚腻或黄，脉弦滑或兼数。

〔**治法**〕清热宣肺，祛湿散结。

〔**方药**〕二陈汤加减。

〔**中成药**〕

（1）参莲胶囊^{（医保目录）}（由苦参、山豆根、半枝莲、防己、三棱、莪术、丹参、补骨脂、苦杏仁、乌梅、白扁豆组成）。功能主治：清热解毒，活血化瘀，软坚散结。用于由气血瘀滞、热毒内阻而致的中晚期肺癌、胃癌患者。用法用量：口服，1日3次，1次6粒（每粒0.5g）。

（2）痰热清注射液^(指南推荐)（主要成分为黄芩、熊胆粉、山羊角、金银花、连翘）。功能主治：清热，化痰，解毒。用于痰热阻肺证，症见发热、咳嗽、咳痰不爽、咽喉肿痛、口渴、舌红、苔黄。用法用量：静脉滴注。成人常规 1 日 1 次，1 次 20ml（每支 10ml），重症患者 1 次可用 40ml，加入 5% 葡萄糖注射液或 0.9% 氯化钠注射液 250~500ml 中，每分钟不超过 60 滴；儿童 1 日 1 次，按体重 0.3~0.5ml/kg，最高剂量不超过 20ml，加入 5% 葡萄糖注射液或 0.9% 氯化钠注射液 100~200ml 中，每分钟 30~60 滴。

（3）艾迪注射液^(医保目录)（主要成分为斑蝥、人参、黄芪、刺五加）。功能主治：清热解毒，消瘀散结。用于肺癌证属痰瘀毒结者。用法用量：静脉滴注。成人 1 日 1 次，1 次 50~100ml，加入 0.9% 氯化钠注射液或 5%~10% 葡萄糖注射液 400~450ml 中。与放、化疗合用时，疗程与放、化疗同步；手术前后使用本品 10 日为一个疗程；介入治疗 10 日为一个疗程；单独使用 15 日为一个周期，间隔 3 日，2 周期为一个疗程；晚期恶病质患者，连用 30 日为一个疗程，或视病情而定。

5. 气阴两虚证

〔证候〕**主症**：咳嗽有痰或无痰，神疲乏力。**次症**：汗出气短，口干发热，午后潮热，有时心悸。**舌脉**：舌质红，或舌质胖有齿痕，苔薄，脉细。

〔治法〕益气养阴。

〔方药〕沙参麦门冬汤加减。

〔中成药〕

（1）益肺清化膏^(中国药典)（由黄芪、党参、北沙参、麦冬、仙鹤草、拳参、败酱草、白花蛇舌草、川贝母、紫菀、桔梗、苦杏仁、甘草组成）。功能主治：益气养阴，清热解毒，化痰止咳。用于晚期肺癌气阴两虚、阴虚内热证的辅助治疗。症见气短、乏力、咳嗽、咯血、胸痛等。用法用量：口服，1 日 3 次，1 次 20g，2 个月为一个疗程，或遵医嘱。

（2）金复康口服液^(医保目录)（由黄芪、北沙参、麦冬、女贞子、山茱萸、绞股蓝、淫羊藿、胡芦巴、石上柏、石见穿、重楼、天冬组成）。功能主治：益气养阴，清热解毒。用于原发性非小细胞肺癌气阴两虚证不适合手术、放疗、化疗的患者，或与化疗药并用，有助于提高化疗效果，改善免疫功能，减轻化疗引起的白细胞下降等副作用。用法用量：口服，1 日 3 次，1 次 30ml（每支 10ml），30 日为一个疗程，可连续使用 2 个疗程。

（3）康莱特注射液^(医保目录)（主要成分为注射用薏苡仁油）。功能主治：益气养阴，消癥散结。用于不宜手术的气阴两虚、脾虚湿困型原发性非小细胞肺癌，配合放、化疗有一定的增效作用。对中晚期肿瘤患者具有一定的抗恶病质和止痛作用。用法用量:缓慢静脉滴注,1日1次,1次200ml,21日为一个疗程,间隔3~5日后可进行下一疗程。联合放、化疗时,可酌减剂量。首次使用,滴注速度应缓慢,开始10分钟滴速应为20滴/min,20分钟后可持续增加,30分钟后可控制在40~60滴/min。

（三）外治法

1. 中药经穴敷贴

〔**组成**〕生栀子、生大黄、蟾酥、青黛、冰片、细辛、川芎、陈皮、磁石、广木香、丁香、沉香、麝香等。

〔**功效**〕清热解毒,消瘀散结。

〔**主治**〕用于肺癌。

〔**用法**〕根据临床辨证,选用定喘、肺俞及肿瘤局部阿是穴体表皮部,将上述药末加桂油调成膏状,置于1cm×1cm塑料薄膜上,用胶布或医用敷料固定于相应腧穴。

2. 中药敷熨

〔**组成**〕川芎、陈皮、细辛、川楝子、木香、陈艾、石菖蒲、生大黄、生栀子。

〔**功效**〕清热解毒,行气化痰。

〔**主治**〕用于肺癌。

〔**用法**〕取药末250g,用纱布包好,放入开水内浸泡,待微温时提出,行胸、背部体表敷熨,由轻至重,由上至下,由左至右。

四、单验方

1. 验方

（1）田雪飞（湖南中医药大学第一附属医院）验方:肺癌化痰丸

制干蟾30g、灵芝60g、酒蕲蛇20g、蜈蚣20g、全蝎60g、壁虎120g、黄芩30g、干姜30g、木鳖子15g、人参30g、大枣30g、炙甘草30g、生地黄90g、桂枝10g、熟大黄10g、蛤壳60g、青黛10g、胆南星30g、清半夏45g。用法:上药制为丸,每日2次,每次8g,配合辨证论治汤药共服之。功效:化痰通络,平肝息风。用于肺癌痰瘀互结证,亦可防止肺癌转移。

（2）洪广祥（江西中医药大学）验方:补元汤

黄芪30g、党参30g、白术15g、茯苓15g、炙甘草10g、当归10g、升麻10g、柴胡10g、陈皮15g、锁阳15g、山茱萸15g、桂枝10g、桃仁10g、牡丹皮10g、赤芍20g、薤白10g、胡荽根10g、肉苁蓉15g、胡芦巴10g。功效:补益元气,散瘀通络。用于肺癌术后元气大伤,瘀滞脉络。

（3）陈孟溪（湖南中医药大学第一附属医院）验方:肺积方

枳实 10g、茯苓 15g、法半夏 10g、麦冬 15g、浙贝母 15g、红花 3g、瓜蒌 5g、三七粉 3g、黄芩 10g、旋覆花 10g、白花蛇舌草 15g、壁虎 5g、西河柳 5g、甘草 3g、人参 5g、桃仁 15g、重楼 10g。功效:宽胸化痰,清热解毒,益气活血。用于肺癌。

（4）潘敏求（湖南省中医药研究院附属医院）验方:肺复方

百合 15g、生地黄 10g、浙贝母 10g、桔梗 10g、黄芪 15g、麦冬 10g、桑白皮 15g、法半夏 10g、玄参 10g、白术 10g、茯苓 12g、重楼 15g、白花蛇舌草 15g、半枝莲 15g、臭牡丹 15g、甘草 5g。功效:益气养阴,化瘀解毒。用于肺癌气阴两虚,瘀毒内结证。

2. 单方

（1）白花蛇舌草、胜红蓟、夜香牛、半边莲。用法:上药各 30g,水煎服,1 日 2 次。用于肺癌。

（2）杏仁 10g、鲜藕 30g。用法:糖熘顿服,1 日 1 次。用于肺癌。

第六节　乳腺癌

乳腺癌（breast carcinoma）指发生于乳腺小叶和导管上皮的恶性肿瘤,以乳腺肿块为主要临床表现。女性为多,男性仅占 1% 左右。有关资料显示,乳腺癌发病率为 16.51%,居女性恶性肿瘤首位,且有逐年上升趋势,与欧美国家相比,中国乳腺癌发病呈现日益年轻化的趋势。

本病属于中医学"乳岩""乳石痈""妒乳"等范畴。

一、诊断要点

乳腺癌的诊断主要依靠病史、体格检查、影像学检查及病理检查,确诊的主要依据是组织病理学诊断。目前,乳腺癌的组织病理学诊断采用 WHO 诊断分类标准,临床分期则根据美国癌症联合委员会（AJCC）/ 国际抗癌联盟（UICC）提出的 TNM 分期系统。

（一）症状

乳房肿块通常是患者就诊的主要症状。当发展到一定阶段时,可有不同程度的疼痛,表现为阵发性或持续性乳房刺痛、钝痛、胀痛或隐痛不适,部分患者表现为患侧上肢和肩部牵拉样痛。当乳腺癌转移至其他部位时可出现相应部位的相关症状。如转移至腋窝淋巴结,可出现患侧上肢肿胀、疼痛;转移至骨,可出现骨痛,甚至发生病理性骨折;转移至肺,可有咳嗽、咳痰、咯血、气促症状;转移至肝,可有右侧胁肋不适、肝区疼痛等。

（二）体征

视诊观察双侧乳房大小、对称性,注意是否有肿物隆起或皮肤改变(如皮肤凹陷、潮红、水肿、溃烂、卫星结节等),注意双侧乳头是否对称,是否有回缩、偏歪、糜烂等病理变化。触诊如果发现有肿块,必须详细检查并记录其具体位置、肿块大小、硬度、边界情况、表面情况、活动度、压痛等。检查区域淋巴结时,如触到肿大淋巴结,应明确个数、大小、软硬度、活动性及是否累及周围组织或相互融合等。

（三）辅助检查

乳腺钼靶、超声、乳腺 MRI、乳管内视镜检查、细针穿刺活检、粗针穿刺活检、活体组织检查及肿瘤标志物(CEA、CA15-3)等。

（四）鉴别诊断

乳腺癌需与乳腺囊性增生、乳腺纤维腺瘤、巨纤维腺瘤、乳腺结核、乳腺导管内乳头状瘤及急性乳腺炎等可能导致乳房肿物及疼痛的疾病相鉴别。

二、西医治疗要点

（一）一般治疗

根据乳腺癌的分期采用多学科综合治疗。患者应戒酒,忌辛辣刺激食物;避免触压、刺激乳房肿物;加强情志调节、营养支持,可适当运动。

（二）手术治疗

目前手术治疗的趋势是尽量缩小局部切除的范围,以减轻局部创伤及减少术后并发症。主要手术方式有乳腺癌保乳根治术、乳腺癌改良根治术。

（三）化学治疗

化疗分为新辅助化疗、辅助化疗、姑息性化疗,应当严格掌握临床适应证,充分考虑患者的病理分期、身体状况、生活质量及意愿,避免治疗过度或治疗不足。应当及时评估化疗效果,密切监测及防治不良反应。代表性化疗方案有 AC-T 方案、TCb 方案、TAC 方案、FAC 方案等。

（四）内分泌治疗

乳腺癌的内分泌治疗在肿瘤内分泌治疗中最为成熟。一般认为对于 ER

或 PR 阳性的乳腺癌患者,不论其年龄、月经状态、肿瘤大小、淋巴结有无转移,均应接受辅助内分泌治疗。乳腺癌常用的内分泌治疗药物有抗雌激素类药、孕激素、黄体生成素释放激素类似物及芳香化酶抑制剂。

(五)靶向治疗

辅助靶向治疗适用于浸润癌部分检测到 *Her-2* 基因扩增或过表达;浸润癌部分最长径大于 1cm(2011 年版 NCCN 指南为大于 0.6cm)或腋窝淋巴结阳性的可手术乳腺癌患者。常用药物为曲妥珠单抗、帕妥珠单抗。

(六)物理治疗

热疗、理疗等。

三、中成药应用

(一)基本病机

乳腺癌及其术后证候各异,多虚实夹杂,临床更多见的是整体属虚、局部属实,正虚邪实。正虚则多见气血两虚、肝肾亏虚、肺肾阴虚、肝郁脾虚、冲任失调等,邪实则多见肝郁痰凝、毒邪蕴结等。临床上一般将其归为四个证型论治,即肝郁痰凝、毒邪蕴结、冲任失调(含肝肾亏损)、气血两虚(含肝郁脾虚)。然而临床之复杂远非四个证型能概括的,临床证候常可相互交叉,变生出更多的证型。例如,整体是气血两虚证,局部是毒邪蕴结证,可以是肝肾阴虚证与肝郁化火或肝郁脾虚、痰浊蕴结证并见等。

(二)辨证分型使用中成药

乳腺癌常用中成药一览表

证型	常用中成药
肝气郁结证	康力欣胶囊、消乳散结胶囊、柴胡舒肝丸
脾虚痰凝证	参丹散结胶囊、槐耳颗粒、复方红豆杉胶囊
冲任失调证	健脾益肾颗粒、生血宝合剂、金复康口服液
气血两虚证	云芝糖肽胶囊、参一胶囊、贞芪扶正颗粒
瘀毒蕴结证	小金胶囊、安康欣胶囊、西黄丸

1. 肝气郁结证

〔**证候**〕**主症**:乳房局部肿块皮色不变,质硬而边界不清,肿块胀痛,月经周期紊乱或经期乳房胀痛。**次症**:时有忧郁,胸闷不舒,胁肋胀痛,烦躁易怒。**舌脉**:舌红,舌苔黄,脉弦滑。

〔**治法**〕疏肝解郁,理气散结。

〔**方药**〕柴胡疏肝散加减。

〔**中成药**〕

（1）康力欣胶囊^{（医保目录）}（由阿魏、九香虫、大黄、姜黄、诃子、木香、丁香、冬虫夏草组成）。功能主治:扶正祛邪,软坚散结。用于乳腺癌见乳房包块、乳房胀痛或刺痛等气血瘀阻者。用法用量:口服,1 日 3 次,1 次 2~3 粒,或遵医嘱。

（2）消乳散结胶囊^{（医保目录）}（由醋柴胡、炒白芍、醋香附、玄参、昆布、瓜蒌、夏枯草、牡蛎、当归、猫爪草、黄芩、丹参、土贝母、山慈菇、全蝎、牡丹皮组成）。功能主治:疏肝解郁,化痰散结。用于乳腺癌证属肝郁气滞、痰瘀凝聚者,症见乳房胀痛。用法用量:口服,1 日 3 次,1 次 3 粒。

（3）柴胡舒肝丸^{（中国药典）}（由茯苓、麸炒枳壳、豆蔻、酒白芍、甘草、醋香附、陈皮、桔梗、姜厚朴、炒山楂、防风、六神曲、柴胡、黄芩、薄荷、紫苏梗、木香、炒槟榔、醋三棱、酒大黄、青皮、当归、姜半夏、乌药、醋莪术组成）。功能主治:疏肝理气,消胀止痛。用于乳腺癌证属肝气不舒者,症见胸胁痞闷,食滞不清,呕吐酸水等。用法用量:口服,1 日 2 次,小蜜丸 1 次 10g,大蜜丸 1 次 1 丸。

2. 脾虚痰凝证

〔**证候**〕**主症**:乳房肿块皮色不变,胀痛或隐痛。**次症**:脘腹痞满,食欲不振,神疲乏力,面色萎黄,形体肥胖。**舌脉**:舌体胖大,边有齿痕,苔白腻,脉滑细。

〔**治法**〕健脾益气,化痰散结。

〔**方药**〕海藻玉壶汤加减。

〔**中成药**〕

（1）参丹散结胶囊^{（医保目录）}（由人参、黄芪、白术、鸡内金、半夏、厚朴、枳壳、郁金、丹参、全蝎、蜈蚣组成）。功能主治:益气健脾,理气化痰,活血祛瘀。具有改善气短、乏力、面色㿠白、胸痛、食少纳呆、纳谷少馨、胸胁胀满等症状的作用,可缓解化疗所致的恶心、呕吐、乏力、食欲减退等症状,改善患者生活质量。用法用量:口服,1 日 3 次,1 次 6 粒,42 日为一个疗程。

（2）槐耳颗粒^{（医保目录）}（主要成分为槐耳菌质）。功能主治:扶正固本,活血散结。在标准化疗基础上,可用于乳腺癌所致的神疲乏力、少气懒言、脘腹胀痛或胀闷、纳谷少馨、大便干结或溏泄等症,改善患者生活质量。用法用量:口服,1 日 3 次,1 次 20g,6 周为一个疗程。

（3）复方红豆杉胶囊^{（医保目录）}（由红豆杉皮、红参、甘草、二氧化硅组成）。功

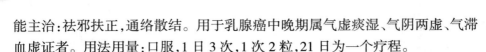

能主治:祛邪扶正,通络散结。用于乳腺癌中晚期属气虚痰湿、气阴两虚、气滞血虚证者。用法用量:口服,1日3次,1次2粒,21日为一个疗程。

3. 冲任失调证

〔**证候**〕**主症**:乳房结块坚硬胀痛。**次症**:月经不调,经前期乳房胀痛,时有烘热汗出、腰背酸痛。**舌脉**:舌淡红,苔薄白,脉弦细。

〔**治法**〕调摄冲任,行气活血。

〔**方药**〕二仙汤合逍遥散加减。

〔**中成药**〕

(1)健脾益肾颗粒^(医保目录)(由党参、枸杞子、女贞子、菟丝子、白术、补骨脂组成)。功能主治:健脾益肾。用于减轻肿瘤患者术后放、化疗副反应,提高机体免疫功能,以及治疗脾肾虚弱引起的疾病,症见面色苍白、疲劳乏力、少气懒言、畏寒肢冷、纳差、便溏、腰膝酸软等。用法用量:口服,1日3次,1次10g,开水冲服。

(2)生血宝合剂^(中国药典)(由制何首乌、女贞子、桑椹、墨旱莲、白芍、黄芪、狗脊组成)。功能主治:滋补肝肾,益气生血。用于肝肾不足,气血两虚所致的神疲乏力、腰膝酸软、头晕耳鸣、心悸、气短、失眠、咽干、纳差食少;放、化疗所致的白细胞减少,缺铁性贫血见上述证候者。用法用量:口服,1日3次,1次15ml,用时摇匀。

(3)金复康口服液^(医保目录)(由黄芪、北沙参、麦冬、女贞子、山茱萸、绞股蓝、淫羊藿、胡芦巴、石上柏、石见穿、重楼、天冬组成)。功能主治:益气养阴,清热解毒。与化疗药并用,有助于提高化疗效果,改善免疫功能,减轻化疗引起的白细胞下降等副作用。用法用量:口服,1日3次,1次30ml(每支10ml),30日为一个疗程,可连续使用2个疗程。

4. 气血两虚证

〔**证候**〕多见于乳腺癌晚期或手术、放化疗后。**主症**:术后切口皮瓣坏死糜烂,时流渗液,皮肤苍白,腐肉色暗。**次症**:心悸气短,面色苍白,神疲乏力。**舌脉**:舌质淡,舌苔白,脉沉细无力。

〔**治法**〕益气养血。

〔**方药**〕八珍汤加减。

〔**中成药**〕

(1)云芝糖肽胶囊^(医保目录)(主要成分为多糖肽聚合物)。功能主治:补益精气,健脾养心。可提高细胞免疫功能。用于放、化疗所致的气阴两虚、心脾不足证。用法用量:口服,1日3次,1次3粒。

（2）参一胶囊^{（医保目录）}（主要成分为人参皂苷 Rg_3）。功能主治：培元固本，补益气血。与化疗配合用药,有助于提高疗效,可改善患者的气虚症状,提高机体免疫功能。用法用量:饭前空腹口服,1日2次,1次2粒。8周为一个疗程。

（3）贞芪扶正颗粒^{（医保目录）}（由黄芪、女贞子组成）。功能主治:补气养阴。有提高人体免疫功能、保护骨髓和肾上腺皮质功能的作用。用于手术、放疗、化疗引起的虚损,可促进生理功能恢复。用法用量:口服,1日2次,1次1袋。

5. 瘀毒蕴结证

〔证候〕主要见于炎性乳腺癌。**主症**:胁肋窜痛,乳腺局部红肿热痛。**次症**:心烦易怒,面红目赤。**舌脉**:舌红或边有瘀斑,苔薄黄,脉弦滑数。

〔治法〕活血化瘀,清热解毒。

〔方药〕桃红四物汤合银花汤加减。

〔中成药〕

（1）小金胶囊^{（中国药典）}（由人工麝香、木鳖子、制草乌、枫香脂、乳香、没药、五灵脂、当归、地龙、香墨组成）。功能主治:散结消肿,化瘀止痛。用于痰气凝滞所致的乳腺癌,症见肌肤或肌肤下肿块一处或数处。用法用量:口服,1日2次,1次3~7粒（每粒装0.35g）或1次4~10粒（每粒装0.30g）,小儿酌减。

（2）安康欣胶囊^{（医保目录）}（由半枝莲、山豆根、夏枯草、蒲公英、鱼腥草、石上柏、枸杞子、穿破石、人参、黄芪、鸡血藤、灵芝、黄精、白术、党参、淫羊藿、菟丝子、丹参组成）。功能主治:清热解毒,活血化瘀,软坚散结,扶正固本。用于乳腺癌痰瘀毒结证的辅助治疗。用法用量:口服,1日3次,1次4~6粒（1粒装0.5g）,饭后温开水送服。30日为一个疗程。

（3）西黄丸^{（中国药典）}（由牛黄、麝香、乳香、没药组成）。功能主治:清热解毒,消肿散结。用于痈疽疔毒、瘰疬、流注、癌肿等。用法用量:口服,1日2次,1次3g（每20丸重1g）,温开水或黄酒送服。

（三）外治法

1. 朱氏阿魏消痞膏

〔组成〕乳香、没药、白芷、肉桂、麝香、阿魏。

〔功效〕化痞消积。

〔主治〕用于气滞血凝,癥瘕痞块,脘腹疼痛,胸胁胀满。

〔用法〕外用,加温软化,贴于脐上或患处。

2. 海浮散

〔组成〕乳香、没药各等份。

〔功效〕祛腐生肌,止痛止血。

〔**主治**〕疮疡溃后,脓毒将尽,乳癌溃破等。

〔**用法**〕敷贴患处。

3. 生肌玉红膏^(医保目录)

〔**组成**〕白芷、虫白蜡、当归、甘草、轻粉、血竭、紫草。

〔**功效**〕解毒消肿,生肌止痛。

〔**主治**〕用于疮疡肿痛,乳痈发背,溃烂流脓,浸淫黄水。

〔**用法**〕疮面洗清后外涂本膏,1 日 1 次。

4. 生肌散^(医保目录)

〔**组成**〕橡皮(滑石烫)、儿茶、赤石脂、龙骨(煅)、血竭、乳香(醋炙)、冰片等。

〔**功效**〕解毒生肌。

〔**主治**〕用于疮疖久溃,肌肉不生,久不收口。

〔**用法**〕取少量撒于患处。

四、单验方

1. 验方

(1) 田雪飞(湖南中医药大学第一附属医院)验方:肝郁乳腺癌丸

生地黄 150g、牡丹皮 30g、赤芍 30g、郁金 30g、川芎 30g、炒白术 60g、茯苓 60g、壁虎 120g、僵蚕 60g、蜈蚣 5g、全蝎 60g、醋乳香 30g、人工牛黄 3g、醋没药 30g、柴胡 10g、黄芩 20g、太子参 30g、炙甘草 10g。用法:上药制为丸,每日 2 次,每次 8g,配合辨证论治汤药共服之。功效:柔肝疏肝,养血化瘀。用于乳腺癌肝血不足、气滞血瘀证。

(2) 段凤舞(中国中医科学院广安门医院)验方:青皮甘草散加减

青皮 10g、炙甘草 10g、蒲公英 15g、夏枯草 15g、生黄芪 30g、山慈菇 10g、枸杞子 30g、天冬 15g、土贝母 10g、六神曲 30g、焦山楂 30g。功效:疏肝理气,调和脏腑。用于早期乳腺癌和乳腺癌术后预防复发。

(3) 刘嘉湘(上海中医药大学附属龙华医院)验方:双甲二白汤

穿山甲 12g、制鳖甲 12g、夏枯草 30g、海藻 30g、望江南 30g、野菊花 30g、白花蛇舌草 30g、白毛藤 30g、紫丹参 30g、全瓜蒌 30g、牡蛎 30g、昆布 15g、山药 15g、南沙参 12g、留行子 12g、蜂房 12g、桃仁 9g。功效:化痰软坚,活血通络,解毒消肿。用于乳腺癌瘀毒蕴结证。

(4) 陈孟溪(湖南中医药大学第一附属医院)验方:乳复方

柴胡 10g、当归 15g、赤芍 15g、浙贝母 15g、白术 10g、树舌 5g、茯苓 15g、白

花蛇舌草 15g、半枝莲 15g、壁虎 5g、郁金 10g、黄芪 15g、人参 5g、蚤休 10g、桃仁 15g、甘草 3g。功效：疏肝理气，软坚散结。用于乳腺癌痰瘀互结证。

2. 单方

（1）半枝莲 30g、白花蛇舌草 30g。用法：水煎服，1 日 1 剂。用于乳腺癌气滞血瘀证。

（2）蒲公英 30g、金银花 30g。用法：1 日 1 剂，水煎，取汁代茶频频饮用。用于乳腺癌毒热壅盛证。

第七节 食管癌

食管癌（esophageal carcinoma）是食管黏膜上皮或腺体发生的恶性肿瘤。主要为鳞癌，少数为腺癌及其他癌。临床以进行性吞咽困难为进展期典型症状。本病发病率随年龄增长而增高，男性多于女性。

中医学无食管癌这一病名，根据症状表现，当属于"噎膈"范畴，也见于"呕吐"等描述中，现统称为"食管癌"。

一、诊断要点

食管癌发生在各段的比例不同，上段 14.1%，中段 52.7%，下段 33.2%。按癌组织向下浸润的深度不同，分为早期食管癌和中晚期食管癌。早期食管癌可分为隐伏型、糜烂型、斑块型、乳头型或隆起型；中晚期食管癌可分为髓质型、蕈伞型、溃疡型、缩窄型、腔内型。按组织学分类，分为鳞状细胞癌、腺癌、液表皮样癌、小细胞癌等。按浸润与转移方式分类，分为直接蔓延、淋巴结转移、血行转移。

（一）症状

1. 早期症状　一般比较轻微，时间较短，常反复出现，时轻时重，可持续数月或 1~3 年才逐渐加重并经常化。可概括为"一慢五感"，即：

（1）进食慢：进食后食物通过缓慢，咽下不畅，并有渐进加重的趋势。

（2）进食梗噎感：早期最多见，半数以上患者有此症状，表现为吞咽硬食时，在某一部位突然发生轻微梗噎感，并不影响食物下咽，可不经治疗而症状消失，间隔一段时间后再次出现。

（3）胸骨后食物滞留感：似乎食物不能下咽，长时间滞留。

（4）胸骨后不适感或疼痛：咽下食物时胸骨后有轻微疼痛、不适，主要表现为闷痛或烧灼样痛，在吞咽粗硬食物、刺激性食物时症状明显，而在进流食、软食时疼痛较轻。

（5）食管内异物感或摩擦感：在吞咽食物时自觉食管某一局部有异物感或摩擦感，有的患者即使不做吞咽动作也有类似菜叶等粘附于食管壁上的感觉，咽之不下，吐之不出。

（6）咽喉干燥、紧缩感：咽喉干燥发紧，进粗糙食物时尤为明显。

亦有患者仅表现为吞咽时疼痛不适或异物感。

2. 进展期症状　进展期食管癌因肿瘤生长浸润造成管腔狭窄出现典型症状，归纳为以下几点：

（1）进行性吞咽困难：多数患者有此表现，是食管癌最突出的症状。具体表现为开始进食硬质食物时难以下咽，需饮用汤水送下，患者常诉不慎时易噎住，然后则不能进硬食，逐步改为软食、半流食或流食，甚者流食乃至唾液亦不能下咽，患者多伴有消瘦。

（2）呕吐：常在进食后发生，吐出物多为黏液或混杂宿食，也可因癌肿溃破或侵及周围组织而呈血性或为坏死脱落组织。

（3）疼痛：与早期癌出现的疼痛不同，程度较重且持久，性质为隐痛、灼痛或刺痛，每于进食时加重，也可与进食无关，表现为咽下疼痛、胸骨后或肩胛间持续疼痛。

（4）贫血、体重减轻、反酸等：由于进食困难、呕吐等引起。

3. 晚期表现　晚期食管癌的症状多因肿瘤压迫、侵犯周围组织和器官、远处转移等产生。

（1）压迫及穿透现象：压迫气管引起咳嗽、呼吸困难，穿破气管发生食管-支气管瘘时表现为进食呛咳、发热、咳脓臭痰，肺炎或肺脓肿形成；侵犯纵隔可引起纵隔炎和致命性大呕血；侵犯喉返神经引起声音嘶哑，侵犯膈神经致膈神经麻痹时发生呼吸困难或呃逆，侵犯迷走神经使心率加快，侵犯臂丛神经引起臂酸、疼痛、感觉异常；压迫上腔静脉，引起上腔静脉阻塞综合征。

（2）恶病质、脱水：表现为消瘦、无力、皮肤松弛而干燥，呈衰竭状态。

（3）癌广泛转移表现：肿瘤转移可引起锁骨上、颈部等浅表淋巴结肿大；转移至肺、脑、肝等重要脏器，可引起咳嗽、呼吸困难、昏迷、肝大、黄疸、腹腔积液等。

此外，食管胃结合部癌早期可有上腹部闷胀、剑突下隐痛、食欲减退等症状，肿瘤生长到较大体积时才出现吞咽困难。肿瘤局部溃烂出血时，粪便隐血检查呈阳性,出血量较多者则有柏油样便或呕血。

（二）体征

食管癌早期无特异体征,晚期可有消瘦、恶病质及转移灶或并发症等体征。

（三）辅助检查

食管造影是诊断食管癌最常用、最简便、最容易被患者接受的一种检查方法,对各期食管癌诊断均具有重要意义。CT 能清楚地显示食管外形和食管下邻近纵隔器官的关系,而且具有无痛苦、无创伤的优点。PET 在评价食管癌原发肿瘤方面准确率高于 CT,但和 CT 一样,PET 也不能判断食管壁的层次。在评价远处转移方面,PET 和 CT 两者联合准确率可达 92%。骨扫描可协助判断有无骨转移。内镜检查是诊断食管癌必不可少的方法,还可在病变部位做刷片或取活组织做病理学检查。超声内镜检查术(EUS)有利于提供准确的 T 分期和 N 分期。病理学检查包括脱落细胞学检查、组织病理学检查、免疫组织化学检查。此外,食管癌无特异的肿瘤标志物,监测 CEA、SCC 对阳性患者有助于预测复发转移风险及判断预后。

（四）鉴别诊断

食管癌需与功能性吞咽困难、外压性食管狭窄、食管良性肿瘤、食管其他恶性肿瘤(如食管肉瘤、淋巴肉瘤等)、胃食管反流病、食管良性狭窄、咽喉部疾病等相鉴别。

二、西医治疗要点

（一）一般治疗

根据食管癌的分期采用多学科综合治疗。加强情志调节,注意休息,加强营养。

（二）手术治疗

食管癌手术原则上包含切除原发肿瘤和引流区淋巴结及重建上消化道两个方面,因此手术范围涉及胸腔、腹腔和颈部。患者的全身情况、肿瘤部位、病变长度及临床分期均是决定能否手术的依据。对部分不能根治的食管癌,减症手术不失为姑息治疗的重要选择。

（三）放射治疗

食管癌的放疗有外放射和内放射之分。三维适形放疗是目前食管癌外放疗的主要技术方式。根据治疗目的不同,外放疗可分为根治性放疗和姑息性放疗。腔内放疗应用很少。

（四）化学治疗

多数食管癌不能单纯依靠手术和放疗等局部治疗,需联合化疗及分子靶向治疗提高疗效。化疗可用于不适合手术或放疗的进展期患者,及术前、术中、术后、放疗前后,手术和放疗后复发的患者等。

（五）靶向治疗

食管癌研究和临床应用较多的靶点主要集中在 EGFR 和 VEGF 两个方面。针对 EGFR 及信号转导途径的靶向药物主要有小分子酪氨酸激酶抑制剂(吉非替尼和厄洛替尼等)和抗 EGFR 单抗(西妥昔单抗和尼妥珠单抗)等。

（六）其他治疗方法

如微波治疗、激光治疗、食管扩张术、食管支架植入术、腔内热疗、内镜剥脱活检治疗和生物治疗等。

三、中成药应用

（一）基本病机

肝、脾、肾功能失调,导致气、痰、血互结,津枯血燥,以致食管窄隘或干涩是本病的基本病机,病位在食管,但与肝、脾、肾、气血津液密切相关。本病性质为本虚标实,气血津液不足、脾肾虚损为本,气滞、血瘀、痰凝、燥热为标。初起多以标实为主,中期虚实夹杂,晚期以本虚为主。病程短者多因脏腑功能失调而致痰气交阻、气血郁滞、燥热内生,以实为主;病程长者,气滞、血瘀、痰凝经久不化,耗伤阴津,转化为气血两伤,以虚为主。

（二）辨证分型使用中成药

食管癌常用中成药一览表

证型	常用中成药
痰气交阻证	金蒲胶囊、食道平散、二陈丸
瘀血内结证	安替可胶囊、复方天仙胶囊、回生口服液
津亏热结证	消癌平注射液、复方苦参注射液、珍香胶囊
气虚阳微证	莲芪胶囊、仙蟾片

1. 痰气交阻证

〔证候〕**主症:**吞咽时有梗塞感,胸脘痞满。**次症:**情绪不舒时可加重,泛吐痰涎,口干咽燥,嗳气呃逆。**舌脉:**舌质偏红,苔薄腻,脉弦细而滑。

〔治法〕理气解郁,润燥化痰。

〔**方药**〕启膈散加减。

〔**中成药**〕

（1）金蒲胶囊^(中国药典)（由人工牛黄、金银花、蜈蚣、炮山甲、蟾酥、蒲公英、半枝莲、山慈菇、莪术、白花蛇舌草、苦参、龙葵、珍珠、大黄、黄药子、乳香、没药、醋延胡索、红花、姜半夏、党参、黄芪、刺五加、砂仁组成）。功能主治:清热解毒,消肿止痛,益气化痰。用于食管癌痰湿瘀阻及气滞血瘀证。用法用量:口服,1 日 3 次,1 次 3 粒,饭后温开水送服,42 日为一个疗程或遵医嘱。

（2）食道平散^(医保目录)（由人参、西洋参、紫硇砂、珍珠、人工牛黄、熊胆粉、全蝎、蜈蚣、细辛、三七、薄荷脑、朱砂组成）。功能主治:降逆止呕,涤痰解毒,凉膈消积。适用于食管癌、贲门癌、贲门痉挛、食管狭窄梗阻等。用法用量:口服,1 日 3~5 次,1 次 0.3~0.5g,饭前用凉开水服下或含化,服药后挺胸深呼吸 5~7 次,1 个月为一个疗程,或遵医嘱。

（3）二陈丸^(中国药典)（由陈皮、制半夏、茯苓、甘草组成）。功能主治:燥湿化痰,理气和胃。用于食管癌痰湿停滞导致的咳嗽痰多、胸脘胀闷、恶心呕吐。用法用量:口服,1 日 2 次,1 次 9~15g,1 个月为一个疗程,或遵医嘱。

2. 瘀血内结证

〔**证候**〕**主症**:咽食梗阻不畅,或食后即吐。**次症**:胸膈疼痛,痛有定处,面色晦暗,肌肤甲错,大便干结。**舌脉**:舌紫暗,有瘀点或瘀斑,脉细涩。

〔**治法**〕滋阴养血,破结行瘀。

〔**方药**〕通幽汤加减。

〔**中成药**〕

（1）安替可胶囊^(医保目录)（由蟾皮、当归组成）。功能主治:软坚散结,解毒定痛,养血活血。用于食管癌瘀毒证,与放疗合用可增强疗效。用法用量:口服,1 日 3 次,1 次 2 粒,饭后服用,6 周为一个疗程或遵医嘱。

（2）复方天仙胶囊^(医保目录)（由天花粉、威灵仙、白花蛇舌草、人工牛黄、龙葵、胆南星、乳香、没药、人参、黄芪、珍珠、猪苓、蛇蜕、冰片、人工麝香组成）。功能主治:清热解毒,活血化瘀,散结止痛。用于食管癌,配合放疗、化疗可提高疗效。用法用量:口服,1 日 3 次,1 次 2~3 粒,饭后半小时用蜂蜜水或温水送下(吞咽困难者可将药粉倒出服用),1 个月为一个疗程,停药 3~7 日再继续服用。

（3）回生口服液^(医保目录)[由益母草、红花、花椒（炭）、水蛭（制）、当归、苏木、三棱（醋炙）、两头尖、川芎、降香、香木（醋炙）、人参、高良姜、姜黄、没药（醋炙）、苦杏仁（炒）、大黄、紫苏子、小茴香（盐炒）、桃仁、五灵脂（醋炙）、虻虫、鳖甲、丁香、延胡索（醋炙）、白芍、蒲黄（炭）、乳香（醋炙）、干漆（煅）、吴茱萸（甘草水炙）、阿魏、肉桂、艾叶（炙）、熟地黄组成]。功能主治：消癥化瘀。用于食管癌。用法用量：口服，1日3次，1次10ml，或遵医嘱。

3. 津亏热结证

〔证候〕**主症**：吞咽梗塞，胸膈灼痛。**次症**：固体食物难咽，但汤水可下，形体日渐消瘦，口渴喜饮，大便干结，五心烦热，潮热盗汗。**舌脉**：舌红少苔，或有裂纹，脉弦细数。

〔治法〕滋阴润燥，泻热散结。

〔方药〕沙参麦冬汤加减。

〔中成药〕

（1）消癌平注射液^{（医保目录）}（主要成分为乌骨藤提取物）。功能主治：清热解毒，化痰软坚。用于食管癌，配合放疗、化疗作为辅助治疗。用法用量：静脉滴注，1日1次，1次20~100ml，加入5%或10%葡萄糖注射液中，或遵医嘱。

（2）复方苦参注射液^{（医保目录）}（主要成分为苦参、土茯苓）。功能主治：清热利湿，凉血解毒，散结止痛。用于癌肿疼痛、出血。用法用量：肌内注射，1日2次，1次2~4ml；静脉滴注，1日1次，1次12ml，加入0.9%氯化钠注射液200ml中。儿童酌减，全身用药总量200ml为一个疗程，可连用2~3个疗程。

（3）珍香胶囊^{（其他）}[由珍珠、人工牛黄、血竭、三七、人工麝香、冰片、琥珀、沉香、天竺黄、川贝母、僵蚕（姜汁制）、金礞石（煅）、大黄、西洋参、黄芪、海马组成]。功能主治：清热解毒，活血化瘀，消痰散结。对于证属痰瘀凝聚、毒热蕴结的食管癌患者的放疗有协同作用。用法用量：口服，1日3次，1次6粒。

4. 气虚阳微证

〔证候〕**主症**：长期饮食不下，形寒气短。**次症**：汤水难进，精神疲惫，泛吐清涎，面浮肢肿，脘腹胀大，面色灰白。**舌脉**：舌淡苔白，脉细弱或沉细。

〔治法〕益气健脾，温阳补肾。

〔方药〕右归丸加减。

〔中成药〕

（1）莲芪胶囊^{（医保目录）}（由半枝莲、败酱草、莪术、三棱、浙贝母、白术、薏苡仁、水蛭、黄芪、人参、当归、女贞子、甘草组成）。功能主治：解毒化瘀，扶正祛邪。用于食管癌毒蕴血瘀兼正虚证，于放疗、化疗时用药，可以减轻放疗、化疗引起的免疫功能低下及白细胞减少，并具有一定的增效作用。用法用量：口服，1日3次，1次3粒。吞咽困难者可将药粉倒出以水冲服。

（2）仙蟾片^{（其他）}（由马钱子粉、制半夏、人参、仙鹤草、补骨脂、郁金、蟾酥、当归组成）。功能主治:化瘀散结,益气止痛。用于食管癌等。用法用量:口服,1 日 3 次,1 次 4 片,或遵医嘱。

（三）外治法

阿魏化痞膏^{（中国药典）}

〔**组成**〕香附、厚朴、三棱、莪术、当归、生草乌、生川乌、大蒜、使君子、白芷、穿山甲、木鳖子、蜣螂、胡黄连、大黄、蓖麻子、乳香、没药、芦荟、血竭、雄黄、肉桂、樟脑、阿魏。

〔**功效**〕化痞消积。

〔**主治**〕用于气滞血瘀,癥瘕痞块,脘腹疼痛,胸胁胀满。适用于肝、胆、胃、肺、食管、肠、膀胱等脏腑及妇科肿瘤痞块。

〔**用法**〕外用,加温软化,贴于脐上或患处。

四、单验方

1. 验方

（1）李华(河南中医药大学)验方:龙蛭通噎汤

守宫 9g、水蛭 10g、急性子 10g、甘草 10g、黄药子 12g、山慈菇 12g、代赭石 30g、冬虫夏草(分冲)6g、沉香(分冲)4g、蚤休 20g、威灵仙 15g。功效:化痰软坚,通噎散结。用于食管癌。

（2）李玉奇(辽宁中医药大学)验方:通膈化噎方

石斛 20g、威灵仙 20g、射干 15g、荜澄茄 5g、桃仁 15g、白芥子 15g、酒大黄 5g。功效:通膈化噎。用于食管癌。

（3）刘嘉湘(上海中医药大学附属龙华医院)验方:理气化结汤

八月札 12g、枳壳 30g、急性子 30g、干蟾皮 12g、白花蛇舌草 30g、丹参 30g、生马钱子 4.5g、公丁香 9g、广木香 9g、生南星 9g、蜣螂虫 9g、夏枯草 15g、紫草根 30g、苦参 30g、瓦楞子 30g、壁虎 9g。功效:理气化痰,消肿散结。用于食管癌。

2. 单方

（1）黄药子 300g。用法:与烧酒 1 000ml 共装入瓦罐内密封,置小火上煮 2 小时后浸入冷水中 7 日,取药汁,从早到晚小剂量服用。功效:清热解毒,散结消瘿。用于食管癌吞咽困难。

（2）紫苏 30g、醋适量。用法:将紫苏研成细末加水 500ml,水煮过滤,取汤,加适量醋煮开,每日 1 剂频服。功效:行气宽中解毒。用于食管癌吞咽困难。

（3）鲜金刚藤 500g(或干品 250g)。用法:加水 2 碗,煎 3~4 小时,去渣,加肥猪肉 100g,液汁炖至 1/3,中午和晚上服用。功效:清热解毒,散结。用于食管癌。

第八节 胃癌

胃癌(gastric cancer)指发生于胃黏膜上皮细胞的恶性肿瘤。根据国际癌症研究机构发布的全球癌症统计报告,2020 年中国胃癌发病例数 47.9 万,死亡例数 37.4 万。我国胃癌的发病率在不同地区之间有很大差异,北方高于南方,农村高于城市。男性胃癌的发病率和死亡率均高于女性,55~70 岁为高发年龄段。

中医学无"胃癌"这一病名,属于"胃痛""反胃""积聚"等范畴,现亦称"胃癌"。

一、诊断要点

胃癌可发生在胃的任何部位,好发部位依次为胃窦(58%)、贲门(20%)、胃体(15%)、全胃或大部分胃(7%)。按大体形态分类,分为早期胃癌和中晚期胃癌;按组织学分类,根据腺体形成及黏液分泌能力可分为管状腺癌、黏液腺癌、髓样癌和弥散型癌;根据癌细胞分化程度,可分为高分化、中度分化、低分化三大类;根据肿瘤起源分为肠型胃癌、弥漫型胃癌;根据生长方式分类,分为膨胀型和浸润型;按浸润与转移方式分类,可分为直接蔓延、淋巴结转移、血行播散、腹腔内种植。

(一)临床表现

1. 主症

(1)上腹部疼痛:是胃癌最常见的症状,但无特异性,易被忽视。较典型的是发作频繁、持续疼痛,痛而无规律,进食不能缓解。

(2)上腹部肿块:晚期胃癌患者可于上腹部触及肿块,质地坚硬,结节状,活动或固定。

(3)食欲减退、消瘦、乏力:常为晚期表现,是一组常见而又无特异性的症状。食欲不振,逐渐消瘦,或食后饱胀嗳气、厌恶肉食等,继而伴有乏力、贫血、恶病质等。

(4)恶心呕吐:初时仅有食后饱胀及轻度恶心,随病程进展,贲门部肿瘤

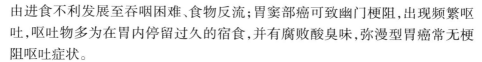

由进食不利发展至吞咽困难、食物反流;胃窦部癌可致幽门梗阻,出现频繁呕吐,呕吐物多为在胃内停留过久的宿食,并有腐败酸臭味,弥漫型胃癌常无梗阻呕吐症状。

(5)呕血、黑便:肿瘤溃破可出现上消化道出血,发生率约为30%,表现为黑便或呕血,多数为少量出血,仅有粪便隐血阳性。当肿瘤侵及较大血管时,可发生大量呕血或黑便,大出血的发生率约为5%。

(6)梗阻:胃癌的并发症之一,多见于起源于幽门和贲门的胃癌。梗阻可出现不同程度的腹痛、呕吐、顽固性便秘或腹胀。腹痛多为突发性、阵发性加剧的绞痛,直至进展为持续性。在小肠远端完全梗阻之前,听诊可闻及肠鸣音亢进,梗阻后期由于肠平滑肌疲劳,可出现肠鸣音减弱或消失。可通过腹部平片、消化道造影、腹部 B 超、CT 等确诊。

(7)穿孔:胃癌的并发症之一,多发于幽门前区的溃疡型癌。

2. 兼症　由于胃癌细胞直接或间接产生某些特殊激素及其类似物而出现特殊临床表现,可涉及机体各个系统,它不是由于肿瘤本身浸润、转移和机械作用所造成的,可视为胃癌的兼症。如皮肤黏膜及结缔组织的病变(皮肤瘙痒、皮肌炎、黑棘皮病等)、神经肌肉综合征(急性、亚急性或慢性肌肉无力的现象)、肾病综合征、类白血病反应及周围静脉血栓形成等。

3. 重症　胃癌晚期常因肿瘤外侵、淋巴及血行播散而引起一系列相应症状及体征,表现为:

(1)胃酸减少,腹泻,便秘。
(2)左锁骨上淋巴结转移、左腋前淋巴结转移。
(3)腹腔腹膜后淋巴结转移,腹水。
(4)肝、肺、骨、卵巢等转移。
(5)癌肿破溃,胃壁穿孔、大出血、腹膜炎等。

(二)辅助检查

胃镜结合黏膜活检是目前较可靠的诊断手段,检查时需取病变部位组织或刷取细胞做病理检查,以明确诊断。X 线检查为胃癌的诊断提供了可靠的依据。CT 检查可用于肿瘤的分期判断,包括淋巴结转移、腹腔种植转移和腹腔脏器转移的判断,也是新辅助治疗疗效评判的重要手段。此外,胃癌病灶处的超声内镜检查可较准确地判断肿瘤侵犯的深度,有助于区分早期和进展期胃癌,还能了解有无局部淋巴结转移,可作为 CT 检查的重要补充。胃液检查对胃癌的诊断意义不大,一般不列入常规检查。胃癌肿瘤标志物检测的特异性不高。

（三）鉴别诊断

胃癌需与胃溃疡、胃息肉、胃平滑肌瘤、胃恶性淋巴瘤、胃平滑肌肉瘤等疾病相鉴别。

二、西医治疗要点

（一）手术治疗

手术治疗是胃癌根治性治疗手段，也是主要治疗手段。手术效果取决于胃癌的病期、癌侵犯深度和扩散范围。对于无法治愈的患者，为了缓解症状（如梗阻或无法控制的出血）应行姑息性胃切除手术，手术时无需进行淋巴结清扫。

（二）化学治疗

失去手术切除机会、术后复发转移及发生残胃癌者均需要进行化疗。此外，还有术后辅助化疗和术前新辅助化疗。早期胃癌根治术后原则上不用辅助化疗。晚期胃癌应施行以化学治疗为主的内科综合治疗。

（三）靶向治疗

对不能手术的局部晚期、复发或转移性胃腺癌患者，经基因检测确认后，可考虑给予曲妥珠单抗（赫赛汀）治疗。阿帕替尼为胃癌二线治疗的推荐用药。

（四）放射治疗

胃癌对放射治疗不甚敏感，但目前认为放疗仍不失为一种有效的辅助治疗手段。可进行术前（术前 2~3 周施行）和术后（术后 3 周开始）放疗。高剂量可用于手术切缘阳性患者的区域照射治疗。

（五）免疫治疗

近年来，免疫治疗已经成为肿瘤治疗的重要部分，如干扰素、白细胞介素2（IL-2）、肿瘤坏死因子（TNF）、胸腺肽 α1、集落刺激因子（CSF）等，能增加机体免疫力及对化疗、放疗的耐受性，提高疗效。

三、中成药应用

（一）基本病机

胃癌发病一般较缓，病位在胃，与肝、脾、肾等关系密切。初期为痰瘀互结，以标实为主，久则病邪伤正，出现本虚标实。本虚以胃阴亏虚、脾胃虚寒和脾肾阳虚为主，标实为痰瘀互结。本病虚实夹杂、病机复杂，呈渐进性发生和发展。

（二）辨证分型使用中成药

胃癌常用中成药一览表

证型	常用中成药
肝气犯胃证	气滞胃痛颗粒、胃苏颗粒、健胃愈疡片
胃热伤阴证	抗癌平丸、复方苦参注射液、养胃舒颗粒
气滞血瘀证	平消片、化癥回生片、复生康胶囊
痰湿凝结证	小金胶囊、金蒲胶囊、参蟾消解胶囊
脾胃虚寒证	附子理中丸、胃复春片、黄芪建中丸
气血亏虚证	安替可胶囊、参鹿扶正胶囊、十全大补丸

1. 肝气犯胃证

〔**证候**〕主症:胃脘胀满,时时隐痛,窜及两胁。次症:呃逆嗳气,吞酸嘈杂。舌脉:舌淡红或暗红,苔薄白或薄黄,脉沉或弦。

〔**治法**〕疏肝理气,和胃降逆。

〔**方药**〕柴胡疏肝散加减。

〔**中成药**〕

（1）气滞胃痛颗粒^(中国药典)（由柴胡、醋延胡索、枳壳、醋香附、白芍、炙甘草组成）。功能主治:疏肝理气,和胃止痛。用于肝郁气滞,胸痞胀满,胃脘疼痛。用法用量:开水冲服,1 日 3 次,1 次 5g。

（2）胃苏颗粒^(中国药典)（由紫苏梗、香附、香橼、陈皮、佛手、枳壳、槟榔、鸡内金组成）。功能主治:理气消胀,和胃止痛。主治气滞型胃脘痛,症见胃脘胀痛,窜及两胁,得嗳气或矢气则舒,情绪郁怒则加重,胸闷食少,排便不畅,以及慢性胃炎见上述证候者。用法用量:开水冲服,1 日 3 次,1 次 1 袋,15 日为一个疗程。

（3）健胃愈疡片^(中国药典)（由柴胡、党参、白芍、延胡索、白及、珍珠层粉、青黛、甘草组成）。功能主治:疏肝健脾,生肌止痛。用于肝郁脾虚、肝胃不和所致的胃痛,症见脘腹胀痛、嗳气吞酸、烦躁不适、腹胀便溏,以及消化性溃疡见上述证候者。用法用量:口服,1 日 4 次,1 次 4~5 片,1 个月为一个疗程。

2. 胃热伤阴证

〔**证候**〕主症:胃内灼热。次症:口干欲饮,胃脘嘈杂,食后脘痛,五心烦热,大便干燥,食欲不振。舌脉:舌红少苔或苔黄少津,脉弦数或细数。

〔**治法**〕清热养阴,润燥和胃。

〔**方药**〕玉女煎加减。

〔**中成药**〕

（1）抗癌平丸^{（医保目录）}（由珍珠菜、藤梨根、香茶菜、肿节风、蛇莓、半枝莲、兰香草、白花蛇舌草、石上柏、蟾酥组成）。功能主治：清热解毒，消肿止痛。用于热毒瘀血壅滞而致的胃癌，并适用于放、化疗引起的严重胃肠道反应，如恶心、呕吐及吞咽困难等。对年老、体弱、晚期转移癌等不适宜手术或放化疗的患者尤为适用。用法用量：口服，1日3次，1次0.5~1g，饭后半小时服，或遵医嘱。

（2）复方苦参注射液^{（医保目录）}（主要成分为苦参、土茯苓）。功能主治：清热利湿，凉血解毒，散结止痛。用于癌肿疼痛、出血。用法用量：肌内注射，1日2次，1次2~4ml；静脉滴注，1日1次，1次12ml，加入0.9%氯化钠注射液200ml中。儿童酌减，全身用药总量200ml为一个疗程，可连用2~3个疗程。

（3）养胃舒颗粒^{（医保目录）}（由党参、陈皮、蒸黄精、山药、玄参、乌梅、山楂、北沙参、干姜、菟丝子、炒白术组成）。功能主治：滋阴养胃。用于胃热伤阴所致的胃脘灼热，隐隐作痛。用法用量：开水冲服，1日2次，1次1~2袋。

3. 气滞血瘀证

〔**证候**〕**主症**：胃脘刺痛。**次症**：心下痞硬，腹胀满不欲食，呕吐宿食或如赤豆汁，便血，肌肤甲错。**舌脉**：舌质紫暗，脉沉细涩。

〔**治法**〕理气活血，祛瘀止痛。

〔**方药**〕失笑散或膈下逐瘀汤加减。

〔**中成药**〕

（1）平消片^{（中国药典）}（由郁金、仙鹤草、五灵脂、白矾、硝石、干漆、麸炒枳壳、马钱子粉组成）。功能主治：活血化瘀，散结消肿，解毒止痛。对毒瘀内结所致的肿瘤患者具有缓解症状，缩小瘤体，提高机体免疫力，延长生存时间的作用。用法用量：口服，1日3次，1次4~8片（1片重0.23g）。

（2）化癥回生片^{（中国药典）}〔由益母草、红花、花椒（炭）、烫水蛭、当归、苏木、醋三棱、两头尖、川芎、降香、醋香附、人参、高良姜、姜黄、没药、炒苦杏仁、大黄、人工麝香、盐小茴香、桃仁、五灵脂、虻虫、鳖甲胶、丁香、醋延胡索、白芍、蒲黄炭、乳香、干漆、制吴茱萸、阿魏、肉桂、醋艾炭、熟地黄、紫苏子组成〕。功能主治：消癥化积。用于胃癌属气滞血瘀证者。用法用量：口服，1日2次，1次5~6片，饭前温酒送服，45日为一个疗程。

（3）复生康胶囊^{（医保目录）}（由蒲葵子、喜树果、莪术、黄芪、柴胡、绞股蓝、香菇、甘草组成）。功能主治：活血化瘀，健脾消积。用于胃癌，增强放疗、化疗的疗效,增强机体免疫功能。用法用量:口服,1 日 3 次,1 次 4 粒,4 周为一个疗程。

4. 痰湿凝结证

〔证候〕**主症:**胸闷膈满。**次症:**面黄虚胖,呕吐痰涎,腹胀便溏。**舌脉:**舌淡红,苔滑腻,脉滑。

〔治法〕健脾燥湿,化痰散结。

〔方药〕二陈汤加减。

〔中成药〕

(1) 小金胶囊^(中国药典)(由人工麝香、木鳖子、制草乌、枫香脂、乳香、没药、五灵脂、当归、地龙、香墨组成)。功能主治:散结消肿,化瘀止痛。用于胃癌属毒结痰凝证者。用法用量:口服,1 日 2 次,1 次 3~7 粒(每粒装 0.35g)或 1 次 4~10 粒(每粒装 0.30g)。

(2) 金蒲胶囊^(中国药典)(由人工牛黄、金银花、蜈蚣、炮山甲、蟾酥、蒲公英、半枝莲、山慈菇、莪术、白花蛇舌草、苦参、龙葵、珍珠、大黄、黄药子、乳香、没药、醋延胡索、红花、姜半夏、党参、黄芪、刺五加、砂仁组成)。功能主治:清热解毒,消肿止痛,益气化痰。用于晚期胃癌痰湿瘀阻及气滞血瘀证。用法用量:口服,1 日 3 次,1 次 3 粒,饭后温开水送服,42 日为一个疗程或遵医嘱。

(3) 参蟾消解胶囊^(医保目录)(由人参、雄黄、酒制蟾酥、西红花、人工牛黄、麝香、冰片、三七、天竺黄、芦荟组成)。功能主治:化瘀解毒,豁痰消肿。用于胃癌属痰瘀毒结证者。用法用量:饭后口服,1 日 3 次,1 次 1 粒。连用 1 周后若无恶心、呕吐现象,可增至 1 次 2 粒,1 日 3 次,或遵医嘱。

5. 脾胃虚寒证

〔证候〕**主症:**胃脘冷痛。**次症:**喜温喜按,呕吐宿谷不化或泛吐清水,面色㿠白,肢冷神疲,便溏浮肿。**舌脉:**苔白滑或白腐,脉沉无力。

〔治法〕温中散寒,健脾和胃。

〔方药〕附子理中汤加减。

〔中成药〕

(1) 附子理中丸^(中国药典)(由附子、党参、白术、干姜、甘草组成)。功能主治:温中健脾。用于脾胃虚寒,脘腹冷痛,呕吐泄泻,手足不温。用法用量:口服,1 日 2~3 次,水蜜丸 1 次 6g,小蜜丸 1 次 9g,大蜜丸 1 次 1 丸。

(2) 胃复春片^(中国药典)(由红参、香茶菜、麸炒枳壳组成)。功能主治:健脾益气,活血解毒。用于胃癌前期病变及胃癌手术后辅助治疗。用法用量:口服,1 日 3 次,1 次 4 片。

(3) 黄芪建中丸^(医保目录)(由生黄芪、饴糖、桂枝、生白芍、生甘草、大枣、金钱草、丹参、木瓜、黄芩、白术、郁金组成）。功能主治:补气散寒,健胃和中。用于脾胃虚寒所致的恶寒腹痛,身体虚弱。用法用量:口服,1日2次,1次1丸。

6. 气血亏虚证

〔证候〕主症:全身乏力,面色无华。次症:心悸气短,头晕目眩,脘腹肿块硬结,形体消瘦,虚烦不寐,自汗盗汗。舌脉:舌淡苔白,脉细无力或虚大无力。

〔治法〕补气养血,化瘀散结。

〔方药〕十全大补汤加减。

〔中成药〕

（1）安替可胶囊（医保目录）（由蟾皮、当归组成）。功能主治:软坚散结,解毒定痛,养血活血。用于胃癌瘀毒证,与放疗合用可增强疗效。用法用量:口服,1日3次,1次2粒,饭后服用,6周为一个疗程或遵医嘱。

（2）参鹿扶正胶囊（其他）（由人参、熟地黄、杜仲、枸杞子、巴戟天、牛膝、茯苓、沙棘、胡芦巴、天冬、五味子、五加皮、肉苁蓉、鹿角胶、山药、酸枣仁、桑椹、白术、半枝莲、猫爪草组成）。功能主治:扶正固本,滋阴助阳。用于阴阳两虚所致的神疲乏力,头晕耳鸣,健忘失眠,腰膝酸痛,夜尿频多。用法用量:口服,1日3次,1次2~4粒。

（3）十全大补丸（中国药典）（由党参、炒白术、茯苓、炙甘草、当归、川芎、酒白芍、熟地黄、炙黄芪、肉桂组成）。功能主治:温补气血。用于各种癌症见头晕目眩,少气懒言,乏力自汗,面色淡白或萎黄,心悸失眠,舌淡而嫩,脉细数无力等气血两虚者。尤可用于放疗、化疗及术后康复的辅助治疗及白细胞减少者。用法用量:口服,1日2~3次,水蜜丸1次6g,小蜜丸1次9g,大蜜丸1次1丸。

（三）外治法

1. 复方蟾酥膏（医保目录）

〔组成〕蟾酥、川乌、红花、两面针、七叶一枝花、生关白附、芙蓉叶、三棱、莪术、丁香、细辛、肉桂、八里麻、荜茇、甘松、山柰、乳香、没药、薄荷脑、冰片、樟脑、水杨酸甲酯、苯甲醇、二甲基亚砜。

〔功效〕活血化瘀,消肿止痛。

〔主治〕用于肺、肝、胃等多种癌症引起的疼痛。

〔用法〕贴患处。

2. 阿魏化痞膏（中国药典）

〔组成〕香附、厚朴、三棱、莪术、当归、生草乌、生川乌、大蒜、使君子、白芷、穿山甲、木鳖子、蜣螂、胡黄连、大黄、蓖麻子、乳香、没药、芦荟、血竭、雄黄、肉桂、樟脑、阿魏。

〔**功效**〕化痞消积。

〔**主治**〕用于气滞血瘀,癥瘕痞块,脘腹疼痛,胸胁胀满。适用于肝、胆、胃、肺、食管、肠、膀胱等脏腑及妇科肿瘤痞块。

〔**用法**〕外用,加温软化,贴于脐上或患处。

四、单验方

1. 验方

（1）朱良春（南通市中医院）验方:消癌丸

僵蚕 120g、蜈蚣 48g、炮穿山甲 48g、制马钱子（浸润去皮,切片麻油炸黄,砂土炒去油）24g、硫黄 9g。功效:活血通经,攻毒散结,破血祛瘀。主治:胃癌。

（2）李玉奇（辽宁中医药大学）验方:救胃延龄汤

苦参 20g、槐花 10g、甘草 15g、藏红花 5g、茯苓 20g、海螵蛸 25g、红豆蔻 15g、败酱草 20g、白蔹 25g、麦芽 15g、白扁豆 15g、瓦楞子 20g、蓼实 15g。功效:健脾和胃,化瘀消痛。主治:胃癌。

（3）王冠庭（上海交通大学医学院附属瑞金医院）验方:参芪白石汤

党参 15g、生黄芪 15g、白英 30g、生白术 10g、白花蛇舌草 30g、仙鹤草 30g、生薏苡仁 30g、七叶一枝花 18g、石见穿 18g。功效:健脾利湿,清热解毒。主治:胃癌。

（4）陈孟溪（湖南中医药大学第一附属医院）验方:胃积方

枳实 10g、茯苓 15g、法半夏 10g、麦冬 15g、浙贝母 15g、红花 3g、炒瓜蒌子 5g、三七粉 3g、树舌 5g、黄芩 10g、旋覆花 10g、白花蛇舌草 15g、制壁虎 5g、西河柳 5g、甘草 5g、重楼 5g、桃仁 12g。功效:理气健脾,清热解毒,化瘀消癥。主治:胃癌。

2. 单方

（1）红豆杉枝叶 5~10g。用法:将红豆杉枝叶置于砂锅中,加水 1 000ml,煮沸后用文火煎煮 10~15 分钟,饭后服,每日 1 剂。功效:清热解毒抗癌。用于胃癌。

（2）猕猴桃根 60g。用法:加水 1 000ml,煎 3 小时,每日 1 剂,10~15 日为一个疗程,疗程间休息数日,共服 4 个疗程。功效:清热活血补血。用于胃癌。

（3）肿节风 30g。用法:水煎服,连服 1 个月为一个疗程,可服数个疗程。功效:清热凉血,活血消斑,祛风通络。用于胃癌。

第九节　肝癌

原发性肝癌（primary hepatic carcinoma，简称肝癌）是发生于肝细胞或肝内胆管细胞的恶性肿瘤。主要包括肝细胞癌（HCC）、肝内胆管癌（ICC）和混合型三种不同病理类型。

中医学无"肝癌"这一病名，但中医古籍中"积聚""臌胀""胁痛""黄疸"等有类似肝癌的描述，现亦称"肝癌"。

一、诊断要点

按病理形态分类，可将肝癌分为巨块型、结节型和弥漫型；按组织学分类，分为肝细胞癌、胆管细胞癌、混合性肝细胞 - 胆管细胞癌；按肿瘤大小分类，分为微小肝癌（直径≤1cm）、小肝癌（1cm< 直径≤3cm）、中肝癌（3cm< 直径≤5cm）、大肝癌（5cm< 直径≤10cm）和巨大肝癌（直径 >10cm）；按生长方式分类，分为浸润型、膨胀型、浸润膨胀混合型和弥漫型。

（一）症状

1. 肝区疼痛　疼痛多为持续性隐痛、胀痛或刺痛，夜间或劳累后加重。如肝病患者的肝区疼痛转变为持续性痛，且逐渐加重，虽经休息或治疗仍不好转时，应考虑肝癌的可能。

2. 消化道症状　肝脏肿大压迫胃肠道或肝功能损伤出现消化功能异常，如食欲减退、腹胀、恶心、呕吐、腹泻等，由于这些症状缺乏特异性，易被忽视。

3. 乏力、消瘦　早期常不明显，随着病情发展而日益加重，体重也日渐下降。晚期患者呈恶病质。

4. 发热　多为 37.5~38℃，多属于癌性发热，个别可高达 39℃以上。

5. 副肿瘤综合征　肝癌的副肿瘤表现多种多样，大多数表现为特征性的生化改变，主要的副肿瘤表现有低血糖、红细胞增多、高血钙和高胆固醇血症。

（二）体征

1. 肝脏肿大　为中、晚期肝癌最常见的体征。肝呈不对称性肿大，表面有明显结节，质硬有压痛，可随呼吸上下移动。

2. 黄疸　多见于弥漫型肝癌或胆管细胞癌。

3. 腹水　呈黄色或血性。

此外,合并肝硬变者常有肝掌、蜘蛛痣、男性乳房增大、脾大、腹壁静脉曲张及食管 - 胃底静脉曲张等。

(三)辅助检查

影像学检查结合血清甲胎蛋白(AFP)是诊断肝癌的重要手段。影像学检查包括 B 超、CT、MRI、数字减影血管造影(DSA)和 PET-CT 等。AFP 定量测定是肝癌的一线诊断方法,配合血液生化、全身影像学检查有利于评估病情,指导治疗,排除其他疾病。

(四)鉴别诊断

原发性肝癌需与转移性肝癌、肝肉瘤、肝腺瘤、肝血管瘤、肝脓肿、肝棘球蚴病等相鉴别。

二、西医治疗要点

(一)手术治疗

手术治疗是肝癌患者获得长期生存最重要的手段,主要包括肝癌切除术、肝移植术、局部消融治疗。尽管外科手术是肝癌的首选治疗方法,但因肝癌患者大多合并肝硬化,或者在确诊时已达中晚期,有手术切除机会的患者仅20%~30%。

(二)经导管动脉化疗栓塞术(TACE)

TACE 在国内亦称介入疗法、介入治疗,是肝癌非手术治疗的首选方法。

(三)靶向治疗

索拉非尼等是治疗晚期肝癌的分子靶向药物代表。

(四)全身化疗

有多种联合化疗方案,单药奥沙利铂可用于治疗不适合手术切除或局部治疗的晚期肝癌和转移性肝癌。

三、中成药应用

(一)基本病机

肝癌病位在肝,与脾、胃、胆及肾密切相关。其病性常虚实夹杂,虚以脾气虚、肝肾阴虚及脾肾阳虚为主;实以气滞血瘀、湿热瘀毒为主。初起病机多以肝郁脾虚湿阻多见,进一步可致湿、热、毒、瘀互结,耗伤阴血,终致正衰邪实,病情恶化甚则阴阳离决。毒、虚、瘀是肝癌总的病机特点,晚期常表现为肝肾阴虚和脾肾阳虚。

（二）辨证分型使用中成药

肝癌常用中成药一览表

证型	常用中成药
肝郁脾虚证	肝复乐片、复方木鸡合剂、复方鹿仙草片
气滞血瘀证	金龙胶囊、复方斑蝥胶囊、慈丹胶囊
湿热瘀毒证	八宝丹胶囊、艾迪注射液、华蟾素注射液
肝肾阴虚证	槐耳颗粒、康莱特注射液、大补阴丸
脾肾阳虚证	至灵胶囊、臌症丸

1. 肝郁脾虚证

〔证候〕**主症**：右胁胀痛或右胁下肿块。**次症**：神疲乏力，形体消瘦，胸闷反酸，纳差嗳气，腹胀腹泻。**舌脉**：舌淡胖大，苔薄白，脉濡或弦。

〔治法〕疏肝活血，健脾化湿。

〔方药〕逍遥散合四君子汤加减。

〔中成药〕

（1）肝复乐片^{（医保目录）}[由党参、鳖甲（醋制）、重楼、白术（炒）、黄芪、陈皮、土鳖虫、大黄、桃仁、半枝莲、败酱草、茯苓、薏苡仁、郁金、苏木、牡蛎、茵陈、川木通、香附（制）、沉香、柴胡组成]。功能主治：健脾理气，化瘀软坚，清热解毒。用于肝瘀脾虚为主证的原发性肝癌、乙型肝炎肝硬化等急慢性肝病。用法用量：口服，1日3次，1次6~10粒，2个月为一个疗程。

（2）复方木鸡合剂^{（医保目录）}（由云芝提取物、核桃楸皮、山豆根、菟丝子组成）。功能主治：清热解毒，扶正固本。用于肝炎、肝硬化、肝癌，能抑制AFP升高。用法用量：口服，1日3次，1次10g。

（3）复方鹿仙草片^{（医保目录）}（由鹿仙草、炒九香虫、黄药子、土茯苓、苦参、天花粉组成）。功能主治：疏肝解郁，活血解毒。用于肝郁气滞、毒瘀互结所致的原发性肝癌。用法用量：口服，1日3次，1次5g。

2. 气滞血瘀证

〔证候〕**主症**：胁下积块刺痛或胀痛。**次症**：肿块推之不移，疼痛拒按，甚或胁痛引背，入夜尤甚，倦怠乏力，脘腹胀满，嗳气呕逆，纳呆食少，大便不调，或溏或结。**舌脉**：舌质紫暗或有瘀斑瘀点，苔薄白或薄黄，脉弦细或沉涩。

〔治法〕疏肝理气，活血消积。

〔方药〕复元活血汤加减。

〔**中成药**〕

（1）金龙胶囊^(医保目录)（由鲜守宫、鲜金钱白花蛇、鲜蕲蛇组成）。功能主治：破瘀散结，解郁通络。用于原发性肝癌血瘀郁结证，症见右胁下积块，胸胁疼痛，神疲乏力，腹胀，纳差。用法用量：口服，1日3次，1次4粒。

（2）复方斑蝥胶囊^(医保目录)（由斑蝥、人参、黄芪、刺五加、三棱、半枝莲、莪术、山茱萸、女贞子、熊胆粉、甘草组成）。功能主治：破血消瘀，攻毒蚀疮。用于原发性肝癌证属气血瘀阻毒结者。用法用量：口服，1日2次，1次3粒（每粒0.25g）。

（3）慈丹胶囊^(医保目录)（由莪术、山慈菇、鸦胆子、蜂房、人工牛黄、制马钱子、黄芪、当归、僵蚕、丹参、冰片组成）。功能主治：化瘀解毒，消肿散结，益气养血。用于原发性肝癌等消化道肿瘤，以及手术或放疗、化疗后患者的辅助治疗。用法用量：口服，1日4次，1次5粒，1个月为一个疗程，或遵医嘱。

3. 湿热瘀毒证

〔**证候**〕主症：右胁下积块，胁肋刺痛。次症：心烦易怒，身目俱黄如橘色，发热，口干口苦，食少厌油，恶心呕吐，腹部胀满，大便干结，小便黄。舌脉：舌质红，苔黄腻，脉弦滑或弦数。

〔**治法**〕清热解毒，利湿退黄。

〔**方药**〕茵陈蒿汤合鳖甲煎丸加减。

〔**中成药**〕

（1）八宝丹胶囊^(医保目录)（由牛黄、蛇胆、羚羊角、珍珠、三七、麝香组成）。功能主治：清利湿热，活血解毒，去毒止痛。用于湿热蕴结所致的发热、黄疸、小便黄赤、恶心呕吐、纳呆、胁痛腹胀、舌苔黄腻或厚腻干白，或湿热下注所致的尿道灼热刺痛、小腹胀痛，以及原发性肝癌见上述证候者。用法用量：口服，1日2~3次，1~8岁1次0.15~0.3g，8岁以上1次0.6g，温开水送服。

（2）艾迪注射液^(医保目录)（主要成分为斑蝥、人参、黄芪、刺五加）。功能主治：清热解毒，消瘀散结。用于原发性肝癌证属痰瘀毒结者。用法用量：静脉滴注。成人1日1次，1次50~100ml，加入0.9%氯化钠注射液或5%~10%葡萄糖注射液400~450ml中。与放、化疗合用时，疗程与放、化疗同步；手术前后使用本品10日为一个疗程；介入治疗10日为一个疗程；单独使用15日为一个周期，间隔3日，2周期为一个疗程；晚期恶病质患者，连用30日为一个疗程，或视病情而定。

（3）华蟾素注射液^(医保目录)（主要成分为干蟾皮提取物）。功能主治：清热解毒，消肿止痛，活血化瘀，软坚散结。用于中晚期肿瘤。用法用量：肌内注射：1

日 2 次,1 次 2~4ml,2~3 个月为一个疗程;静脉滴注:1 日 1 次,1 次 10~20ml,
用 5% 葡萄糖注射液 500ml 稀释后缓慢滴注,用药 1 周后休息 1~2 日,4 周为
一个疗程。

4. 肝肾阴虚证

〔证候〕主症:右胁下积块。次症:胁肋隐痛,腹胀不适,纳差消瘦,神疲乏
力,头晕肢软,耳鸣目眩,五心烦热,低热盗汗,恶心呕吐,甚则呕血、便血、皮下
出血,小便短赤。舌脉:舌红少苔,脉细数。

〔治法〕滋阴柔肝,凉血软坚。

〔方药〕一贯煎加减。

〔中成药〕

(1)槐耳颗粒^(医保目录)(主要成分为槐耳菌质)。功能主治:扶正固本,活血
消癥。用于正气虚弱,瘀血阻滞,原发性肝癌不宜手术和化疗者的辅助治疗,
有改善肝区疼痛、腹胀、乏力等症状的作用。用法用量:口服,1 日 3 次,1 次
20g,1 个月为一个疗程。

(2)康莱特注射液^(医保目录)(主要成分为注射用薏苡仁油)。功能主治:益气
养阴,消癥散结。用于不宜手术的气阴两虚、脾虚湿困型原发性肝癌,配合放、
化疗有一定的增效作用。对中晚期肿瘤患者具有一定的抗恶病质和止痛作用。
用法用量:缓慢静脉滴注,1 日 1 次,1 次 200ml,21 日为一个疗程,间隔 3~5 日
后可进行下一疗程。联合放、化疗时,可酌减剂量。首次使用,滴注速度应缓
慢,开始 10 分钟滴速应为 20 滴 /min,20 分钟后可持续增加,30 分钟后可控制
在 40~60 滴 /min。

(3)大补阴丸^(中国药典)(由熟地黄、盐知母、盐黄柏、醋龟甲、猪脊髓组成)。
功能主治:滋阴降火。用于阴虚火旺之潮热盗汗,咳嗽咯血,耳鸣遗精。用法
用量:口服,水蜜丸 1 日 2~3 次,1 次 6g;大蜜丸 1 日 2 次,1 次 1 丸。

5. 脾肾阳虚证

〔证候〕主症:神疲乏力,右胁积块。次症:畏寒便溏,纳差,胁肋隐痛,腹
胀如鼓,腹水足肿,目黄身黄,黄色晦暗。舌脉:舌淡有齿印,苔白腻,脉濡缓或
沉迟。

〔治法〕健脾补肾,利水退黄。

〔方药〕茵陈术附汤加减。

〔中成药〕

(1)至灵胶囊^(医保目录)(主要成分为冬虫夏草)。功能主治:补肺益肾。用于
肝癌属肺肾两虚证者的辅助治疗。用法用量:口服,1 日 2~3 次,1 次 2~3 粒,

或遵医嘱。

（2）臌症丸（医保目录）（由醋制皂矾、甘遂、大枣、木香、炒小麦组成）。功能主治：利水消肿，除湿健脾。用于原发性肝癌脾肾阳虚证，症见腹水，胸腹胀满，四肢浮肿。用法用量：饭前口服，1日3次，1次10粒，儿童酌减。

（三）外治法

阿魏化痞膏（中国药典）

〔**组成**〕香附、厚朴、三棱、莪术、当归、生草乌、生川乌、大蒜、使君子、白芷、穿山甲、木鳖子、蜣螂、胡黄连、大黄、蓖麻子、乳香、没药、芦荟、血竭、雄黄、肉桂、樟脑、阿魏。

〔**功效**〕化痞消积。

〔**主治**〕肝癌气滞血凝证，脘腹疼痛，胸胁胀满。

〔**用法**〕外用，加温软化，贴于脐上或患处。

四、单验方

1. 验方

（1）田雪飞（湖南中医药大学第一附属医院）验方：肝癌丸剂用方

灵芝60g、胆南星60g、壁虎100g、露蜂房10g、全蝎60g、酒蕲蛇20g、酒大黄10g、干姜10g、青黛5g、黄芩30g、清半夏60g、蜈蚣30条（约30g）、木鳖子15g、重楼30g、土鳖虫30g、生地黄45g、没药30g、蛤壳30g、人参20g、海藻60g、菊花30g、大枣60g。用法：上药制为丸，每日2次，每次8g，配合辨证论治汤药共服之。功效：活血通络，软坚散结。用于肝癌证属痰瘀互结者。

（2）张泽生（南京中医药大学）验方：自拟方

党参12g、当归9g、黄芪12g、白芍9g、三棱9g、莪术9g、醋柴胡9g、桃仁9g、炙穿山甲片9g、木香9g、生鳖甲12g、青皮9g、陈皮9g、炙甘草6g、水红花子30g、川楝子9g、香附9g、枳壳9g、水蛭6g、半枝莲30g、蜀羊泉30g、石打穿30g。功效：益气养血，活血化瘀，软坚消癥。用于肝癌。

（3）段凤舞（中国中医科学院广安门医院）验方：加减参精培气汤

生赭石15g、太子参10g、生怀山药15g、天花粉10g、天冬10g、鳖甲15g、赤芍10g、桃仁10g、红花10g、夏枯草15g、生黄芪30g、枸杞子30g、焦山楂30g、泽泻15g、猪苓15g、龙葵15g、白英15g、白芍10g、焦六曲30g、三七粉3g。功效：调气，化瘀，利水。用于肝癌。

（4）潘敏求（湖南省中医药研究院附属医院）验方：益气化瘀解毒方

黄芪30g、人参10g、白术15g、女贞子20g、八月札15g、莪术15g、丹参20g、半枝莲 30g、白花蛇舌草 30g、蜈蚣 3 条、壁虎 10g。功效:益气化瘀解毒。联合 TACE 治疗中晚期原发性肝癌,并能减轻白细胞减少、恶心呕吐等毒副反应。

(5)陈孟溪(湖南中医药大学第一附属医院)验方:扶正解毒胶囊

黄芪 20g,白术 20g,臭牡丹 15g,蚤休 10g,甘草 5g 制成药丸。功效:扶正益气,解毒散结。用于改善晚期肝癌患者临床症状、提高生存质量。

(6)张红(湖南中医药大学第一附属医院)验方:柴芍六君子汤加味

柴胡 12g、芍药 30g、党参 30g、白术 15g、茯苓 15g、法半夏 10g、陈皮 10g、虎杖 15g、郁金 10g、麦芽 10g、鳖甲 15g、全蝎 6g、甘草 5g。功效:养血柔肝,健脾和胃。联合 TACE 治疗中晚期原发性肝癌,改善患者的主要临床症状及生活质量。

2. 单方

(1)龙葵 120g。用法:去根首煎煮,取汁 100ml,复煎 1 次,二煎混合,分早、晚服。用于肝癌腹水。

(2)藤梨根 60g、虎杖 30g。用法:共煮水 100ml,分 2 次内服。用于肝癌。

第十节　胰腺癌

胰腺癌(pancreatic cancer)是发生于胰腺腺泡或腺管上皮细胞的恶性肿瘤。近年来,胰腺癌的发病率在国内外均呈明显的上升趋势,以男性多见,男女之比为(1.5~2.1):1,且好发于 40 岁以上的中老年人。

中医古籍无"胰腺癌"病名,但可散见于"腹痛""痞满""积聚""伏梁""胃脘痛""黄疸"等病证的记述,辨病时可视主症归入相应疾病范畴,亦可直接以"胰腺癌"命名。

一、诊断要点

按组织类型分类,胰腺癌可分为导管腺癌、黏液性非囊性癌(胶样癌)、印戒细胞癌、腺鳞癌、未分化癌、巨细胞癌、肉瘤样癌、腺泡细胞癌、胰胚细胞癌等。以导管腺癌最为常见,约占 90%。大约 70% 的导管腺癌位于胰头部。按浸润与转移的方式分类,分为直接蔓延、局部淋巴结转移、远处转移、嗜神经生长。

（一）症状

1. 上腹部不适、隐痛、消化不良或腹泻　多数胰腺癌患者起病隐匿，早期症状不典型，常易与其他消化系统疾病混淆。

2. 腹痛或腹部不适　上腹部疼痛是胰腺癌最常见的首发症状，多由轻逐渐加重，主要原因为肿瘤致胰管或胆管梗阻，使胰管或胆管内压力升高，或侵犯胰包膜导致腹痛或腹部不适。当肿瘤侵犯腹腔神经丛，可出现持续剧烈的腰背部疼痛，患者可因疼痛出现蜷曲体位以缓解疼痛，且这样的疼痛以夜间明显。同时，肿瘤导致周围胰腺组织慢性炎症，也可能是引起疼痛的机制之一。疼痛的主要部位因肿瘤发生的部位而有差异，胰头癌多在右上腹，胰体尾癌则多偏左。

3. 黄疸　梗阻性黄疸是胰头癌的突出表现。黄疸往往是胰头癌的首发症状，但并不是胰头癌的早期症状。肿瘤越接近壶腹部，黄疸出现越早；肿瘤远离壶腹部，黄疸出现较晚；如肿瘤局限于体、尾部时，可无黄疸。黄疸一般呈进行性加重。同时有尿色加深，呈浓茶或酱油色，大便颜色变浅，甚至呈陶土色；皮肤、巩膜黄染，可有皮肤瘙痒。梗阻严重时，可在右侧肋下扪及肿大的胆囊。偶尔可以出现急性胆管炎或急性胰腺炎的表现。

4. 体重下降　多数患者可出现不明原因的消瘦、体重减轻，往往在短期内体重较快地下降。

5. 厌食、消化不良和腹泻等　近期出现不能解释的消化不良症状要考虑此病的可能性。

（二）体征

早期一般无明显体征，当疾病处于进展期时，可以出现黄疸、肝脏肿大、胆囊肿大、上腹部肿块、锁骨上淋巴结肿大、直肠指诊扪及盆腔转移病灶等，腹腔转移可导致腹腔积液等阳性体征。

（三）辅助检查

胰腺癌的辅助检查包括影像学检查、病理学检查和实验室检查。

影像学检查包括 B 超、EUS、CT、MRI、磁共振胰胆管成像（MRCP）、PET-CT、经内镜逆行胆胰管成像（ERCP）、经皮穿刺肝胆道成像（PTC）、选择性动脉造影等。其中超声检查是胰腺癌首选的无创影像学检查，采用 EUS 可以提高对胰腺癌的检出率。

组织病理学或细胞学检查可确定胰腺癌诊断。对诊断困难的胰腺占位性疾病可采用超声内镜引导细针穿刺抽吸术（EUS-FNA）获得病理学诊断。

基因检测可帮助了解肿瘤的生物学行为，为胰腺癌的诊断、治疗和预后提供有用的参考信息。

实验室检查包括胆红素及其他生化检测和肿瘤标志物检测。

（四）鉴别诊断

胰腺癌需与胰腺神经内分泌癌、胰岛素瘤、胃泌素瘤、慢性胰腺炎、壶腹癌、胰腺囊腺瘤和囊腺癌等相鉴别。

二、西医治疗要点

（一）手术治疗

手术切除是可能治愈胰腺癌的重要手段，常用的术式包括 Whipple 手术、根治性胰十二指肠切除术、区域性胰腺切除术、保留幽门的胰十二指肠切除术、全胰切除术、胰体尾切除术、姑息性手术。然而，超过 80% 的胰腺癌患者因病期较晚而失去手术机会，对这些患者进行手术并不能提高生存率。因此，在对患者进行治疗前，应完成必要的影像学检查及全身情况评估，准确的临床分期是取得良好手术效果的前提。

（二）放射治疗

放疗是胰腺癌综合治疗的另一重要手段，一般与化疗配合使用。放疗可分为术前、术中及术后放疗。

（三）化学治疗

化疗在胰腺癌综合治疗中占有重要地位，无论是手术后还是无法切除的胰腺癌患者，化疗对提高生存率均有一定的帮助。胰腺癌的化疗可分为术后辅助化疗、术前辅助化疗（新辅助化疗）及不能切除或有转移病变的晚期胰腺癌化疗。

（四）生物治疗

胰腺癌的生物治疗包括基因治疗、免疫和肿瘤疫苗治疗、抗体导向治疗和抗肿瘤新生血管治疗。其中抑制 EGFR 胞内区酪氨酸激酶活性的小分子化合物厄洛替尼与吉西他滨联合治疗胰腺癌显示出生存获益，最早被批准用于晚期胰腺癌的治疗。针对 VEGF 的贝伐珠单抗与吉西他滨和厄洛替尼联合治疗晚期胰腺癌被证实可延长无进展生存时间（PFS），成为晚期胰腺癌首个抗新生血管治疗的药物。

（五）其他治疗

区域性动脉灌注化疗、瘤体无水酒精注射法、高强度聚集超声（HIFU）治疗、射频和微波疗法、腹腔神经阻断或切断术、胆管减压术等。

三、中成药应用

（一）基本病机

胰腺癌乃各种因素导致肝胆疏泄失常、脾胃运化失司致机体或气滞血瘀，或湿聚成痰，久之遏阻阳气，或湿蕴发热、热聚中焦而毒邪内蓄，耗阳气、伤阴血而成阴阳俱伤之候。所以，本病为本虚标实之证，虚在脾胃、肝胆，久则及肾，实在湿、热、瘀、毒相互交织。虚实夹杂，互为因果。

（二）辨证分型使用中成药

胰腺癌常用中成药一览表

证型	常用中成药
湿热毒盛证	新癀片、八宝丹胶囊、西黄丸
气滞血瘀证	天蟾胶囊、金龙胶囊、华蟾素注射液
脾虚湿阻证	螺旋藻胶囊、臌症丸
阴虚内热证	养阴生血合剂、贞芪扶正颗粒

1. 湿热毒盛证

〔**证候**〕主症：身目黄染。次症：心烦易怒，口干口苦，食少腹胀，或胁肋疼痛，小便黄赤，大便干结。舌脉：舌质红，苔黄腻，脉弦滑或滑数。

〔**治法**〕清热利湿，解毒退黄。

〔**方药**〕茵陈蒿汤合黄连解毒汤加减。

〔**中成药**〕

（1）新癀片（中国药典）（由肿节风、三七、人工牛黄、猪胆粉、肖梵天花、珍珠层粉、水牛角浓缩粉、红曲、吲哚美辛组成）。功能主治：清热解毒，活血化瘀，消肿止痛。用于热毒瘀血所致的痹痛、胁痛、黄疸、无名肿毒等症。用法用量：口服，1日3次，1次2~4片，小儿酌减。外用，用冷开水调化，敷患处。

（2）八宝丹胶囊（医保目录）（由牛黄、蛇胆、羚羊角、珍珠、三七、麝香组成）。功能主治：清利湿热，活血解毒，去毒止痛。用于湿热蕴结所致的发热、黄疸、小便黄赤、恶心呕吐、纳呆、胁痛腹胀、舌苔黄腻或厚腻干白，或湿热下注所致的尿道灼热刺痛、小腹胀痛，以及胰腺癌见上述证候者。用法用量：口服，1日2~3次，1~8岁1次0.15~0.3g，8岁以上1次0.6g，温开水送服。

（3）西黄丸（中国药典）（由牛黄、麝香、乳香、没药组成）。功能主治：清热解毒，消肿散结。用于痈疽疔毒、瘰疬、流注、癌肿等。用法用量：口服，1日2次，1

次 3g(每 20 丸重 1g),温开水或黄酒送服。小疗程为 1 个月,大疗程为 2 个月。

2. 气滞血瘀证

〔证候〕主症:胁背疼痛,持续胀痛或刺痛。次症:或疼痛窜及两胁,或有胁下结块,脘腹胀满,饮食减少。舌脉:舌质紫暗或有瘀斑,苔薄白,脉弦涩。

〔治法〕行气活血,软坚散结。

〔方药〕膈下逐瘀汤加减。

〔中成药〕

(1)天蟾胶囊^(医保目录)(由夏天无、制川乌、蟾酥、祖师麻、白屈菜、秦艽、白芷、川芎、甘草组成)。功能主治:行气活血,通络止痛。用于轻、中度癌性疼痛属气滞血瘀证者。用法用量:口服,1 日 3 次,1 次 3 粒,5 日为一个疗程。

(2)金龙胶囊^(医保目录)(由鲜守宫、鲜金钱白花蛇、鲜蕲蛇组成)。功能主治:破瘀散结,解郁通络。用于胰腺癌血瘀郁结证,症见腹中积块疼痛,神疲乏力,腹胀,纳差。可用于术前、术后的辅助治疗,以及放、化疗的辅助治疗,缓解放化疗的毒副作用。用法用量:口服,1 日 3 次,1 次 4 粒。

(3)华蟾素注射液^(医保目录)(主要成分为干蟾皮提取物)。功能主治:清热解毒,消肿止痛,活血化瘀,软坚散结。用于中晚期肿瘤。用法用量:肌内注射:1 日 2 次,1 次 2~4ml,2~3 个月为一个疗程;静脉滴注:1 日 1 次,1 次 10~20ml,用 5% 葡萄糖注射液 500ml 稀释后缓慢滴注,用药 1 周后休息 1~2 日,4 周为一个疗程。

3. 脾虚湿阻证

〔证候〕主症:脘腹胀满或膨隆。次症:食后加重,纳食减少,胁下或有隐痛不适,大便溏薄。舌脉:苔白腻,脉细弦。

〔治法〕健脾益气,化湿行气。

〔方药〕香砂六君子汤加减。

〔中成药〕

(1)螺旋藻胶囊^(医保目录)(由螺旋藻粉组成)。功能主治:益气养血,化痰降浊。用于气血亏虚、痰浊内蕴之面色萎黄、头晕目眩、四肢倦怠、食欲不振、病后体虚、贫血、营养不良等属上述证候者。适用于放疗、化疗、手术后白细胞减少、免疫功能低下等的治疗。用法用量:口服,1 日 3 次,1 次 2~4 粒,4 周为一个疗程。

(2)臌症丸^(医保目录)(由醋制皂矾、甘遂、大枣、木香、炒小麦组成)。功能主治:利水消肿,除湿健脾。用于胰腺癌见腹水、胸腹胀满者。用法用量:饭前口服,1 日 3 次,1 次 10 粒,儿童酌减。

4. 阴虚内热证

〔证候〕**主症**:脘腹疼痛,五心烦热,或盗汗。**次症**:口干咽燥,头昏目眩,大便干结。**舌脉**:舌红少苔,脉细数。

〔治法〕滋养肝肾,清火散结。

〔方药〕知柏地黄汤加减。

〔中成药〕

(1)养阴生血合剂^(中国药典)(由地黄、黄芪、当归、玄参、麦冬、石斛、川芎组成)。功能主治:养阴清热,益气生血。用于阴虚内热、气血不足所致的口干咽燥、食欲减退、倦怠无力等;有助于减轻肿瘤患者白细胞减少,改善免疫功能,用于肿瘤患者放疗时见上述证候者。用法用量:口服,1 日 1 次,1 次 50ml。

(2)贞芪扶正颗粒^(医保目录)(由黄芪、女贞子组成)。功能主治:补气养阴。有提高人体免疫功能、保护骨髓和肾上腺皮质功能的作用。用于手术、放疗、化疗引起的虚损,可促进生理功能恢复。用法用量:口服,1 日 2 次,1 次 1 袋。

(三)外治法

阿魏化痞膏^(中国药典)

〔组成〕香附、厚朴、三棱、莪术、当归、生草乌、生川乌、大蒜、使君子、白芷、穿山甲、木鳖子、蜣螂、胡黄连、大黄、蓖麻子、乳香、没药、芦荟、血竭、雄黄、肉桂、樟脑、阿魏。

〔功效〕化痞消积。

〔主治〕用于气滞血凝证,脘腹疼痛,胸胁胀满。

〔用法〕外用,加温软化,贴于脐上或患处。

四、单验方

1. 验方

(1)段凤舞(中国中医科学院广安门医院)验方:冬凌白英汤

冬凌草 20g、肿节风 20g、白花蛇舌草 20g、白英 20g、茵陈 15g、茯苓 12g、白术 12g、甘草 3g。功效:清热解毒,利湿。用于胰腺癌。

(2)潘敏求(湖南省中医药研究院附属医院)验方:莪术大黄方

党参 10g、白术 10g、茯苓 15g、木香 10g、枳壳 10g、鸡内金 10g、炒山楂 10g、夏枯草 15g、莪术 10g、大黄 5g、蜈蚣 3 条。功效:健脾理气,化瘀解毒。用于胰腺癌。随症加减:腹痛甚加延胡索、川楝子、白芍;黄疸加生大黄、山栀子;腹泻加吴茱萸、黄连;腹水加大腹皮、冬瓜皮;恶心呕吐加姜半夏、姜竹茹。

(3)潘敏求(湖南省中医药研究院附属医院)验方:癌复康方加减

白参 10g、茯苓 10g、白术 10g、黄芪 10g、陈皮 10g、女贞子 10g、墨旱莲 10g、枸杞子 10g、甘草 5g、菟丝子 10g、白花蛇舌草 30g。功效:健脾益肾,扶正固本。用于胰腺癌放疗后脾虚气弱证。

(4)邱佳信(上海中医药大学附属龙华医院)验方:茵陈四君汤

党参(或太子参)30g、炒白术 30g、茯苓 30g、甘草 6g、猪苓 15g、车前子 9g、牡丹皮 9g、金银花 15g、炙鳖甲 24g、八月札 12g、红藤 12g、瓜蒌皮 15g、茵陈 30g。功效:健脾利水,清热退黄。用于胰腺癌。

(5)李佩文(中日友好医院)验方:加味四君汤

党参 15g、茯苓 15g、白术 15g、陈皮 10g、香橼 10g、佛手 10g、绿萼梅 5g、木香 10g、乌药 10g、川楝子 10g、刘寄奴 8g、荜澄茄 3g。功效:健脾和中,理气止痛。用于胰腺癌疼痛。

2. 单方

(1)菝葜 60~120g。用法:研末口服,1 日 3 次,1 次 3g。功效:清热解毒。用于胰腺癌。

(2)全蝎 100g。用法:研成细末,装入空心胶囊,每粒 0.5g。1 日 2 次,1 次 4g。功效:解毒抗癌。用于胰腺癌。

(3)苦参 90g、龙胆草 30g、炒栀子 15g、人参 20g。用法:共研细末,加入猪胆汁、熟蜜为丸,如梧桐子大。1 日 3 次,1 次 50 丸,以大麦汤送服。功效:清热利湿。用于胰腺癌。

(4)薏苡仁 120~150g。用法:研末口服,1 日 3 次,1 次 3g。功效:利湿解毒。用于胰腺癌。

第十一节 结直肠癌

结直肠癌(colorectal cancer)又称为大肠癌,包括结肠癌与直肠癌,是一种好发于乙状结肠和直肠的下消化道恶性肿瘤,多见于 50 岁左右,男女患病率差别不大。世界不同地区结直肠癌发病率的差异很大,北美洲、大洋洲最高,欧洲居中,亚非地区较低。在我国本病居恶性肿瘤发病率第 4 位。近年来,我国结直肠癌发病率呈上升趋势,从 50 岁开始明显上升,75~80 岁到达高峰。

中医学无"肠癌"这一病名,根据主症多纳入"脏毒""锁肛痔""肠覃""积聚"等范畴,现亦称"肠癌"。

一、诊断要点

（一）分类

1. **好发部位**　我国结直肠癌发生部位约半数以上位于直肠,1/5 位于乙状结肠,其余依次为盲肠、升结肠、降结肠、横结肠。

2. **按大体形态分型**　分为早期结直肠癌和进展期结直肠癌。早期结直肠癌又可分为息肉隆起型（Ⅰ型）、扁平隆起型（Ⅱ型）、扁平隆起伴溃疡型（Ⅲ型）;进展期结直肠癌又可分为隆起型、溃疡型、浸润型、胶样型。

3. **按组织学分类**　分为腺癌、鳞癌、腺鳞癌、印戒细胞癌、未分化癌等。

4. **按癌细胞分化程度分类**　分为高分化、中分化、低分化三大类。

5. **按临床病理分期分类**　分为 A 期、B_1 期、B_2 期、C_1 期、C_2 期、D 期。

6. **按浸润与转移方式分类**　分为直接蔓延、淋巴结转移、血行播散、种植转移。

（二）症状和体征

1. **排便习惯与粪便性状改变**　临床常以血便为突出表现,或有痢疾样脓血便,里急后重,系因结肠下段或直肠癌糜烂坏死造成。有时表现为顽固性便秘,大便形状变细,可因大肠远端癌引起的肠腔狭窄所致。也可表现为腹泻与糊状大便,或腹泻与便秘交替,粪质无明显黏液脓血,多因结肠上段癌表面糜烂、炎症导致肠功能紊乱所致。

2. **腹痛**　右侧结直肠癌常表现为右腹钝痛,或同时涉及右上腹、中上腹,由于病变造成胃 - 结肠反射加强,部分患者可表现为餐后腹痛;左侧结直肠癌常并发肠梗阻,多表现为腹部绞痛,伴有腹胀、肠鸣、便秘、排便困难等;晚期发生腹膜后转移,累及腰骶神经丛,患者常有腰骶部持续性疼痛;当肿瘤浸润肠壁时,可引起隐痛。

3. **肠梗阻**　肠梗阻是结肠癌晚期常见的表现,以左侧结肠梗阻多见。

4. **腹部肿块**　提示肿瘤体积较大,盲肠癌、升结肠癌、结肠肝曲癌的肿块分别位于右下腹、右侧腹、右上腹,肿块质坚、大小不等,表面有结节感,一般可推动,至后期则固定,合并感染者可有压痛。

5. **直肠肿块**　多经直肠指诊发现,质地坚硬,表面呈结节状,有肠腔狭窄,直肠指诊可检出低位直肠癌、肛管癌。直肠指诊后指套上常有血性黏液。

6. **全身情况**　可出现进行性贫血、低热,晚期患者有进行性消瘦、恶病质、黄疸和腹水等。腹水常发生于肿瘤侵入浆膜层时,癌细胞可脱落进入腹膜腔,广泛种植于腹膜。

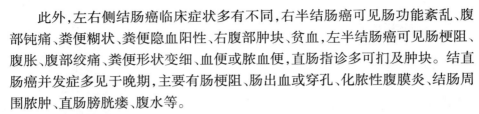

此外,左右侧结肠癌临床症状多有不同,右半结肠癌可见肠功能紊乱、腹部钝痛、粪便糊状、粪便隐血阳性、右腹部肿块、贫血,左半结肠癌可见肠梗阻、腹胀、腹部绞痛、粪便形状变细、血便或脓血便,直肠指诊多可扪及肿块。结直肠癌并发症多见于晚期,主要有肠梗阻、肠出血或穿孔、化脓性腹膜炎、结肠周围脓肿、直肠膀胱瘘、腹水等。

（三）辅助检查

肠镜检查是确诊结直肠癌最好的方法,组织病理学仍是结直肠癌诊断的金标准,肠镜活检组织送病理学检查对结直肠癌的诊断具有决定性意义。粪便隐血阳性是最常见的结直肠癌早期指标之一,对本病的诊断虽无特异性,但可作为普查筛检或早期诊断的线索。X 线检查对于距肛门 5cm 以上的结肠癌有重要的诊断意义,对直肠癌的诊断价值较小。CT 检查主要用于了解结直肠癌肠外浸润及转移情况。此外还有肿瘤标志物检测和分子检测等,同时随着黏膜染色肠镜、超声结肠镜、磁共振内镜、激光诱导荧光结肠镜等检查手段的发展,有效提高了结直肠癌的早诊率。

（四）鉴别诊断

右半结肠癌需与肠阿米巴病、肠结核、血吸虫病、阑尾病变、克罗恩病等相鉴别;左侧结直肠癌需要与痔疮、功能性便秘、慢性细菌性痢疾、血吸虫病、溃疡性结肠炎、克罗恩病、直肠结肠息肉、憩室炎等相鉴别。

二、西医治疗要点

（一）手术治疗

外科手术治疗是结直肠癌主要的治疗手段。除了根治性手术外,对于无法治愈的患者,为了缓解症状,应该行改道、造瘘等姑息性手术。

（二）化学治疗

目前化疗主要用于下列情况:术前或术中,以利于肿瘤的切除并减少癌扩散的机会;不易根除的直肠癌,为防止癌灶未切除干净,术后辅以化疗;对于晚期不能切除或已有远处转移的结直肠癌,作为姑息治疗。

（三）靶向治疗

贝伐珠单抗作为血管生成抑制剂,为晚期结直肠癌的一线用药。西妥昔单抗仅适用于 KRAS/NRAS 野生型。帕尼单抗靶向作用于表皮生长因子受体（EGFR）,用于治疗化疗失败后转移性结直肠癌。

（四）放射治疗

放疗是结直肠癌治疗的次要手段之一,因肠道具有蠕动功能,不易定位,放疗往往受限,直肠部位较为固定,临床多用于直肠癌患者。可分为术前放疗、术中放疗、术后放疗三种。

(五) 免疫治疗

近年来,免疫治疗已经成为肿瘤治疗的重要部分。

(六) 其他治疗方法

对于不能手术切除的晚期患者,可行动脉灌注化疗,或动脉化疗与放疗、热疗、冷冻治疗结合,以控制病变发展,延长生存期。

三、中成药应用

(一) 基本病机

结直肠癌初期以邪实为主,后期则多见正虚或虚实夹杂。其主要病机是湿热、火毒、瘀血为标,正气不足、脾虚、肾亏为本,两者互为因果,由虚而致积,因积而益虚,久则积渐大而体更虚,治疗难以速效。

(二) 辨证分型使用中成药

结直肠癌常用中成药一览表

证型	常用中成药
湿热蕴结证	片仔癀、复方苦参注射液、消癌平片
瘀毒内积证	复方斑蝥胶囊、平消片、艾迪注射液
气血双亏证	复方阿胶浆、复方扶芳藤合剂、康艾注射液
肝肾阴虚证	生血宝颗粒、复方皂矾丸、健延龄胶囊
脾肾阳虚证	健脾益肾颗粒、参鹿扶正胶囊、玄芪口服液

1. 湿热蕴结证

〔**证候**〕**主症**:肛门坠胀灼热。**次症**:便次增多,或大便难解,大便暗红色或黏液脓血便或下痢赤白,里急后重,脘腹痞满,纳呆,口苦而黏,小便短赤。**舌脉**:舌红或暗红,苔黄腻,脉滑数。

〔**治法**〕清热利湿,解毒消肿。

〔**方药**〕槐角地榆丸加减。

〔**中成药**〕

(1) 片仔癀[中国药典](由麝香、牛黄、蛇胆、三七等组成)。功能主治:清热解毒,凉血化瘀,消肿止痛。可祛除湿热、热毒、湿毒、瘀血等多种邪气,用于肝癌、大肠癌、癌性疼痛等的治疗及辅助治疗,可以改善癌症患者的生活质量,改善肝脏功能。用法用量：口服，1 日 2~3 次，1 次 0.6g，8 岁以下儿童 1 次 0.15~0.3g。

（2）复方苦参注射液^{（医保目录）}（主要成分为苦参、土茯苓）。功能主治：清热利湿，凉血解毒，散结止痛。用于癌肿疼痛、出血。用法用量：肌内注射，1 日 2 次，1 次 2~4ml；静脉滴注，1 日 1 次，1 次 12ml，加入 0.9% 氯化钠注射液 200ml 中。儿童酌减，全身用药总量 200ml 为一个疗程，可连用 2~3 个疗程。

（3）消癌平片^{（医保目录）}（由乌骨藤组成）。功能主治：抗癌，消炎，平喘。用于大肠癌，配合放疗、化疗及手术后治疗。用法用量：口服，1 日 3 次，1 次 8~10 片。

2. 瘀毒内积证

〔证候〕**主症**：面色晦暗，腹胀腹痛。**次症**：痛有定处，或向下放射，腹部可触及包块，大便困难，或下利紫黑脓血，大便细或扁。**舌脉**：舌质紫或有瘀点，苔薄黄，脉弦或涩。

〔治法〕化瘀攻积，解毒止痛。

〔方药〕膈下逐瘀汤加减。

〔**中成药**〕

（1）复方斑蝥胶囊^{（医保目录）}（由斑蝥、人参、黄芪、刺五加、三棱、半枝莲、莪术、山茱萸、女贞子、熊胆粉、甘草组成）。功能主治：破血消瘀，攻毒蚀疮。用于结直肠癌证属气血瘀阻毒结者。用法用量：口服，1 日 2 次，1 次 3 粒（每粒 0.25g）。

（2）平消片^{（中国药典）}（由郁金、仙鹤草、五灵脂、白矾、硝石、干漆、麸炒枳壳、马钱子粉组成）。功能主治：活血化瘀，散结消肿，解毒止痛。对毒瘀内结所致的肿瘤患者具有缓解症状，缩小瘤体，提高机体免疫力，延长生存时间的作用。用法用量：口服，1 日 3 次，1 次 4~8 片（1 片重 0.23g）。

（3）艾迪注射液^{（医保目录）}（主要成分为斑蝥、人参、黄芪、刺五加）。功能主治：清热解毒，消瘀散结。用于结直肠癌证属痰瘀毒结者。用法用量：静脉滴注。成人 1 日 1 次，1 次 50~100ml，加入 0.9% 氯化钠注射液或 5%~10% 葡萄糖注射液 400~450ml 中。与放、化疗合用时，疗程与放、化疗同步；手术前后使用本品 10 日为一个疗程；介入治疗 10 日为一个疗程；单独使用 15 日为一个周期，间隔 3 日，2 周期为一个疗程；晚期恶病质患者，连用 30 日为一个疗程，或视病情而定。

3. 气血双亏证

〔证候〕**主症**：心悸气短，少气乏力，面色苍白。**次症**：便溏，脱肛，四肢虚肿，形体消瘦。**舌脉**：舌质淡，苔白，脉沉细无力。

〔治法〕补益气血。

〔**方药**〕八珍汤加减。

〔**中成药**〕

（1）复方阿胶浆^{（中国药典）}（由阿胶、红参、熟地黄、党参、山楂组成）。功能主治：补气养血。用于气血两虚，头晕目眩，心悸失眠，食欲不振及白细胞减少症和贫血。用法用量：口服，1 日 3 次，1 次 20ml。

（2）复方扶芳藤合剂^{（中国药典）}（由扶芳藤、黄芪、红参组成）。功能主治：益气补血，健脾养心。用于气血不足，心脾两虚，症见气短胸闷，少气懒言，神疲乏力，自汗，心悸健忘，面色不华，大便溏软，舌淡胖，脉细弱。用法用量：口服，1 日 2 次，1 次 15ml。

（3）康艾注射液^{（医保目录）}（由黄芪、人参、苦参素组成）。功能主治：益气扶正。可增强机体免疫功能，用于直肠癌及各种原因引起的白细胞减少。用法用量：缓慢静脉注射或滴注，1 日 1~2 次，每日 40~60ml，加入 5% 葡萄糖注射液或 0.9% 氯化钠注射液 250~500ml 中，30 日为一个疗程，或遵医嘱。

4. 肝肾阴虚证

〔**证候**〕**主症**：形体消瘦，五心烦热。**次症**：头晕目眩，口苦咽干，腰酸腿软，便秘。**舌脉**：舌质红，少苔，脉细或细数。

〔**治法**〕益肾柔肝，滋阴降火。

〔**方药**〕知柏地黄汤加减。

〔**中成药**〕

（1）生血宝颗粒^{（中国药典）}（由制何首乌、女贞子、桑椹、墨旱莲、白芍、黄芪、狗脊组成）。功能主治：滋补肝肾，益气生血。用于肝肾不足、气血两虚所致的神疲乏力、腰膝酸软、头晕耳鸣、心悸、气短、失眠、咽干、纳差食少；放、化疗所致的白细胞减少，缺铁性贫血见上述证候者。用法用量：口服，1 日 2~3 次，1 次 8g，开水冲服。

（2）复方皂矾丸^{（中国药典）}（由皂矾、西洋参、海马、肉桂、大枣、核桃仁组成）。功能主治：温肾健髓，益气养阴，生血止血。用于放疗和化疗引起的骨髓损伤、白细胞减少属肾阳不足、气血两虚证者。用法用量：口服，1 日 3 次，1 次 7~9 丸，饭后即服。

（3）健延龄胶囊^{（医保目录）}（由制何首乌、西洋参、黑芝麻、熟地黄、芡实、山药、黑豆、黄芪、紫河车、麦冬、天冬、侧柏叶、茯苓、黄精、珍珠、龙骨、琥珀组成）。功能主治：填精髓，养气血，调脏腑，固本元。用于精气虚乏、阴血亏损所致的神疲乏力、食欲减退、健忘失眠、头晕耳鸣等，以及放、化疗后白细胞减少症见上述证候者。用法用量：口服，1 日 2 次，1 次 4 粒，疗程 8 周，或遵医嘱。

5. 脾肾阳虚证

〔**证候**〕**主症：**面色苍白，肢冷便溏。**次症：**少气无力，腹痛，五更泻。**舌脉：** 舌淡胖，苔白，脉细弱。

〔**治法**〕温肾健脾，祛寒胜湿。

〔**方药**〕参苓白术散合四神丸加减。

〔**中成药**〕

（1）健脾益肾颗粒^(医保目录)（由党参、枸杞子、女贞子、菟丝子、白术、补骨脂组成）。功能主治：健脾益肾。用于减轻肿瘤患者术后放、化疗副反应，提高机体免疫功能，以及治疗脾肾虚弱引起的疾病，症见面色苍白、疲劳乏力、少气懒言、畏寒肢冷、纳差、便溏、腰膝酸软等。用法用量：口服，1 日 3 次，1 次 10g，开水冲服。

（2）参鹿扶正胶囊^(其他)（由人参、熟地黄、杜仲、枸杞子、巴戟天、牛膝、茯苓、沙棘、胡芦巴、天冬、五味子、五加皮、肉苁蓉、鹿角胶、山药、酸枣仁、桑椹、白术、半枝莲、猫爪草组成）。功能主治：扶正固本，滋阴助阳，解毒散结。用于阴阳两虚所致的神疲乏力，头晕耳鸣，健忘失眠，腰膝酸痛，阳痿早泄，夜尿频多及癌症放疗、化疗的辅助治疗。用法用量：口服，1 日 3 次，1 次 2~4 粒，或遵医嘱。

（3）玄芪口服液^(医保目录)（由鼎突多刺蚁、炙黄芪、枸杞子、金樱子肉组成）。功能主治：补肾健脾。用于脾肾气虚证，症见神疲乏力，少气懒言，头晕耳鸣，腰膝酸软，食欲不振；对白细胞减少属脾肾气虚证者有辅助治疗作用。用法用量：口服，成人 1 日 2 次，1 次 20ml；儿童 1 日 2 次，1 次 10ml。

（三）外治法

1. 片仔癀^(中国药典)

〔**组成**〕麝香、牛黄、蛇胆、三七等。

〔**功效**〕清热解毒，活血通络，消肿止痛。

〔**主治**〕用于大肠癌。

〔**用法**〕外用研末，用冷开水或食醋少许调匀涂患处。

2. 冰硼散^(中国药典)

〔**组成**〕冰片、硼砂（煅）、朱砂、玄明粉。

〔**功效**〕清热解毒，消肿止痛。

〔**主治**〕用于大肠癌见此证者，或放射性直肠炎。

〔**用法**〕吹敷患处，每次少量，1 日数次。

四、单验方

1. 验方

（1）裘钦豪（浙江中医药大学）验方：红白莲花汤

红藤 15g、白头翁 9g、半枝莲 30g、白槿花 9g、苦参 9g、重楼 9g。功效：清热解毒，利湿活血。用于大肠癌。

（2）雷永仲（上海中医药大学附属曙光医院）验方：海蛇软坚汤

夏枯草 12g、海藻 12g、海带 12g、牡蛎 30g、玄参 12g、天花粉 12g、蜂房 15g、丹参 15g、浙贝母 9g、川楝子 12g、贯众炭 30g、白花蛇舌草 30g、蜀羊泉 15g。功效：理气活血，清热解毒，软坚消癥。用于大肠癌。

（3）孙桂芝（中国中医科学院广安门医院）验方：黄白解毒汤

黄芪 30g、黄精 15g、枸杞子 15g、鸡血藤 15g、槐花 15g、败酱草 15g、马齿苋 15g、仙鹤草 15g、白英 15g。功效：益气补血，清热解毒。用于大肠癌。

（4）陈孟溪（湖南中医药大学第一附属医院）验方：肠积方

黄芪 20g、半边莲 15g、柴胡 10g、茯苓 15g、薏苡仁 15g、树舌 5g、升麻 5g、当归 10g、白术 10g、黄芩 10g、甘草 5g、厚朴 10g、制壁虎 5g、重楼 6g、桃仁 12g、人参 5g。功效：疏肝益气健脾，散结消癥。用于结直肠癌。

（5）马吉福（安庆市第一人民医院）验方：八角山蛇汤

八角金盘 12g、山慈菇 20g、蛇莓 30g、八月札 30g、石见穿 30g、败酱草 30g、薏苡仁 30g、黄芪 15g、鸡血藤 15g、丹参 15g、大黄 6g、枳壳 10g。功效：清热解毒，活血化瘀，清肿排脓。用于直肠癌。

2. 单方

（1）生何首乌 60g。用法：研细粉口服，1 日 1~2 次，1 次 6~9g，15 日为一个疗程，间隔 5 日再服。功效：解毒通便。用于大肠癌毒蕴便秘。

（2）红藤 30g。用法：洗净，水煎，频频代茶饮，1 日 1 剂。功效：清热解毒。用于大肠癌，右下腹疼痛。

（3）鲜猕猴桃 125g。用法：生吃，1 日 2 次。功效：清热解毒，止咳，润肠，开胃助食。用于直肠癌。

（4）鸦胆子（去壳）36 粒。用法：龙眼肉或空心胶囊包鸦胆子，每包 3 粒。口服，1 日 3 次，1 次 4 包。功效：解毒，止痢杀虫。用于结肠癌。

（5）夏枯草 60~90g、红糖 200g。用法：加水 3 碗，煎至 1 碗，徐徐频服。功效：清火散结，清肝破癥。用于直肠癌。

宫颈癌

　　宫颈癌（uterine cervical carcinoma）是源于子宫颈鳞状上皮或腺上皮细胞的恶性肿瘤,其主要组织学类型为鳞状细胞癌（70%~80%）、腺癌和腺鳞癌（15%~20%）,其余为透明细胞癌、神经内分泌癌、小细胞癌等少见特殊类型。病因可能与以下因素相关:病毒感染、性行为及分娩次数、其他生物学因素及吸烟等其他行为因素。宫颈原位癌高发年龄为 30~35 岁,浸润癌为 45~55 岁,近年来其发病有年轻化的趋势。全球每年新发病例约 50 万,占所有癌症新发病例的 5%,其中 80% 以上在发展中国家。

　　中医学无"宫颈癌"病名,其临床表现与"五色带""癥瘕""恶疮""阴疮""崩漏"等病有部分相似。

一、诊断要点

　　宫颈微小浸润癌往往缺乏明显的症状和体征,其诊断主要通过"三阶梯"方法,即按细胞学检查→阴道镜检查→组织病理学检查的步骤来进行。随着疾病进展为浸润癌,患者逐渐出现各种临床症状,宫颈局部出现肉眼可见的病灶。对宫颈浸润癌的诊断,主要根据体格检查、宫颈组织病理学检查和影像学检查等。其中,组织病理学检查是确诊的金标准。目前宫颈癌的临床分期采用国际妇产科学联合会（FIGO）的标准,必须在治疗前进行分期,开始治疗后分期不能更改。对手术治疗的病例,术后可以进行 TNM 分期,但术前的临床分期不变。

（一）症状

　　早期通常无明显的临床症状,随着疾病的进展,逐渐出现与肿瘤相关的症状。

　　1. 阴道出血　不规则阴道出血是浸润性宫颈癌最常见的症状。年轻的患者可表现为接触性阴道出血或月经间期不规则出血,老年患者为绝经后阴道出血。出血量依病灶的大小、侵及间质血管的情况而不同。早期可表现为少量的血性白带,晚期由于长期反复的阴道出血,患者可继发贫血,甚至可发生阴道大出血导致休克。

　　2. 阴道排液　患者可有不同程度的阴道分泌物增多。晚期病例可有大量阴道排液,并有特殊的恶臭。

3. 疼痛　多发生于中、晚期患者或合并感染者。肿瘤沿宫旁组织延伸,侵犯骨盆壁,压迫坐骨神经,可表现为下肢、臀部或骶髂部疼痛。宫颈癌灶合并感染,引起宫腔积脓,导致子宫收缩,可引起下腹疼痛。肿瘤压迫或侵犯输尿管,导致输尿管梗阻,引起肾盂积水,可表现为腰痛。髂血管受累或受压,静脉回流受阻,可出现下肢浮肿和疼痛等症状。

4. 泌尿系统症状　宫颈癌灶向前扩散侵犯膀胱或尿道,患者可出现尿频、尿急、尿痛、下腹坠胀、血尿等,严重者可出现膀胱阴道瘘。病灶压迫或侵犯输尿管,导致输尿管梗阻,引起肾盂积水,可出现肾功能不全和尿毒症。

5. 消化系统症状　宫颈癌灶向后扩展,压迫或侵犯直肠,患者可出现排便困难、里急后重、血便等症状,严重者可形成直肠阴道瘘。

6. 全身症状　晚期患者由于长期慢性消耗还可出现低热、贫血、消瘦等恶病质表现。当肿瘤通过血行播散转移到远处器官时,可引起相应的症状。

（二）体征

早期浸润癌宫颈可无肉眼可见病灶。当宫颈肿瘤逐渐增大,其大体形态可有以下几种表现:

1. 外生型　肿瘤呈菜花状、结节状或息肉状,突出于宫颈表面,质脆或硬,可有出血、坏死。

2. 内生型　肿瘤向宫颈间质浸润为主,宫颈外形可存在,呈结节浸润状。

3. 溃疡型　多为内生型肿瘤坏死脱落后形成溃疡或空洞,可呈"火山口"样改变。

4. 颈管型　颈管膨胀性增大呈桶状,宫颈表面可光滑,外形正常。

当肿瘤向宫旁组织及骨盆壁扩散时,三合诊可扪及宫旁组织呈结节状增厚,宫颈与盆壁间隙缩窄,甚至无间隙,子宫固定,形成"冰冻骨盆"。

（三）辅助检查

子宫超声、子宫 MRI、宫颈细胞学检查、阴道镜检查、宫颈管活组织检查、PET-CT 检查等。

（四）鉴别诊断

宫颈癌需与宫颈炎性病变、宫颈间叶性肿瘤、宫颈其他肿瘤（宫颈恶性黑色素瘤、宫颈淋巴瘤等）、宫颈转移性肿瘤相鉴别。

二、西医治疗要点

（一）手术治疗

目前手术治疗的趋势是尽量缩小局部切除的范围,以减轻局部创伤及减少术后并发症。手术方式主要有根治性子宫切除术及盆腔淋巴结切除术,包括经腹手术、经阴道手术及腹腔镜手术。

(二) 放射治疗

放疗是宫颈癌根治性治疗手段之一,适用于各期患者。目前宫颈癌的放射治疗包括腔内放疗和体外照射。腔内放疗主要针对肿瘤原发灶,照射有效范围包括宫颈、阴道、子宫体。体外照射主要针对盆腔淋巴引流区,照射有效范围包括宫旁组织、盆腔淋巴结区域及盆壁组织。

(三) 化学治疗

宫颈癌过去被认为是对化疗相对不敏感的肿瘤,化疗仅作为复发或有远处转移患者的姑息治疗。近年来肿瘤学家发现,未行手术或放疗的宫颈癌患者对化疗有良好的反应,其有效率可高达95%。宫颈癌化疗分为新辅助化疗、辅助化疗、姑息性化疗,应当严格掌握临床适应证,充分考虑患者的病理分期、身体状况、生活质量及患者意愿,避免治疗过度或治疗不足。应当及时评估化疗疗效,密切监测及防治不良反应。

(四) 靶向治疗

靶向治疗在宫颈癌中的应用尚处于起步阶段。

三、中成药应用

(一) 基本病机

中医学认为,本病乃七情所伤,肝郁气滞,冲任损伤,肝、脾、肾诸脏虚损为内因,外受湿热,或积冷结气,血寒伤络,瘀阻胞络所致,以正虚冲任失调为本,湿热瘀毒凝聚为标。临床主要分为湿热下注、肝肾阴虚、肝郁气滞及脾肾阳虚四类证候。

(二) 辨证分型使用中成药

宫颈癌常用中成药一览表

证型	常用中成药
肝郁气滞证	宫瘤消胶囊、康力欣胶囊、金龙胶囊
湿热下注证	安康欣胶囊、楼莲胶囊、艾迪注射液
肝肾阴虚证	六味地黄丸、二至丸、康莱特注射液
脾肾阳虚证	健脾益肾颗粒、康艾注射液

1. 肝郁气滞证

〔**证候**〕**主症**:阴道时有血性分泌物,或接触性出血,或白带增多,伴经前或经期少腹胀满。**次症**:胁肋窜痛,胸闷不舒,性情急躁,口苦纳呆。**舌脉**:舌淡红或暗红,苔薄白或薄黄,脉弦。

〔**治法**〕疏肝理气,解毒散结。

〔**方药**〕丹栀逍遥散加减。

〔**中成药**〕

(1)宫瘤消胶囊^(医保目录)(由牡蛎、制香附、土鳖虫、三棱、莪术、白花蛇舌草、仙鹤草、牡丹皮、党参、白术、吴茱萸组成)。功能主治:活血化瘀,软坚散结。用于宫颈癌属气滞血瘀证者。用法用量:口服,1 日 3 次,1 次 3~4 粒,1 个月经周期为一个疗程,连续服用 3 个疗程。

(2)康力欣胶囊^(医保目录)(由阿魏、九香虫、大黄、姜黄、诃子、木香、丁香、冬虫夏草组成)。功能主治:扶正祛邪,软坚散结。用于宫颈癌属气血瘀阻证者。用法用量:口服,1 日 3 次,1 次 2~3 粒,或遵医嘱。

(3)金龙胶囊^(医保目录)(由鲜守宫、鲜金钱白花蛇、鲜蕲蛇组成)。功能主治:破瘀散结,解郁通络。用于宫颈癌血瘀郁结证的单独治疗及放、化疗的辅助治疗。用法用量:口服,1 日 3 次,1 次 4 粒。

2. 湿热下注证

〔**证候**〕**主症**:阴道分泌物量多,色如米泔,或黄赤相混,质黏稠,气臭,或夹有瘀血块及腐肉。**次症**:少腹胀痛,口干或苦。**舌脉**:舌质暗红,苔白厚黄腻,脉弦数或弦滑。

〔**治法**〕清热利湿,解毒化瘀。

〔**方药**〕龙胆泻肝汤加减。

〔**中成药**〕

(1)安康欣胶囊^(医保目录)(由半枝莲、山豆根、夏枯草、蒲公英、鱼腥草、石上柏、枸杞子、穿破石、人参、黄芪、鸡血藤、灵芝、黄精、白术、党参、淫羊藿、菟丝子、丹参组成)。功能主治:清热解毒,活血化瘀,软坚散结,扶正固本。用于宫颈癌痰瘀毒结证的辅助治疗。用法用量:口服,1 日 3 次,1 次 4~6 粒(1 粒装0.5g),饭后温开水送服。30 日为一个疗程。

(2)楼莲胶囊^(医保目录)(由白花蛇舌草、天葵子、水红花子、重楼、鳖甲、莪术、半边莲、土鳖虫、水蛭、红参、何首乌、龙葵、鸡内金、半枝莲、乌梅、水牛角、砂仁、没药、白英、乳香组成)。功能主治:行气化瘀,清热解毒。用于妇科肿瘤。用法用量:口服,1 日 3 次,1 次 6 粒,饭后半小时温开水送服。

（3）艾迪注射液^{（医保目录）}（主要成分为斑蝥、人参、黄芪、刺五加）。功能主治：清热解毒，消瘀散结。用于妇科恶性肿瘤证属痰瘀毒结者。用法用量：静脉滴注。成人1日1次，1次50~100ml，加入0.9%氯化钠注射液或5%~10%葡萄糖注射液400~450ml中。与放、化疗合用时，疗程与放、化疗同步；手术前后使用本品10日为一个疗程；介入治疗10日为一个疗程；单独使用15日为一个周期，间隔3日，2周期为一个疗程；晚期恶病质患者，连用30日为一个疗程，或视病情而定。

3. 肝肾阴虚证

〔证候〕主症：阴道不规则流血，或兼黄白带下。次症：腰膝酸软，头晕耳鸣，五心烦热，口渴盗汗，便秘尿赤。舌脉：舌红或红绛，苔少或剥脱，脉细数或沉细。

〔治法〕滋补肝肾，解毒清热。

〔方药〕知柏地黄汤加减。

〔中成药〕

（1）六味地黄丸^{（中国药典）}（由熟地黄、山茱萸、牡丹皮、山药、茯苓、泽泻组成）。功能主治：滋阴补肾。用于各种癌症属肾阴亏损证者，症见头晕耳鸣，腰膝酸软，骨蒸潮热，盗汗遗精，消渴。用法用量：口服，1日2次，水丸1次5g，水蜜丸1次6g，小蜜丸1次9g，大蜜丸1次1丸。

（2）二至丸^{（医保目录）}（由女贞子、墨旱莲组成）。功能主治：补益肝肾，滋阴止血。用于各类妇科肿瘤见腰膝酸软、眩晕耳鸣、咽干口燥者。用法用量：口服，1日2次，1次9g。

（3）康莱特注射液^{（医保目录）}（主要成分为注射用薏苡仁油）。功能主治：益气养阴，消癥散结。用于不宜手术的气阴两虚、脾虚湿困型宫颈癌，配合放、化疗有一定的增效作用。对中晚期肿瘤患者具有一定的抗恶病质和止痛作用。用法用量：缓慢静脉滴注，1日1次，1次200ml，21日为一个疗程，间隔3~5日后可进行下一疗程。联合放、化疗时，可酌减剂量。首次使用，滴注速度应缓慢，开始10分钟滴速应为20滴/min，20分钟后可持续增加，30分钟后可控制在40~60滴/min。

4. 脾肾阳虚证

〔证候〕主症：白带多，质较稀，气味不重。次症：神疲倦怠，四肢清冷，腰背酸痛，口淡无味，纳差，大便溏。舌脉：舌淡或胖大，苔白润，脉沉细。

〔治法〕健脾益气，温肾散寒。

〔方剂〕参苓白术散加减。

〔**中成药**〕

（1）健脾益肾颗粒^(医保目录)（由党参、枸杞子、女贞子、菟丝子、白术、补骨脂组成）。功能主治：健脾益肾。用于减轻肿瘤患者术后放、化疗副反应，提高机体免疫功能，以及治疗脾肾虚弱引起的疾病，症见面色苍白、疲劳乏力、少气懒言、畏寒肢冷、纳差、便溏、腰膝酸软等。用法用量：口服，1 日 3 次，1 次 10g，开水冲服。

（2）康艾注射液^(医保目录)（由黄芪、人参、苦参素组成）。功能主治：益气扶正。可增强机体免疫功能，用于原发性肝癌、肺癌、直肠癌、恶性淋巴瘤、妇科恶性肿瘤。用法用量：缓慢静脉注射或滴注，1 日 1~2 次，每日 40~60ml，加入 5% 葡萄糖注射液或 0.9% 氯化钠注射液 250~500ml 中。

（三）外治法

中药外用

〔**组成**〕轻粉、冰片、麝香、蜈蚣、黄柏、雄黄。

〔**功效**〕清热解毒。

〔**主治**〕用于宫颈癌。

〔**用法**〕各药共研细末，分多次外敷局部。上药时以大棉球蘸药粉送入穹窿部，紧贴宫颈。开始时每日上药 1 次，经期暂停，以后根据病情减少次数。

四、单验方

1. 验方

（1）罗世证（贵州中医药大学）验方：加味八珍汤

人参、白术、白茯苓、当归、川芎、白芍、熟地黄、炙甘草各 30g。功效：益气扶正。用于原发性肝癌、肺癌、直肠癌、恶性淋巴瘤、妇科恶性肿瘤。

（2）陈孟溪（湖南中医药大学第一附属医院）验方：妇瘤方

人参 5g、柴胡 10g、浙贝母 15g、当归 15g、雪莲花 5g、树舌 5g、浙贝母 15g、白花蛇舌草 15g、鸡冠花 15g、茯苓 15g、黄柏 10g、白术 10g、大腹皮 10g、桃仁 12g、重楼 6g、甘草 5g。功效：益气健脾，化瘀解毒。用于妇科恶性肿瘤。

（3）陈明信（随州市中医医院）验方：蜈蚣软化汤

蜈蚣 3 条、全蝎 6g、昆布 24g、海藻 24g、当归 24g、续断 24g、半枝莲 24g、白花蛇舌草 24g、白芍 15g、香附 15g、茯苓 15g、柴胡 9g。功效：理气化瘀，软坚解毒。用于宫颈癌。

（4）魏永和（中国医科大学附属第一医院）验方：黄棱方

黄芪 45g、当归 16g、三棱 16g、莪术 16g、知母 16g、桃仁 16g、鸡内金 15g、

炮山甲 10g、党参 15g、香附 12g、水蛭 30g。研细末口服,每次 3~6g,每日 2~4 次。功效:调气活血,破坚化瘀。用于宫颈癌。

2. 单方

(1)川贝母 15g、健壮公兔 1 只。用法:将川贝母与公兔炖熟,每日 1 剂,早晚 2 次分服。

(2)蒲公英 15g、藤梨根 15g、金银花 10g。用法:煎水代茶饮,每日 1 剂。

第十三节　子宫内膜癌

子宫内膜癌(endometrial carcinoma)是发生于子宫内膜的上皮性恶性肿瘤,好发于围绝经期和绝经后女性。子宫内膜癌是常见的女性生殖系统肿瘤之一,每年有近 20 万新发病例,死亡率居妇科恶性肿瘤第三位,其发病与生活方式密切相关。在我国,子宫内膜癌的发病率亦逐年升高,目前仅次于宫颈癌。

中医学无"子宫内膜癌"病名,近代根据临床表现,将其归入"五色带""崩漏"等病名范畴。

一、诊断要点

子宫内膜癌的诊断主要依靠病史、体检、影像学检查及病理检查,确诊的主要依据是组织病理学诊断。目前,根据国际妇产科学联合会(FIGO)提出的子宫内膜癌手术 - 病理分期系统进行临床分期。

(一)症状

1. 阴道不规则流血　生育年龄妇女表现为月经过多或月经紊乱,绝经后表现为阴道不规则流血等。

2. 阴道排液　多为血性、浆液性或洗肉水样,有时伴恶臭,常伴阴道异常流血。

3. 疼痛　肿瘤生长过快、侵犯子宫峡部、宫颈或合并感染引起宫腔积血或积脓,可致下腹疼痛,或肿瘤侵犯周围组织、神经引起盆底、腰骶部疼痛不适等。肿瘤发展至晚期可致消瘦、贫血、全身衰竭等恶病质表现。

(二)体征

妇科检查时,往往可见血液或黏液血性液体自宫腔排出,子宫体增大、饱满,也有相当一部分病例增大的宫体合并子宫肌瘤。部分病例子宫不大,尤其是围绝经期和绝经后妇女。

（三）辅助检查

超声、CT 或 MRI、PET-CT、诊断性刮宫可作为有效的辅助检查手段。子宫内膜癌无特异性强、灵敏度高的肿瘤标志物,部分病例血清 CA12-5 升高。

（四）鉴别诊断

子宫内膜癌需与功能失调性子宫出血、老年性阴道炎、老年性子宫内膜炎合并宫腔积液、子宫内膜息肉或黏膜下子宫肌瘤、宫颈管癌、子宫肉瘤及输卵管癌等会引起阴道异常流血流液及下腹部疼痛的疾病相鉴别。

二、西医治疗要点

（一）手术治疗

2011 版 NCCN 指南推荐全面分期术,包括全子宫双附件切除 + 盆腔及腹主动脉旁淋巴结清扫术,术中取腹水或腹腔冲洗液做细胞学检查,腹主动脉旁淋巴结切除上界应达肾血管水平;如肿瘤侵犯宫颈间质,应行根治性子宫切除;如病理分类为浆液性乳头状癌、透明细胞癌或癌肉瘤,还应切除大网膜。

（二）放疗及化疗

放疗及化疗一般作为手术治疗的补充,适用于有手术禁忌证或不接受手术治疗的患者。放疗一般选用盆腔外照射,阴道受累时加腔内后装放疗,髂总淋巴结阳性或腹主动脉旁淋巴结阳性者,应行腹主动脉延伸野照射。化疗方案可选用表柔比星加顺铂或卡铂,或紫杉醇加顺铂或卡铂。

（三）内分泌治疗

仅用于晚期及复发病例。药物可选用醋酸甲羟孕酮或醋酸甲地孕酮,连续用药 1~2 年。

三、中成药应用

（一）基本病机

崩漏指经血非时暴下不止或淋漓不净,前者谓之崩中,后者谓之漏下。"五色带"即妇人带下青、黄、赤、白、黑五色相染。崩与漏出血情况虽不同,却经常交替出现,且病因病机基本一致,故概称崩漏。崩漏的发病原因主要是内伤七情,气血失调,冲任失固,与肝、肾、脾三脏密切相关。而五色带成因"皆湿热所化",其主要病机包括血热、气虚、肾虚及血瘀等。

（二）辨证分型使用中成药

子宫内膜癌常用中成药一览表

证型	常用中成药
血热崩漏证	抗癌平丸、艾迪注射液、复方菝葜颗粒
气虚崩漏证	复方红豆杉胶囊、参芪扶正注射液
肾虚崩漏证	金匮肾气丸、参附注射液
血瘀崩漏证	复方斑蝥胶囊、金龙胶囊、云南白药

1. 血热崩漏证

〔证候〕**主症**：阴道突然大出血或出血淋漓。**次症**：胸胁胀痛，心烦易怒。**舌脉**：舌红苔黄，脉弦数。

〔治法〕清肝泻火，凉血止血。

〔方药〕丹栀逍遥散加减。

〔中成药〕

（1）抗癌平丸$^{（医保目录）}$（由珍珠菜、藤梨根、香茶菜、肿节风、蛇莓、半枝莲、兰香草、白花蛇舌草、石上柏、蟾酥组成）。功能主治：清热解毒，消肿止痛。用于妇科恶性肿瘤证属热毒瘀血壅滞者。用法用量：口服，1 日 3 次，1 次 0.5~1g，饭后半小时服。

（2）艾迪注射液$^{（医保目录）}$（主要成分为斑蝥、人参、黄芪、刺五加）。功能主治：清热解毒，消瘀散结。用于妇科恶性肿瘤证属痰瘀毒结者。用法用量：静脉滴注。成人 1 日 1 次，1 次 50~100ml，加入 0.9% 氯化钠注射液或 5%~10% 葡萄糖注射液 400~450ml 中。与放、化疗合用时，疗程与放、化疗同步；手术前后使用本品 10 日为一个疗程；介入治疗 10 日为一个疗程；单独使用 15 日为一个周期，间隔 3 日，2 周期为一个疗程；晚期恶病质患者，连用 30 日为一个疗程，或视病情而定。

（3）复方菝葜颗粒$^{（医保目录）}$（由菝葜、鱼腥草、猫爪草、土鳖虫、款冬花、枸杞子、大枣、鲜鳢鱼组成）。功能主治：清热解毒，软坚散结，滋阴益气。可作为子宫内膜癌的辅助用药。用法用量：开水冲服，1 日 3 次，1 次 20g。

2. 气虚崩漏证

〔证候〕**主症**：暴崩下血或淋漓不净，色淡质清。**次症**：面色苍白，神疲倦怠，气短懒言。**舌脉**：舌淡或淡白或有齿痕，苔薄润，脉缓无力。

〔治法〕益气健脾，固摄止血。

〔方药〕举元煎加减。

〔中成药〕

（1）复方红豆杉胶囊^{（医保目录）}（由红豆杉皮、红参、甘草、二氧化硅组成）。功能主治：祛邪扶正，通络散结。用于子宫内膜癌证属气虚痰瘀者的辅助治疗。用法用量：口服，1日3次，1次2粒，21日为一个疗程。

（2）参芪扶正注射液^{（指南推荐）}（由党参、黄芪组成）。功能主治：益气扶正。用于子宫内膜癌证属肺脾气虚者的辅助治疗，症见神疲乏力，少气懒言，自汗眩晕。用法用量：静脉滴注，1日1次，1次250ml（1瓶），21日为一个疗程。

3. 肾虚崩漏证

〔证候〕**主症**：阴道出血，色鲜红。**次症**：头晕目眩，心悸耳鸣，五心烦热，颧红，腰膝酸软。**舌脉**：舌红少苔，脉细数。

〔治法〕滋肾养阴，固冲止血。

〔方药〕左归丸加减。

〔中成药〕

（1）金匮肾气丸^{（医保目录）}（由地黄、山药、酒山茱萸、茯苓、牡丹皮、泽泻、桂枝、制附子、牛膝、盐车前子组成）。功能主治：温补肾阳，化气行水。用于子宫内膜癌证属肾虚者，症见水肿，腰膝酸软，小便不利，畏寒肢冷。用法用量：口服，1日2次，1次20~25粒（4~5g）。

（2）参附注射液^{（医保目录）}（由红参、附片组成）。功能主治：回阳救逆，益气固脱。用于子宫内膜癌属阳气暴脱的厥脱证（失血性休克、失液性休克等），或属阳虚（气虚）证者。用法用量：肌内注射，1日1~2次，1次2~4ml；静脉滴注，1日1~2次，1次20~100ml；静脉推注，1日1~2次，1次5~20ml。

4. 血瘀崩漏证

〔证候〕**主症**：时崩时止，淋漓不尽，或突然量多，夹有瘀块。**次症**：少腹疼痛拒按。**舌脉**：舌质紫暗或有瘀点、瘀斑，苔厚，脉涩或弦细。

〔治法〕行气活血，化瘀止痛。

〔方剂〕血府逐瘀汤加减。

〔中成药〕

（1）复方斑蝥胶囊^{（医保目录）}（由斑蝥、人参、黄芪、刺五加、三棱、半枝莲、莪术、山茱萸、女贞子、熊胆粉、甘草组成）。功能主治：破血消瘀，攻毒蚀疮。用于妇科恶性肿瘤证属气血瘀阻毒结者。用法用量：口服，1日2次，1次3粒（每粒0.25g）。

（2）金龙胶囊^{（医保目录）}（由鲜守宫、鲜金钱白花蛇、鲜蕲蛇组成）。功能主治：破瘀散结，解郁通络。用于子宫内膜癌血瘀郁结证的单独治疗及放、化疗的辅助治疗。用法用量:口服,1 日 3 次,1 次 4 粒。

（3）云南白药^{（中国药典）}（保密方）。功能主治:化瘀止血,活血止痛,解毒消肿。用于瘀血肿痛,崩漏下血。用法用量:口服,1 日 4 次,1 次 0.25~0.5g。

（三）外治法

大黄黄柏膏

〔**组成**〕大黄、黄柏、侧柏叶、泽兰、薄荷。

〔**功效**〕清热解毒,凉血散瘀。

〔**主治**〕用于子宫内膜癌。

〔**用法**〕上药共研细末,煮糊加酒少许,外敷腹部,每晚睡前敷至次日清晨。

四、单验方

1. 验方

（1）许歆（哈尔滨市第一医院）验方:复元克瘤汤

生黄芪 15g、党参 15g、茯苓 15g、半枝莲 15g、紫草根 15g、白术 10g、红枣 7 枚。功效:破瘀散结,解郁通络。用于多种妇科恶性肿瘤的单独治疗及放化疗的辅助治疗。

（2）刘婉利（安康市中医医院）验方:益气解毒方

黄芪 20g、党参 15g、白术 10g、地锦草 20g、丹参 15g、三棱 10g、莪术 10g、蚤休 15g、白毛夏枯草 15g。功效:补气扶正,化瘀解毒。用于子宫内膜癌。

（3）陈孟溪（湖南中医药大学第一附属医院）验方:妇瘤方

柴胡 10g、牡丹皮 10g、浙贝母 30g、当归 15g、壁虎 5g、白花蛇舌草 15g、鸡冠花 15g、茯苓 15g、黄柏 10g、白术 10g、大腹皮 10g、甘草 5g、人参 5g、重楼 10g、桃仁 15g。功效:清热解毒。用于糜烂型或溃疡型恶性肿瘤。

2. 单方

（1）莪术 5g。用法:水煎服,每日 1 剂,早晚 2 次分服。

（2）蟾蜍 1 只。用法:加少许黄酒隔水煮,服汁,每日 1 次。

第十四节　卵巢癌

卵巢癌（ovarian carcinoma）是发生于卵巢的恶性肿瘤,其发病率占女性常见恶性肿瘤的 2.4%~5.5%,70%~80% 患者就诊时已属晚期,目前尚无有效的早期筛查方法,治疗后复发率高。

本病属于中医学"肠覃""癥瘕""石瘕"等范畴。

一、诊断要点

卵巢癌的诊断主要依靠年龄、病史、体格检查、影像学检查及病理检查,确诊的主要依据是组织病理学、细胞学诊断。目前卵巢癌的临床分期采用国际妇产科学联合会(FIGO)的手术病理分期。

(一)症状

卵巢恶性肿瘤早期常无症状,或仅有轻度非特异性症状,如食欲不振、腹胀、腹痛和消瘦等。患者最多见的主诉是腹胀不适,易误认为消化不良。腹胀可因盆腔肿块使盆腔内压增加,或腹水、肿物使腹内压增加所致。一般无腹痛或仅有隐痛,当肿瘤发生扭转破裂、出血和感染时,可出现较明显的腹痛。腹腔内有转移播散的患者可能出现肠梗阻的症状。肿瘤压迫或侵犯局部神经时,可引起腰痛、下肢疼痛。压迫或侵犯髂血管时,可引起下肢水肿。一些患者可有不规则阴道流血。晚期患者可出现消瘦、贫血、发热等全身症状。

(二)体征

1. 腹盆腔肿物　妇科检查可扪及肿物在子宫一侧或双侧,肿瘤增大时可进入腹腔,表面可呈结节状,实性或囊实性。若侵犯周围组织,则肿物固定。

2. 腹水　大量腹水时移动性浊音阳性。

3. 第二性征异常　是卵巢肿瘤分泌性激素的表现。如青春期前性早熟、绝经期阴道流血、生育期闭经、不规则阴道流血或男性化等。

4. 远处转移　如锁骨上淋巴结肿大、胸腔积液、肝肿大等。

(三)辅助检查

超声、盆腔 CT 和 MRI、肿瘤标志物(AFP、β-HCG、CA12-5、HE4、CA19-9等)、细胞学检查(主要是腹水和胸腔积液)、腹腔镜检查及分子生物学技术(基因芯片技术、蛋白组技术及组织芯片技术等)。

(四)鉴别诊断

卵巢癌需与卵巢良性肿瘤、盆腔炎性肿瘤、腹腔结核、子宫内膜异位症及转移性卵巢肿瘤等相鉴别。

二、西医治疗要点

(一)手术治疗

根据组织学类型和临床分期选择不同的治疗方案。主要手术方式有全面分期手术、再次全面分期手术、保留生育功能的全面分期手术、肿瘤细胞减灭术等。

（二）化学治疗

化疗分为新辅助化疗和术后辅助化疗,是卵巢癌综合治疗中不可缺少的重要手段。如果肿瘤细胞减灭术能达到无肿瘤残留,则术后辅助化疗的效果更好。

（三）靶向治疗

卵巢癌的靶向治疗包括抗体介导的靶向治疗、酪氨酸激酶抑制剂、信号传导通路抑制剂、针对细胞周期的靶向治疗、针对凋亡途径的靶向治疗、抑制血管生成的靶向治疗等。常用药物有贝伐珠单抗,最新研究药物有帕唑帕尼及奥拉帕利。

（四）放射治疗

多数卵巢肿瘤对放射线仅低度敏感,但卵巢无性细胞瘤对放射线高度敏感。

（五）物理治疗

如热疗、理疗等。

三、中成药应用

（一）基本病机

本病以气滞血瘀毒蕴为基本病机,外感邪毒、内伤饮食及情志抑郁为致病因素,脏腑阴阳气血失调、正气虚损则是致病基础,数者互为因果,最终使痰、湿、气、血郁滞于冲任、胞脉,久之则导致卵巢癌的发生。

（二）辨证分型使用中成药

卵巢癌常用中成药一览表

证型	常用中成药
湿热蕴毒证	参莲胶囊、楼莲胶囊、复方苦参注射液
气滞血瘀证	桂枝茯苓丸、鳖甲煎丸、化癥回生片
痰湿凝聚证	金蒲胶囊、甘参胶囊
气阴两虚证	金复康口服液、康艾注射液
气血亏虚证	益血生胶囊、生血宝颗粒、生白合剂

1. 湿热蕴毒证

〔**证候**〕**主症**:腹部肿块,腹胀痛或伴有少量腹水。**次症**:大便干燥,尿黄灼热,口干苦不欲饮。**舌脉**:舌质暗,苔厚腻,脉滑或滑数。

〔**治法**〕清热利湿,解毒散结。

〔**方药**〕四妙丸加减。

〔**中成药**〕

(1)参莲胶囊^(医保目录)(由苦参、山豆根、半枝莲、防己、三棱、莪术、丹参、补骨脂、苦杏仁、乌梅、白扁豆组成)。功能主治:清热解毒,活血化瘀,软坚散结。用于由气血瘀滞、热毒内阻而致的中晚期卵巢癌患者。用法用量:口服,1日3次,1次6粒(每粒0.5g)。

(2)楼莲胶囊^(医保目录)(由白花蛇舌草、天葵子、水红花子、重楼、鳖甲、莪术、半边莲、土鳖虫、水蛭、红参、何首乌、龙葵、鸡内金、半枝莲、乌梅、水牛角、砂仁、没药、白英、乳香组成)。功能主治:行气化瘀,清热解毒。用于妇科肿瘤。用法用量:口服,1日3次,1次6粒,饭后半小时温开水送服,6周为一个疗程,或遵医嘱。

(3)复方苦参注射液^(医保目录)(主要成分为苦参、土茯苓)。功能主治:清热利湿,凉血解毒,散结止痛。用于卵巢癌证属湿热蕴毒者,以及癌肿疼痛、出血。用法用量:肌内注射,1日2次,1次2~4ml;静脉滴注,1日1次,1次12ml,加入0.9%氯化钠注射液200ml中。儿童酌减,全身用药总量200ml为一个疗程,可连用2~3个疗程。

2. 气滞血瘀证

〔**证候**〕**主症**:腹部肿块坚硬固定,腹胀腹痛。**次症**:面色晦暗无华,形体消瘦,肌肤甲错,神疲乏力,二便不畅。**舌脉**:舌暗紫或有瘀斑,苔薄黄,脉细涩或弦。

〔**治法**〕行气活血,祛瘀散结。

〔**方药**〕膈下逐瘀汤加减。

〔**中成药**〕

(1)桂枝茯苓丸^(中国药典)(由桂枝、茯苓、牡丹皮、赤芍、桃仁组成)。功能主治:活血化瘀,散结消癥。用于卵巢癌证属气滞血瘀者,症见腹部癥块、血瘀经闭、腹痛。用法用量:口服,1日1~2次,1次1丸。

(2)鳖甲煎丸^(医保目录)(由鳖甲胶、阿胶、炒蜂房、鼠妇虫、炒土鳖虫、蜣螂、精制硝石、柴胡、黄芩、制半夏、党参、干姜、姜制厚朴、桂枝、炒白芍、射干、桃仁、牡丹皮、大黄、凌霄花、葶苈子、石韦、瞿麦组成)。功能主治:活血化瘀,软坚散结。用于卵巢肿瘤证属血瘀痰结者,症见胁下癥块,触之硬痛,腹中疼痛,肌肉消瘦等。用法用量:口服,1 日 2~3 次,1 次 3g。

(3) 化癥回生片^(中国药典)[由益母草、红花、花椒(炭)、烫水蛭、当归、苏木、醋三棱、两头尖、川芎、降香、醋香附、人参、高良姜、姜黄、没药、炒苦杏仁、大黄、人工麝香、盐小茴香、桃仁、五灵脂、虻虫、鳖甲胶、丁香、醋延胡索、白芍、蒲黄炭、乳香、干漆、制吴茱萸、阿魏、肉桂、醋艾炭、熟地黄、紫苏子组成]。功能主治:消癥化积。用于女性生殖系统肿瘤属气滞血瘀证者。用法用量:口服,1 日 2 次,1 次 5~6 片,饭前温酒送服,45 日为一个疗程。

3. 痰湿凝聚证

〔证候〕主症:腹部肿块。次症:胃脘胀满,时有恶心,面虚浮肿,身倦无力。舌脉:舌润,苔白腻,脉滑。

〔治法〕健脾利湿,化痰散结。

〔方药〕参苓白术散加减。

〔中成药〕

(1) 金蒲胶囊^(中国药典)(由人工牛黄、金银花、蜈蚣、炮山甲、蟾酥、蒲公英、半枝莲、山慈菇、莪术、白花蛇舌草、苦参、龙葵、珍珠、大黄、黄药子、乳香、没药、醋延胡索、红花、姜半夏、党参、黄芪、刺五加、砂仁组成)。功能主治:清热解毒,消肿止痛,益气化痰。用于卵巢癌痰湿瘀阻及气滞血瘀证。用法用量:口服,1 日 3 次,1 次 3 粒,饭后温开水送服,42 日为一个疗程或遵医嘱。

(2) 甘参胶囊^(其他)(由醋甘遂、大黄、炒牵牛子、槟榔、醋香附、猪苓、醋鳖甲、炒猪牙皂、红参、黄芪、炒白术、当归、大枣、人工麝香组成)。功能主治:行气逐水,益气养血。用于卵巢癌证属脾虚水湿停聚者,可伴见腹水。用法用量:口服,1 日 2 次,1 次 4 粒,餐前半小时服用,2 周为一个疗程。

4. 气阴两虚证

〔证候〕主症:腹部膨隆,可触及肿块,坚硬难移,或卵巢癌手术后极度消瘦,倦怠乏力。次症:面色萎黄,纳呆,语声低微,大便溏薄,腰酸,口干咽燥。舌脉:舌质淡,苔少或苔薄,脉细数。

〔治法〕益气养阴,软坚消癥。

〔方药〕六味地黄丸加减。

〔中成药〕

(1) 金复康口服液^(医保目录)(由黄芪、北沙参、麦冬、女贞子、山茱萸、绞股蓝、淫羊藿、葫芦巴、石上柏、石见穿、重楼、天冬组成)。功能主治:益气养阴,清热解毒。与化疗药并用,有助于提高化疗效果,改善免疫功能,减轻化疗引

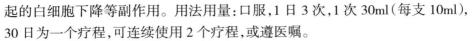

起的白细胞下降等副作用。用法用量：口服，1 日 3 次，1 次 30ml（每支 10ml），30 日为一个疗程，可连续使用 2 个疗程，或遵医嘱。

（2）康艾注射液^{（医保目录）}（由黄芪、人参、苦参素组成）。功能主治：益气扶正。可增强机体免疫功能，用于妇科恶性肿瘤及各种原因引起的白细胞减少。用法用量：缓慢静脉注射或滴注，1 日 1~2 次，每日 40~60ml，加入 5% 葡萄糖注射液或 0.9% 氯化钠注射液 250~500ml 中，30 日为一个疗程，或遵医嘱。

5. 气血亏虚证

〔证候〕**主症**：腹痛绵绵，或有少腹包块。**次症**：消瘦乏力，面白神倦，心悸气短，动则汗出，纳呆，口干不欲饮。**舌脉**：舌质淡红，苔薄白，脉细弱或虚大无根。

〔治法〕补气养血，滋补肝肾。

〔方药〕人参养荣汤加减。

〔中成药〕

（1）益血生胶囊^{（医保目录）}（由阿胶、龟甲胶、鹿角胶、鹿血、牛髓、紫河车、鹿茸、茯苓、蜜制黄芪、白芍、当归、党参、熟地黄、麸炒白术、制何首乌、大枣、炒山楂、炒麦芽、炒鸡内金、盐制知母、酒制大黄、花生衣组成）。功能主治：健脾补肾，生血填精。用于卵巢癌证属脾肾两虚、精血不足者，症见面色无华、眩晕气短、体倦乏力、腰膝酸软等，以及贫血见上述证候者。用法用量：口服，1 日 3 次，1 次 4 粒，儿童酌减。

（2）生血宝颗粒^{（中国药典）}（由制何首乌、女贞子、桑椹、墨旱莲、白芍、黄芪、狗脊组成）。功能主治：滋补肝肾，益气生血。用于肝肾不足、气血两虚所致的神疲乏力、腰膝酸软、头晕耳鸣、心悸、气短、失眠、咽干、纳差食少；放、化疗所致的白细胞减少、缺铁性贫血见上述证候者。用法用量：口服，1 日 2~3 次，1 次 8g，开水冲服。

（3）生白合剂^{（中国药典）}〔由淫羊藿、补骨脂、附子（黑顺片）、枸杞子、黄芪、鸡血藤、茜草、当归、芦根、麦冬、甘草组成〕。功能主治：温肾健脾，补益气血。用于癌症放、化疗引起的白细胞减少属脾肾阳虚、气血不足证者，症见疲劳乏力、少气懒言、畏寒肢冷、纳差、便溏、腰膝酸软等。用法用量：口服，1 日 3 次，1 次 40ml，或遵医嘱。

（三）外治法

朱氏阿魏消痞膏

〔组成〕乳香、没药、白芷、肉桂、麝香、阿魏。

〔功效〕化痞消积。

〔**主治**〕用于气滞血凝,癥瘕痞块,脘腹疼痛,胸胁胀满。

〔**用法**〕外用,加温软化,贴于脐上或患处。

四、单验方

1. 验方

(1)孙桂芝(中国中医科学院广安门医院)验方:归脾汤加减

黄芪 30g、远志 10g、太子参 15g、炒白术 15g、龙眼肉 10g、炒枣仁 30g、首乌藤 10g、炒穿山甲 10g、土鳖虫 6g、何首乌 15g、绿萼梅 10g、小茴香 10g、橘核 10g、水红花子 10g、炒枳壳 10g、麦芽 30g、甘草 10g。功效:益气补血,健脾养心,扶正抗癌。用于卵巢癌化疗后出现骨髓抑制,脾胃功能受损,气血生化不足,气血亏虚者。

(2)朴炳奎(中国中医科学院广安门医院)验方:逍遥散合补中益气汤加减

柴胡 12g、白芍 12g、枳壳 10g、黄芪 30g、太子参 15g、当归 10g、地黄 12g、茯苓 15g、猪苓 15g、枸杞子 15g、肉桂 3g、紫草 15g、莪术 9g、土茯苓 20g、薏苡仁 20g、白英 15g、陈皮 10g、炒三仙各 10g、甘草 6g。功效:疏肝健脾,解毒抗癌。用于卵巢癌肝郁脾虚、癌毒内聚证。

(3)周慕白(四川省岳池县罗渡区医院)验方:双石方

阳起石 60g、云母石 120g、三棱 90g、莪术 90g、土鳖虫 90g、桃仁 60g、红花 60g、当归 60g、赤芍 60g、枳壳 30g、大黄 60g。共研细末,饭糊为丸,每日 3 次,每次 18g,温水送服。功效:温中祛寒,破血逐瘀。用于卵巢黏液性囊腺癌。

2. 单方

(1)鲜核桃树枝 250g(干者 100g)。用法:加水 500ml,煮沸 30 分钟后去渣,用汤煮鲜鸡蛋 2 个。1 日 1 次,1 次 1 剂。用于卵巢癌湿重于热阶段。

(2)白英 30g、红枣 10 枚。用法:水煎服,每日 1 剂。

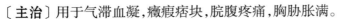

第十五节　肾细胞癌

肾细胞癌(renal cell carcinoma)是发生于肾小管上皮系统的恶性肿瘤,简称肾癌。本病占肾脏所有恶性肿瘤的 85% 左右。绝大多数肾癌发生于一侧肾脏,常为单个肿瘤。研究表明,肾癌约占全部恶性肿瘤新发病例数的 2.01%,

可见于各年龄段,高发年龄为 50~70 岁。

本病属于中医学"血尿""腰痛""癥积"等范畴,现临床亦称"肾癌"。

一、诊断要点

肾癌的临床诊断主要依靠超声、CT 和 MRI 等影像学检查。实验室检查通常作为对患者术前一般状况、肝肾功能及预后判定的评价指标,确诊则需依靠病理学检查。目前肾癌组织病理学诊断采用 2004 年 WHO 第三版诊断分类标准,分期多采用 2010 年 AJCC 第七版 TNM 分期和临床分期。

(一)临床表现

1. 无症状　临床约 20%~40% 肾癌患者无任何症状或体征。

2. 典型局部症状　部分患者出现"肾癌三联征",表现为血尿、腰痛、腹部肿块,三联征齐备时预示病变已至晚期。

3. 副肿瘤综合征　既往称为"肾癌的肾外表现",表现为高血压、贫血、体重减轻、恶病质、发热、高钙血症、肝功能异常、红细胞增多、高血糖、血沉增快、神经肌肉病变、淀粉样变性、溢乳、凝血功能异常等。

4. 其他　转移症状(如肺、骨、脑、肝和肾上腺转移引起骨痛、骨折、咳嗽、咯血等)、精索静脉曲张或腹壁静脉曲张等。

(二)辅助检查

包括实验室检查、超声、泌尿系平片、CT、MRI、血管造影、PET-CT、骨扫描、肾显像及肿瘤穿刺活检等。

(三)鉴别诊断

肾癌需与非特异性感染、肾结核、尿路结石、肾盂癌、单纯肾囊肿、肾错构瘤等鉴别。

二、西医治疗要点

(一)手术治疗

根据组织学类型和临床分期选择不同的手术治疗方案。主要手术方式有根治性肾切除手术、保留肾单位手术、腹腔镜手术、微创治疗及肾动脉栓塞等。

(二)化学治疗

肾癌具有多药耐药性(multiple drug resistance,MDR),肾组织是典型的 MDR 标本,所以化疗对肾癌疗效很差。

(三)免疫治疗

目前肾癌的免疫治疗方案包括非特异性免疫治疗(化脓性链球菌及灵杆

菌滤液)、细胞因子(TNF、IFN、IL-2)、细胞过继免疫治疗(CDL 中 CD3$^+$CD56$^+$的 CIK 细胞)、肿瘤疫苗及单克隆抗体(G250 单克隆抗体联合 IL-2 治疗)。IFN 和 IL-2 已成为治疗晚期肾癌的有效手段之一,其余治疗方案有待进一步研究。

(四)靶向治疗

目前用于复发或不能手术切除的晚期肾癌靶向药物有索拉非尼、舒尼替尼、贝伐珠单抗 + 干扰素、替西罗莫司、依维莫司及帕唑帕尼等。

(五)物理治疗

有热疗、理疗等。

三、中成药应用

(一)基本病机

《素问·四时刺逆从论》:"少阴……涩则病积溲血"。《丹溪心法·腰痛》曰:"腰痛主湿热、肾虚、瘀血、挫闪、有痰积。"《类证治裁》:"溺血与血淋异,痛为血淋……不痛为溺血……痛属火盛,不痛属虚。"上述论述包括了肾癌的主症及病因病机。肾癌的病因病机分为虚实两类,虚者为肾阴虚、肾阳虚,实者多为湿热、气滞、血瘀、痰凝等。虚实之证可互为因果,因虚致实,或因实致虚。

(二)辨证分型使用中成药

肾癌常用中成药一览表

证型	常用中成药
湿热蕴结证	复方天仙胶囊、血尿胶囊
瘀血内阻证	金龙胶囊、康力欣胶囊、平消片
脾肾气虚证	健脾益肾颗粒、参鹿扶正片
肝肾阴虚证	生血宝颗粒、健延龄胶囊、六味地黄丸
气血两虚证	参芪十一味颗粒、紫龙金片、安多霖胶囊

1. 湿热蕴结证

〔**证候**〕**主症**:尿血鲜红,或尿急、尿频、尿灼热疼痛,腰痛或坠胀不适。**次症**:发热,口渴,纳少。**舌脉**:舌质暗红,苔黄腻,脉滑数或弦滑。

〔**治法**〕清热利湿。

〔**方药**〕八正散加减。

〔**中成药**〕

(1)复方天仙胶囊$^{(医保目录)}$(由天花粉、威灵仙、白花蛇舌草、人工牛黄、龙葵、胆南星、乳香、没药、人参、黄芪、珍珠、猪苓、蛇蜕、冰片、人工麝香组成）。功能主治：清热解毒，活血化瘀，散结止痛。用于肾癌属湿热毒结证者，配合化疗可提高疗效。用法用量：口服，1日3次，1次2~3粒，饭后半小时用蜂蜜水或温水送下（吞咽困难者可将药粉倒出服用），1个月为一个疗程，停药3~7日再继续服用。

（2）血尿胶囊^{（医保目录）}（由棕榈子、菝葜、薏苡仁组成）。功能主治：清热利湿，凉血止血。用于血尿，亦可作为治疗泌尿系统肿瘤的辅助药物。用法用量：口服，1日3次，1次5粒。

2. 瘀血内阻证

〔证候〕**主症：**肉眼血尿，有时尿中夹有血丝或血块，腰部或腹部可触及肿块，腰痛加剧，多呈刺痛或钝痛，痛处固定。**次症：**面色晦暗，肌肤甲错。**舌脉：**舌质紫暗或有瘀斑、瘀点，苔薄白，脉弦或涩或沉细无力。

〔治法〕活血化瘀，兼以补虚。

〔方药〕桃红四物汤加减。

〔**中成药**〕

（1）金龙胶囊^{（医保目录）}（由鲜守宫、鲜金钱白花蛇、鲜蕲蛇组成）。功能主治：破瘀散结，解郁通络。用于肾癌血瘀郁结证的单独治疗及放、化疗的辅助治疗。用法用量：口服，1日3次，1次4粒。

（2）康力欣胶囊^{（医保目录）}（由阿魏、九香虫、大黄、姜黄、诃子、木香、丁香、冬虫夏草组成）。功能主治：扶正祛邪，软坚散结。用于肾癌证属气血瘀阻者。用法用量：口服，1日3次，1次2~3粒，或遵医嘱。

（3）平消片^{（中国药典）}（由郁金、仙鹤草、五灵脂、白矾、硝石、干漆、麸炒枳壳、马钱子粉组成）。功能主治：活血化瘀，散结消肿，解毒止痛。对毒瘀内结所致的肿瘤患者具有缓解症状，缩小瘤体，提高机体免疫力，延长生存时间的作用。用法用量：口服，1日3次，1次4~8片（1片重0.23g）。

3. 脾肾气虚证

〔证候〕**主症：**无痛性血尿，腰膝酸软。**次症：**畏寒肢冷，纳呆食少，腹痛便溏，小便不利，下肢浮肿。**舌脉：**舌淡，苔白腻，脉沉细无力或沉缓。

〔治法〕温补脾肾。

〔方药〕肾气丸合四君子汤加减。

〔**中成药**〕

（1）健脾益肾颗粒^{（医保目录）}（由党参、枸杞子、女贞子、菟丝子、白术、补骨脂组成）。功能主治：健脾益肾。用于减轻肿瘤患者术后放、化疗副反应，提高机体免疫功能,以及治疗脾肾虚弱引起的疾病,症见面色苍白、疲劳乏力、少气懒言、畏寒肢冷、纳差、便溏、腰膝酸软等。用法用量:口服,1 日 3 次,1 次 10g,开水冲服。

(2) 参鹿扶正片^(其他)(由人参、熟地黄、杜仲、枸杞子、巴戟天、牛膝、茯苓、沙棘、胡芦巴、天冬、五味子、五加皮、肉苁蓉、鹿角胶、山药、酸枣仁、桑椹、白术、半枝莲、猫爪草组成)。功能主治:扶正固本,滋阴助阳。用于阴阳两虚所致的神疲乏力,头晕耳鸣,健忘失眠,腰膝酸痛,夜尿频多,以及癌症放疗、化疗的辅助治疗。用法用量:口服,1 日 3 次,1 次 2~4 片。

4. 肝肾阴虚证

〔证候〕主症:无痛性血尿,尿频,腰腹肿块,头晕耳鸣,腰膝酸软。次症:口燥咽干,渴欲饮水,五心烦热,自汗盗汗,纳呆食少,神疲乏力,形体消瘦。舌脉:舌红,苔薄或少苔或无苔,脉沉细无力。

〔治法〕滋补肝肾。

〔方药〕左归丸加减。

〔中成药〕

(1) 生血宝颗粒^(中国药典)(由制何首乌、女贞子、桑椹、墨旱莲、白芍、黄芪、狗脊组成)。功能主治:滋补肝肾,益气生血。用于肝肾不足、气血两虚所致的神疲乏力、腰膝酸软、头晕耳鸣、心悸、气短、失眠、咽干、纳差食少;放、化疗所致的白细胞减少,缺铁性贫血见上述证候者。用法用量:口服,1 日 2~3 次,1 次 8g,开水冲服。

(2) 健延龄胶囊^(医保目录)(由制何首乌、西洋参、黑芝麻、熟地黄、芡实、山药、黑豆、黄芪、紫河车、麦冬、天冬、侧柏叶、茯苓、黄精、珍珠、龙骨、琥珀组成)。功能主治:填精髓,养气血,调脏腑,固本元。用于精气虚乏、阴血亏损所致的神疲乏力、食欲减退、健忘失眠、头晕耳鸣等,以及放、化疗后白细胞减少症见上述证候者。用法用量:口服,1 日 2 次,1 次 4 粒。

(3) 六味地黄丸^(中国药典)(由熟地黄、山茱萸、牡丹皮、山药、茯苓、泽泻组成)。功能主治:滋阴补肾。用于各种癌症属肾阴亏损证者,症见头晕耳鸣,腰膝酸软,骨蒸潮热,盗汗遗精,消渴。用法用量:口服,1 日 2 次,水丸 1 次 5g,水蜜丸 1 次 6g,小蜜丸 1 次 9g,大蜜丸 1 次 1 丸。

5. 气血两虚证

〔证候〕主症:无痛性持续血尿,腰腹肿块日渐增大,疼痛加剧。次症:心悸气短,神疲乏力,面色苍白,形体消瘦,纳呆食少。舌脉:舌质淡或有瘀点,苔薄白,脉沉细数或虚大而数。

〔**治法**〕补气养血。

〔**方药**〕八珍汤加减。

〔**中成药**〕

（1）参芪十一味颗粒^(中国药典)（由人参、黄芪、当归、天麻、熟地黄、泽泻、决明子、鹿角、菟丝子、细辛、枸杞子组成）。功能主治：补脾益气。用于各种癌症属脾气虚证者，症见体弱、四肢无力。用法用量：口服，1 日 3 次，1 次 1 袋。

（2）紫龙金片^(中国药典)（由黄芪、当归、白英、龙葵、丹参、半枝莲、蛇莓、郁金组成）。功能主治：益气养血，清热解毒，理气化瘀。用于气血两虚证，症见神疲乏力，少气懒言，头昏眼花，食欲不振，气短自汗，疼痛。用法用量：口服，1 日 3 次，1 次 4 片，与化疗同时使用。每 4 周为一个周期，2 个周期为一个疗程。

（3）安多霖胶囊^(医保目录)（由抗辐射植物提取物、鸡血藤组成）。功能主治：益气补血，扶正解毒。用于放、化疗引起的白细胞减少、免疫功能低下、食欲不振、神疲乏力、头晕气短等症。对肿瘤放射治疗中因辐射损伤造成的淋巴细胞微核率增高等有改善作用。用法用量：口服，1 日 3 次，1 次 4 粒。

（三）外治法

中药外用

〔**组成**〕冰片、藤黄、麝香、生南星。

〔**功效**〕解毒化痰，通络止痛。

〔**主治**〕用于肾癌腰痛。

〔**用法**〕上药共为细末，酒、醋各半调成糊状，涂布于腰部肿块处，干而易之。

四、单验方

1. 验方

（1）周维顺（江苏省中医院）验方：二妙散加减

炒苍术 10g、炒白术 10g、黄柏 10g、猪苓 15g、茯苓 15g、半枝莲 15g、白花蛇舌草 15g、猫人参 15g、薏苡仁 30g、炙甘草 5g、杜仲 12g、狗脊 30g、续断 12g、灵芝 30g、墨旱莲 15g、仙鹤草 30g、炙鸡内金 15g、炒谷芽 15g、炒麦芽 15g。功效：清热利湿解毒。用于肾癌湿热蕴毒型。

（2）朴炳奎（中国中医科学院广安门医院）验方：金匮肾气丸加减

熟地黄 15g、砂仁 3g、山茱萸 15g、白术 15g、山药 15g、茯苓 15g、覆盆子 15g、土茯苓 15g、白英 15g、莪术 9g、龙葵 15g、黄芪 30g、女贞子 15g、肉桂 5g、焦三仙各 10g、甘草 6g。功效：补肾健脾，解毒化瘀。用于肾癌脾肾亏虚、浊毒瘀阻证。

（3）胡安邦（复旦大学附属肿瘤医院）验方：蛎甲汤

牡蛎 15g、穿山甲 12g、全蝎 6g、青皮 6g、木香 4.5g、五灵脂 9g、桃仁 9g、杏仁 9g。功效：攻坚破积，理气化痰，滋阴潜阳。用于肾透明细胞癌。

（4）余桂清（松原市中医院）验方：健脾补肾汤

党参 10g、炒白术 10g、补骨脂 10g、菟丝子 10g、女贞子 15g、枸杞子 15g。功效：健脾益气，补肾培本。用于各种中晚期癌症属脾肾不足证者。

2. 单方

（1）半边莲 120g。用法：水煎服，每日 1 剂。

（2）冰片 3g、藤黄 3g、麝香 0.3g、生南星 20g。用法：共研细末，酒、醋各半调成糊状，涂布敷于腰部肿块处，药干则另换，用于晚期肾癌局部疼痛者。

第十六节　膀胱癌

膀胱癌（bladder cancer）指发生于膀胱黏膜的恶性肿瘤，是泌尿系统常见的恶性肿瘤之一，在我国，其发病率居泌尿及男性生殖系统恶性肿瘤首位。膀胱癌多发于中年人，以男性多见，我国膀胱癌的年发病率男性约为 4.21/10 万人，女性约为 0.929/10 万人。发病年龄以 50~60 岁为高峰，30 岁以前罕见。膀胱癌生物学行为多变，表浅癌容易复发、进展，导致生存率大大降低。

本病属于中医学"溺血""溲血""尿血""癃闭""血淋"等范畴。

一、诊断要点

膀胱癌的诊断多依据临床表现、影像学检查、膀胱镜检查、病理学和细胞学检查进行综合判断，其中病理学、细胞学检查结果是诊断膀胱癌的金标准。目前膀胱癌的 TNM 分期多采用 AJCC 2010 年第 7 版分期标准。

（一）症状

1. 血尿　间歇出现无痛性血尿是膀胱癌的最常见、最早症状，分化良好的乳头状瘤可有严重血尿，分化不良的浸润性癌血尿反而不严重，非上皮性肿瘤血尿也较轻。

2. 膀胱刺激症状　如尿频、尿急、尿痛、腰痛等。

3. 尿流梗阻症状　当肿瘤较大或阻塞膀胱口时，可出现排尿困难或尿潴留;浸润到输尿管口可引起梗阻,出现肾盂积水甚至肾功能损害。

4. 晚期肿瘤甚至可扪及下腹部浸润性肿瘤,或出现膀胱区疼痛、严重贫血等。

(二) 体征

肿瘤较大时,采用阴道或直肠双合诊可以触及包块;肿瘤侵犯膀胱周围组织或盆腔、腹股沟淋巴结时,可出现下肢水肿。

(三) 辅助检查

经尿道膀胱镜检查是诊断膀胱癌最重要的方法。此外还包括尿液脱落细胞学检查、尿路平片和静脉肾盂造影、尿液流式细胞学检查、B 超、盆腔 CT、MRI 及 ^{18}F 荧光脱氧葡萄糖和 PET-CT 等。

(四) 鉴别诊断

膀胱癌主要与膀胱炎、尿路结石、尿路结核等排尿异常疾病进行鉴别。

二、西医治疗要点

(一) 手术治疗

1. 经尿道膀胱肿瘤切除术(TUR-BT) 适用于早期浅表性膀胱癌,肿瘤只浸润黏膜下层,恶性度较低,有蒂或基底较小。

2. 部分膀胱切除术 适用于范围较局限的浸润状乳头状癌,肿瘤远离膀胱三角区。

3. 全膀胱切除术 是治疗浸润性膀胱癌的最常用手术,适用于范围较大的,或分散、多发的肿瘤。当癌肿已转移至膀胱外而无法完全切除时,有时亦会施行膀胱切除术或尿流改道术,以缓解病情、改善临床症状。

(二) 放射治疗

膀胱癌对放射治疗较不敏感,放疗主要用于不能手术或晚期膀胱癌的姑息治疗或手术和化疗的辅助治疗,采用的形式有膀胱腔内照射和体外照射。

(三) 化学治疗

化疗是膀胱癌治疗的主要方法之一。主要包括局部灌注化疗和全身化疗。术前化疗可提高部分膀胱癌切除率,对防止术中癌扩散和术后复发均有帮助,也可作为晚期膀胱癌的姑息治疗。

(四) 介入治疗

经腹壁下动脉插管化疗,定期灌注联合化疗药物的介入疗法,可使部分肿瘤缩小、坏死或消失。对防止术中癌扩散和术后复发均有作用,也可以作为晚期膀胱癌的姑息疗法。

（五）其他治疗

有生物治疗、加热疗法、激光治疗或光动力学治疗等。

三、中成药应用

（一）基本病机

中医认为膀胱癌的病机是正虚邪实,本虚标实。其形成的基本病因是正气亏虚,邪毒内蕴,同时还有外邪侵袭、七情不遂、过劳久病、脏腑功能失调等。以脾肾亏虚为本,湿热瘀毒为标。一般分实证与虚证两类,实证为湿热瘀毒聚于膀胱,虚证为脾肾气虚不能摄血,或阴虚火旺,灼伤脉络,迫血妄行,或气血两虚,血失统摄。晚期患者见癃闭,多因湿热蕴结,脾气不升,肾元亏虚,肝郁气滞所致。病位在膀胱,涉及肝、脾、肾等。

（二）辨证分型使用中成药

膀胱癌常用中成药一览表

证型	常用中成药
膀胱湿热证	分清五淋丸、艾迪注射液
瘀血内阻证	尿塞通片、复方斑蝥胶囊、平消胶囊
脾肾亏虚证	健脾益肾颗粒、生白合剂
肝肾阴虚证	生血宝颗粒、补肾养血丸、六味地黄丸
阴虚火旺证	知柏地黄丸、血复生片

1. 膀胱湿热证

〔**证候**〕**主症**:尿血,尿频,尿急,排尿时灼热疼痛。**次症**:腰背酸痛,下肢浮肿,伴心烦口渴,夜寐不安,纳呆食少。**舌脉**:舌质红,苔黄腻,脉滑数或弦数。

〔**治法**〕清热利湿。

〔**方药**〕八正散加减。

〔**中成药**〕

（1）分清五淋丸^(中国药典)（由木通、盐车前子、黄芩、茯苓、猪苓、黄柏、大黄、萹蓄、瞿麦、知母、泽泻、栀子、甘草、滑石组成）。功能主治:清热泻火,利尿通淋。用于湿热下注所致的淋证,症见小便黄赤、尿频尿急、尿道灼热涩痛,适用于膀胱癌湿热证。用法用量:口服,1日2~3次,1次6g,1个月为一个疗程。

（2）艾迪注射液^(医保目录)（主要成分为斑蝥、人参、黄芪、刺五加）。功能主治:清热解毒,消瘀散结。用于膀胱癌证属痰瘀毒结者。用法用量:静脉滴注。

成人 1 日 1 次,1 次 50~100ml,加入 0.9% 氯化钠注射液或 5%~10% 葡萄糖注射液 400~450ml 中。与放、化疗合用时,疗程与放、化疗同步;手术前后使用本品 10 日为一个疗程;介入治疗 10 日为一个疗程;单独使用 15 日为一个周期,间隔 3 日,2 周期为一个疗程;晚期恶病质患者,连用 30 日为一个疗程,或视病情而定。

2. 瘀血内阻证

〔**证候**〕**主症**:血尿,或尿中夹血块、腐肉,尿有恶臭味,排尿困难或闭塞不通。**次症**:小腹坠胀疼痛,并可触及肿块,伴心慌气短,面色萎黄,周身乏力。**舌脉**:舌暗红有瘀点或瘀斑,脉沉细无力。

〔**治法**〕活血化瘀,兼以养血。

〔**方药**〕桃红四物汤加减。

〔**中成药**〕

(1)尿塞通片^(中国药典)(由丹参、泽兰、桃仁、红花、赤芍、白芷、陈皮、泽泻、王不留行、败酱、川楝子、盐小茴香、盐关黄柏组成)。功能主治:理气活血,通淋散结。用于气滞血瘀、下焦湿热所致的轻、中度癃闭,症见排尿不畅、尿流变细、尿频、尿急。用法用量:口服,1 日 3 次,1 次 4~6 片,1 个月为一个疗程。

(2)复方斑蝥胶囊^(医保目录)(由斑蝥、人参、黄芪、刺五加、三棱、半枝莲、莪术、山茱萸、女贞子、熊胆粉、甘草组成)。功能主治:破血消瘀,攻毒蚀疮。用于膀胱癌证属气血瘀阻毒结者。用法用量:口服,1 日 2 次,1 次 3 粒(每粒 0.25g)。

(3)平消胶囊^(中国药典)(由郁金、马钱子粉、仙鹤草、五灵脂、白矾、硝石、干漆、麸炒枳壳组成)。功能主治:活血化瘀,散结消肿,解毒止痛。对毒瘀内结所致的肿瘤患者具有缓解症状、缩小瘤体、提高机体免疫力、延长生存时间的作用。适用于各期膀胱癌患者。用法用量:口服,1 日 3 次,1 次 4~8 粒。

3. 脾肾亏虚证

〔**证候**〕**主症**:间歇性无痛性血尿,腰背酸痛。**次症**:神疲乏力,畏寒肢冷,伴纳呆食少,腹胀,便溏,下肢浮肿。**舌脉**:舌淡红,苔薄白,脉沉细无力或沉缓。

〔**治法**〕温补脾肾。

〔**方药**〕四君子汤合加味肾气丸加减。

〔**中成药**〕

(1)健脾益肾颗粒^(医保目录)(由党参、枸杞子、女贞子、菟丝子、白术、补骨脂组成)。功能主治:健脾益肾。用于减轻肿瘤患者术后放、化疗副反应,提高机体免疫功能,以及治疗脾肾虚弱引起的疾病,症见面色苍白、疲劳乏力、少气懒言、畏寒肢冷、纳差、便溏、腰膝酸软等。用法用量：口服，1日3次，1次10g，开水冲服。

（2）生白合剂^(中国药典)[由淫羊藿、补骨脂、附子（黑顺片）、枸杞子、黄芪、鸡血藤、茜草、当归、芦根、麦冬、甘草组成]。功能主治：温肾健脾，补益气血。用于癌症放、化疗引起的白细胞减少属脾肾阳虚、气血不足证者，症见疲劳乏力、少气懒言、畏寒肢冷、纳差、便溏、腰膝酸软等。用法用量：口服，1日3次，1次40ml，或遵医嘱。

4. 肝肾阴虚证

〔证候〕主症：无痛性肉眼血尿。次症：口干口渴，五心烦热，头晕耳鸣，腰膝酸软，消瘦。舌脉：舌质红，少苔，脉细数。

〔治法〕滋补肝肾。

〔方药〕六味地黄丸加减。

〔中成药〕

（1）生血宝颗粒^(中国药典)（由制何首乌、女贞子、桑椹、墨旱莲、白芍、黄芪、狗脊组成）。功能主治：滋补肝肾，益气生血。用于肝肾不足、气血两虚所致的神疲乏力、腰膝酸软、头晕耳鸣、心悸、气短、失眠、咽干、纳差食少；放、化疗所致的白细胞减少，缺铁性贫血见上述证候者。用法用量：口服，1日2~3次，1次8g，开水冲服。

（2）补肾养血丸^(中国药典)[由何首乌、当归、黑豆、牛膝（盐制）、茯苓、菟丝子、盐补骨脂、枸杞子组成]。功能主治：补肝益肾，填精养血。用于膀胱癌术后、化疗后身体虚弱，血气不足，须发早白。用法用量：口服，1日2~3次，水蜜丸1次6g，大蜜丸1次1丸。

（3）六味地黄丸^(中国药典)（由熟地黄、山茱萸、牡丹皮、山药、茯苓、泽泻组成）。功能主治：滋阴补肾。用于各种癌症属肾阴亏损证者，症见头晕耳鸣，腰膝酸软，骨蒸潮热，盗汗遗精，消渴。用法用量：口服，1日2次，水丸1次5g，水蜜丸1次6g，小蜜丸1次9g，大蜜丸1次1丸。

5. 阴虚火旺证

〔证候〕主症：持续性肉眼血尿，色鲜红量多。次症：口干舌燥，口渴欲饮水，午后潮热，有时高热不退，头晕耳鸣，腰膝酸软，消瘦，大便干结难下。舌脉：舌质光红，无苔，脉细数。

〔治法〕滋阴降火。

〔方药〕知柏地黄汤加减。

〔中成药〕

（1）知柏地黄丸^{（中国药典）}（由知母、熟地黄、黄柏、制山茱萸、山药、牡丹皮、茯苓、泽泻组成）。功能主治：滋阴清热。用于阴虚火旺，潮热盗汗，口干咽痛，耳鸣遗精，小便短赤。用法用量：口服，1 日 2 次，水蜜丸 1 次 6g，小蜜丸 1 次 9g，大蜜丸 1 次 1 丸。

（2）血复生片^{（医保目录）}（由黄芪、当归、熟地黄、白芍、川芎、茯苓、山药、墨旱莲、女贞子、川牛膝、牡丹皮、猪脾粉、天花粉、泽泻、甘草、大黄组成）。功能主治：益气养血，滋阴凉血，化瘀解毒。用于癌症放、化疗后的血象异常，尤其对白细胞减少有明显的升高作用，症见心悸气短，全身乏力，自汗盗汗，精神萎靡，心烦不寐，腰膝酸软。用法用量：口服，1 日 3 次，1 次 3~6 片（1 片 0.3g）。

（三）外治法

1. 中药外敷

〔组成〕刺猬皮 15g、血竭 30g、红花 30g、生乳香 10g、阿魏 10g、桃仁 30g、生没药 30g、冰片 6g。

〔功效〕化瘀止痛。

〔主治〕用于膀胱癌。

〔用法〕上药共研细末，用酒醋各半调成稠糊状，敷于病变相应体表处，24 小时换药 1 次，7 日为一个疗程，可反复应用。

2. 祛腐生肌膏

〔组成〕熟石膏、黄柏、炉甘石、苍术、地榆、防风、延胡索、郁金、木瓜、白及、珍珠粉。

〔功效〕活血祛瘀，生肌敛口。

〔主治〕用于膀胱癌术后形成窦道者。

〔用法〕以上药物共研细末，水调为膏。敷于局部，并内服扶正之剂。

四、单验方

1. 验方

（1）张代钊（中日友好医院）验方：自拟方

瞿麦 10g、车前子 30g、车前草 30g、六一散 30g、黄柏 10g、马齿苋 30g、败酱草 15g、葛根（先煎）20g、大腹皮 6g、生黄芪 12g、三七粉（分冲）2g、北沙参 15g、山茱萸 12g、女贞子 15g、枸杞子 12g、生甘草 10g。功效：清利湿热，凉补气血，滋补肝肾。用于膀胱癌放疗，在放疗前即开始服用。

（2）潘敏求（湖南省中医药研究院附属医院）验方：癌复康方

白参（蒸兑）10g、黄芪 20g、茯苓 10g、白术 10g、女贞子 10g、墨旱莲 10g、枸杞子 10g、菟丝子 20g、夏枯草 15g、白花蛇舌草 30g、甘草 5g。功效：健脾益肾，养阴解毒。配合化疗治疗膀胱癌。

（3）谢桐（上海市第一人民医院）验方：龙蛇羊泉汤

龙葵 30g、白英 30g、蛇莓 15g、海金沙 9g、土茯苓 30g、灯心草 9g、威灵仙 9g、白花蛇舌草 30g。功效：清热利尿，解毒抗癌。用于膀胱癌湿热毒蕴证，症见尿血，尿恶臭或尿中有腐肉，排尿困难，小腹疼痛等。

2. 单方

（1）石韦 30~120g。用法：加水煎服，每日分 3~4 次服完，或煎水代茶频饮。用于膀胱癌。

（2）蟾蜍 2 只。用法：纱布包，煮成肉酱取肉汁内服，每日 1 剂。用于膀胱癌。

（3）瞿麦 30~120g。用法：煎汤代茶饮。适用于小便刺痛者。

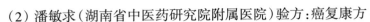

第十七节　前列腺癌

前列腺癌（prostate cancer）指发生于前列腺上皮的恶性肿瘤。中国是前列腺癌发病率较低的国家，但随着人口老龄化，其发病率逐年上升。特别是近年来随着前列腺特异性抗原（PSA）筛查的普及，前列腺癌的诊出率明显升高。

本病属于中医学"淋证""癃闭""痛证""血证"等范畴。

一、诊断要点

前列腺癌的诊断多依据临床表现、影像学、病理学和细胞学检查，以及血清学检查进行综合判断，其中病理学、细胞学为诊断的金标准。前列腺癌的病理分期与临床分期密切相关，并且决定治疗方案及预后。目前，前列腺癌的 TNM 分期及临床分期采用 2012 版 NCCN 指南。

（一）症状

1. 早期可无任何症状。

2. 当肿瘤发展引起后尿道或膀胱颈梗阻时，可出现尿频、尿线变细、尿分叉及无力、逐渐出现排尿困难等症状。

3. 肿瘤局部浸润或转移,可表现为腰痛,骶部、髋部及坐骨神经疼痛;压迫直肠则可致大便变细及排尿困难;肺部转移可出现咳嗽及咯血;压迫脊髓可导致下肢瘫痪。

4. 晚期病例出现食欲不振、消瘦、贫血及全身乏力等症状。

(二)体征

早期可无明显阳性体征,但发展到一定程度,通过直肠指诊,约 80% 的病例可获得诊断。由于前列腺癌绝大部分在后叶及侧叶,且多起源于前列腺的周围,主要表现为前列腺不规则增大,表面高低不平呈结节状,肿瘤部位前列腺坚硬如石。浸润到直肠时,直肠黏膜固定;浸润到盆壁时,前列腺固定。但早期较小的病灶,尤其是中叶或前叶者,很难摸到,必要时可在麻醉下进行检查。

(三)辅助检查

主要有血清前列腺特异性抗原(PSA)、血清前列腺酸性磷酸酶(PAP)、骨髓酸性磷酸酶(BMAP)、癌胚抗原(CEA)测定;前列腺液涂片细胞学检查;超声引导下前列腺穿刺活检术;可配合超声、X 线、放射性核素扫描、CT 及 MRI 等。

(四)鉴别诊断

前列腺癌需与前列腺结核、前列腺结石、非特异性肉芽肿性前列腺炎、前列腺结节性增生、前列腺肉瘤、原发性精囊癌等疾病进行鉴别。

二、西医治疗要点

(一)观察病情

对部分早期前列腺癌,诊断后暂不予处理,仅密切观察病情变化,但并非消极等待,而是避免过度治疗。密切随访,每 6 个月复诊,检查 PSA、DRE,必要时缩短复诊间隔时间和进行影像学检查。对于 DRE、PSA 检查和影像学检查进展的患者可考虑转为其他治疗。

(二)手术治疗

根据前列腺癌的具体情况和分期,采取相应的手术方法。对于早期或局限性前列腺癌多采用前列腺癌根治术、盆腔淋巴结切除术,晚期一般采用姑息性手术以缓解症状。

(三)放射治疗

包括外照射放疗、立体定向放疗、质子治疗、近距离放疗及姑息性放疗。

(四)内分泌治疗

前列腺癌的生长和分化依赖雄激素,因此内分泌治疗的主要目的是减少或消除雄激素对肿瘤生长的促进作用,从而缓解转移性前列腺癌的症状。内分泌治疗包括去势治疗、抗雄激素单药治疗及联合以上两类治疗的雄激素阻断治疗。去势治疗可采用手术去势与药物去势。

(五)化学治疗

用于治疗激素难治性前列腺癌(HRPC),常用的化疗药物有多西他赛、米多蒽醌、雌二醇氮芥、卡巴他赛、泼尼松。常用化疗方案有 MP 方案、DP 方案、DE 方案。

(六)其他治疗

包括免疫治疗和冷冻疗法等。

三、中成药应用

(一)基本病机

前列腺癌的病因病机主要是湿热、瘀血阻滞下焦,膀胱气化不利。发病关键在于肾、膀胱,与肺、脾、肝、三焦亦有密切联系。

(二)辨证分型使用中成药

前列腺癌常用中成药一览表

证型	常用中成药
湿热蕴结证	前列安通胶囊、癃清胶囊、艾迪注射液
气滞血瘀证	尿塞通片、博尔宁胶囊、大黄䗪虫丸
脾肾两虚证	前列舒乐颗粒、健脾益肾颗粒、玄芪口服液
肝肾阴虚证	大补阴丸、六味地黄丸、左归丸

1. 湿热蕴结证

〔证候〕主症:小便不畅,尿线变细,排尿无力,滴沥不通或尿闭。次症:小腹胀满,大便干燥或秘结,腰酸肢痛,口干口苦。舌脉:舌质红或紫暗,苔黄腻,脉滑数或细弦。

〔治法〕利湿清热,通淋散结。

〔方药〕八正散加减。

〔中成药〕

(1)前列安通胶囊^(医保目录)(由黄柏、赤芍、丹参、桃仁、泽兰、乌药、王不留行、白芷组成)。功能主治:清热利湿,活血化瘀。用于湿热瘀阻证,症见尿频、尿急、排尿不畅、小腹胀痛等。用法用量:口服,1 日 3 次,1 次 4~6 粒,或遵医嘱。

（2）癃清胶囊^(中国药典)（由泽泻、车前子、败酱草、金银花、牡丹皮、白花蛇舌草、赤芍、仙鹤草、黄连、黄柏组成）。功能主治:清热解毒,凉血通淋。用于下焦湿热所致的热淋,症见尿频、尿急、尿痛、腰痛、小腹坠胀。用法用量:口服,1日2次,1次4粒(每粒装0.5g)或1次6粒(每粒装0.4g);重症1日3次,1次5~6粒(每粒装0.5g)或1次8粒(每粒装0.4g)。

（3）艾迪注射液^(医保目录)（主要成分为斑蝥、人参、黄芪、刺五加）。功能主治:清热解毒,消瘀散结。用于前列腺癌证属痰瘀毒结者。用法用量:静脉滴注。成人1日1次,1次50~100ml,加入0.9%氯化钠注射液或5%~10%葡萄糖注射液400~450ml中。与放、化疗合用时,疗程与放、化疗同步;手术前后使用本品10日为一个疗程;介入治疗10日为一个疗程;单独使用15日为一个周期,间隔3日,2周期为一个疗程;晚期恶病质患者,连用30日为一个疗程,或视病情而定。

2. 气滞血瘀证

〔证候〕**主症:**小便点滴而下,或时通时不通,或伴尿痛。**次症:**小腹胀满疼痛,会阴部疼痛。**舌脉:**舌质紫暗,或有瘀点瘀斑,脉涩或细涩。

〔治法〕活血化瘀,散结止痛。

〔方药〕膈下逐瘀汤加减。

〔中成药〕

（1）尿塞通片^(中国药典)（由丹参、泽兰、桃仁、红花、赤芍、白芷、陈皮、泽泻、王不留行、败酱、川楝子、盐小茴香、盐关黄柏组成）。功能主治:理气活血,通淋散结。用于气滞血瘀、下焦湿热所致的轻、中度癃闭,症见排尿不畅、尿流变细、尿频、尿急。用法用量:口服,1日3次,1次4~6片。

（2）博尔宁胶囊^(医保目录)（由黄芪、光慈菇、重楼、龙葵、紫苏子、僵蚕、大黄等组成）。功能主治:扶正祛邪,益气活血,软坚散结,消肿止痛。本品为癌症辅助治疗药物,可配合化疗使用,有一定减毒、增效作用。用法用量:口服,1日3次,1次4粒。

（3）大黄蟅虫丸^(中国药典)（由熟大黄、土鳖虫、水蛭、虻虫、蛴螬、干漆、桃仁、炒苦杏仁、黄芩、地黄、白芍、甘草组成）。功能主治:活血破瘀,通经消癥。用于瘀血内停所致的癥瘕,症见腹部肿块、肌肤甲错、面色暗黑、潮热羸瘦。用法用量:口服,1日1~2次,水蜜丸1次3g,小蜜丸1次3~6丸,大蜜丸1次1~2丸。

3. 脾肾两虚证

〔证候〕**主症:**疲乏无力,形体消瘦,面色无华,腰疼身痛,动则气促。**次症:**小便不畅,不思饮食,口干苦不欲饮水。**舌脉:**舌质淡红或红赤、绛紫,甚者舌体短缩,脉沉细无力或细弦。

〔**治法**〕补益脾肾。

〔**方药**〕参芪蓉仙汤加减。

〔**中成药**〕

(1) 前列舒乐颗粒^(医保目录)(由淫羊藿、黄芪、车前草、蒲黄、川牛膝组成)。功能主治:补肾益气,化瘀通淋。用于肾脾两虚、气滞血瘀证,前列腺增生,慢性前列腺炎,症见面色㿠白,神疲乏力,腰膝酸软无力,小腹坠胀,小便不爽,点滴不出,或尿频、尿急、尿道涩痛。用法用量:开水冲服,1 日 2~3 次,1 次 1 袋。

(2) 健脾益肾颗粒^(医保目录)(由党参、枸杞子、女贞子、菟丝子、白术、补骨脂组成)。功能主治:健脾益肾。用于减轻肿瘤患者术后放、化疗副反应,提高机体免疫功能,以及治疗脾肾虚弱引起的疾病,症见面色苍白、疲劳乏力、少气懒言、畏寒肢冷、纳差、便溏、腰膝酸软等。用法用量:口服,1 日 3 次,1 次 10g,开水冲服。

(3) 玄芪口服液^(医保目录)(由鼎突多刺蚁、炙黄芪、枸杞子、金樱子肉组成)。功能主治:补肾健脾。用于脾肾气虚证,症见神疲乏力,少气懒言,头晕耳鸣,腰膝酸软,食欲不振;对白细胞减少属脾肾气虚证者有辅助治疗作用。用法用量:口服,成人 1 日 2 次,1 次 20ml;儿童 1 日 2 次,1 次 10ml。

4. 肝肾阴虚证

〔**证候**〕**主症**:排尿困难,尿流变细,排尿疼痛,进行性加重,时有血尿。**次症**:可有腰骶部及下腹部疼痛,头晕耳鸣,口干心烦,失眠盗汗,大便干燥。**舌脉**:舌质红,苔少,脉细数。

〔**治法**〕滋补肝肾,解毒散结。

〔**方药**〕知柏地黄丸加减。

〔**中成药**〕

(1) 大补阴丸^(中国药典)(由熟地黄、盐知母、盐黄柏、醋龟甲、猪脊髓组成)。功能主治:滋阴降火。用于阴虚火旺之潮热盗汗,咳嗽咯血,耳鸣遗精。用法用量:口服,水蜜丸 1 日 2~3 次,1 次 6g;大蜜丸 1 日 2 次,1 次 1 丸。

(2) 六味地黄丸^(中国药典)(由熟地黄、山茱萸、牡丹皮、山药、茯苓、泽泻组成)。功能主治:滋阴补肾。用于各种癌症属肾阴亏损证者,症见头晕耳鸣,腰膝酸软,骨蒸潮热,盗汗遗精,消渴。用法用量:口服,1 日 2 次,水丸 1 次 5g,水蜜丸 1 次 6g,小蜜丸 1 次 9g,大蜜丸 1 次 1 丸。

(3) 左归丸^(医保目录)(由熟地黄、菟丝子、龟甲胶、鹿角胶、牛膝、山药、山茱萸、枸杞子组成)。功能主治:滋阴补肾。用于真阴不足,腰膝酸软,盗汗,神疲口燥。用法用量:口服,1 日 2 次,1 次 9g。

(三) 外治法

1. 葱白矾散

〔**组成**〕大葱白 9cm、白矾 15g。

〔**功效**〕软坚通尿。

〔**主治**〕前列腺癌小便不通、点滴难下。

〔**用法**〕上两味共捣烂如膏状贴肚脐上,每日 1 次,贴至尿通为度。

2. 蚯蚓田螺散

〔**组成**〕白颈蚯蚓 5 条、小田螺 5 个、荜澄茄 15g。

〔**功效**〕温肾散寒,行气利水。

〔**主治**〕前列腺癌癃闭、尿塞不通、少腹胀痛难忍者。

〔**用法**〕上三味共捣烂,伴米饭为丸,敷脐上。

3. 前列安栓^(医保目录)

〔**组成**〕黄柏、虎杖、大黄、栀子、泽兰、毛冬青、吴茱萸、威灵仙、石菖蒲、荔枝核。

〔**功效**〕清热利湿通淋,化瘀散结止痛。

〔**主治**〕湿热瘀血壅阻引起的少腹痛、会阴痛、睾丸疼痛、排尿不利、尿频、尿痛、尿道口滴白、尿道不适等。可用于精浊、白浊、劳淋(慢性前列腺炎)等病见上述证候者。

〔**用法**〕每晚临睡前将药栓置入肛门 3~4cm,1 日 1 次,1 次 1 粒,1 个月为一个疗程。

四、单验方

1. 验方

(1)方伯英(上海中医药大学)验方:自拟方

生黄芪 15g、党参 12g、淫羊藿 12g、肉苁蓉 6g、巴戟天 6g、枸杞子 12g、制首乌 12g、穿山甲 15g、牛膝 12g、制大黄 6g、炒黄柏 10g、知母 6g、土茯苓 15g、七叶一枝花 12g、白花蛇舌草 15g、杭白芍 12g、炙甘草 6g。功效:补气养血,清热解毒。用于前列腺癌。

(2)王沛(北京中医药大学东方医院)验方:益气养阴破瘀汤

女贞子 30g、覆盆子 30g、知母 15g、菟丝子 30g、夏枯草 30g、生黄芪 15g、炙黄芪 15g、龙葵 15g、三棱 30g、莪术 20g、黄柏 10g、露蜂房 15g、穿山甲 10g、全蝎 4g、酒地龙 15g。功效:活血化瘀散结。用于前列腺癌中晚期较虚弱者。

（3）刘微枋（中国中医科学院广安门医院）验方：前列腺消瘕汤

生薏苡仁 40g、炙黄芪 15g、黄精 15g、白花蛇舌草 15g、土贝母 15g、莪术 10g、猪苓 10g。功效：补肾健脾，清热解毒，活血利湿。对改善激素难治性前列腺癌具有一定作用。

2. 单方

（1）金钱草 30~120g。用法：水煎服，每日分 3~4 次服完，或煎水代茶频饮。用于前列腺癌。

（2）三七粉。用法：口服，1 日 2 次，1 次 3g。用于前列腺癌属气滞血瘀者。

第十八节 骨肉瘤 •

骨肉瘤（osteosarcoma）是以肉瘤性成骨细胞及其直接产生的骨样组织为主要结构的恶性肿瘤。骨肉瘤约占原发性恶性骨肿瘤的 35%。好发年龄在 10~25 岁及 60~70 岁，以青少年多见，男性多于女性。骨肉瘤可发生于骨骼的任何部位，多数位于长骨干骺端和骨端，半数以上发生在股骨下端、胫骨上端、肱骨上端与腓骨上端。大多数是单发，个别病例多发。骨肉瘤的恶性程度极高，早期即可出现血行播散，大约 10% 的患者第一次就诊时就已发生了转移，特别容易出现的是肺转移。骨肉瘤对各种抗肿瘤药物敏感性较差，预后亦差，5 年生存率低，致残率高，生存质量低下。一般来说，骨肉瘤从诊断到发生肺转移的时间平均为 10 个月，从发现转移到死亡的时间为 6 个月，大部分患者于诊断后 1~2 年内死亡。随着骨肉瘤研究进展和综合治疗的普及，治疗效果有所提高。

中医学无"骨肉瘤"病名，目前可归入"骨疽""骨瘤""骨蚀""石疽""肉瘤"等范畴，临床也可直接借用"骨肉瘤"病名。

一、诊断要点

骨肉瘤根据病变位置、肿瘤的分化程度、肿瘤内成分、病灶多少可有不同的分类。目前采用 2002 版 WHO 骨肿瘤分类，将骨肉瘤分为普通型、毛细血管扩张型、小细胞性、低度恶性中央型、继发型、骨旁型、骨膜型及高度恶性表面型。

（一）早期诊断要点

1. 对慢性股部疼痛者，尤其是青少年，未明确诊断前，不能只采用抗生素治疗和对症处理,对长期对症处理效果欠佳者,应考虑骨肉瘤的可能,应选择合理的辅助检查,以明确诊断。

2. 对不明原因的长期腰腿痛,特别是疼痛位于骶部,呈持续性进行性加重或伴有夜间痛,无明确缓解期者,应格外注意,若伴有括约肌功能障碍或臀、会阴区感觉异常时,更要警惕本病的可能,应进一步做有目的的检查。

3. X线可表现为轻微的溶骨性改变。骨质破坏、软组织包块是特有的放射学征象,值得注意的是,手术时所见的骨质破坏范围较 X 线显示的更广泛。

4. 对平片难以确定诊断者,CT 能清楚显示轻微骨质破坏,并能精确判定肿瘤的大小、部位、蔓延范围及与周围器官和组织的关系。

5. 骨肉瘤的分期主要采用《AJCC 癌症分期手册》第七版的分期标准。

（二）临床表现

1. 疼痛　为本病的主要初起症状,开始由于肿瘤侵及敏感的骨膜常呈暂时性或间歇性隐痛,迅速转为持续性剧痛,多呈跳动性,有时钻痛难忍,尤以夜间明显,影响睡眠,应用一般镇痛药无效。发生在脊柱的肿瘤可以引起放射性疼痛。病变位于长骨骨端、干骺端者,常可引起相邻关节的放射性疼痛。

2. 肿块　一般疼痛发生 2~3 个月后,由于肿瘤穿破骨皮质,或侵犯局部而出现肿块。肿瘤生长迅速、大小不等,致骨的外形呈偏心性增大,形成纺锤状,皮肤常有发亮、发热、静脉曲张,伴有瘀斑或色素沉着。肿瘤的质地因其所含骨质多少而异,如是硬化性肿瘤则质地硬如岩石,如为溶骨性肿瘤则质地如橡皮,并带有弹性,有压痛,偶尔可听到血管杂音。个别病例可继发感染,导致局部溃破。

3. 局部功能障碍　由于肿瘤多毗邻关节,常可引起相邻关节的疼痛而活动受限,也可引起关节积液,或出现肌肉萎缩、功能障碍,下肢肿瘤可出现跛行。肿瘤生长较快、骨化较少者,可发生病理性骨折。若肿瘤压迫神经、血管,可出现相应的症状。

4. 全身症状　全身情况在初期尚佳。在后期或肿瘤生长迅速时,由于消耗及毒素吸收等原因,患者很快出现消瘦、贫血、食欲不振、体重下降、体温升高、全身不适、恶病质等一系列症状和体征。肺转移可出现胸痛、咳嗽、咯血等症状,但也有无症状者。

（三）辅助检查

血清学指标包括红细胞沉降率（ESR）、碱性磷酸酶（AKP）、乳酸脱氢酶（LDH）、骨钙素（OCN）、微量元素等,影像学检查包括 X 线、CT、MRI、PET-CT 等。

（四）鉴别诊断

骨肉瘤首先需与骨髓炎、尤因肉瘤、骨纤维肉瘤、转移性骨肿瘤等进行鉴别,其次是区分良性与恶性,最后是确定恶性肿瘤的分类。

二、西医治疗要点

(一) 手术治疗

骨肉瘤的主要治疗手段是手术,由于骨肉瘤极容易发生肺等部位的远处转移,故传统的截肢、关节离断术已逐渐被各种保肢手术取代,术前及术后进行放化疗。复发性骨肉瘤传统的治疗措施是截肢,近年来学者主张再次局部切除治疗。

(二) 放射治疗

骨肉瘤对放疗不敏感,但对不能手术或拒绝手术的患者,可以采用放疗加化疗的方法。

(三) 化学治疗

骨肉瘤对化疗不敏感,仅少数药物有效率超过 15%,且多为部分缓解(PR)。常用的化疗方案包括 AP 方案、IVP 方案、BCD 方案、MAID 方案、T10 方案等。区域热灌注化疗常用药物有左旋苯丙氨酸氮芥(马法兰)、顺铂(DDP)、氮烯咪胺(DTIC)、肿瘤坏死因子(TNF)等。该方法是减少局部复发、保证保肢成功的重要手段。

三、中成药应用

(一) 基本病机

骨肉瘤病因有内外因之分、先后天影响之别。在外主要为感受邪毒,客于肌腠筋骨,阻遏营卫之气运行,结而成块,或由表入里,影响脏腑功能,气、血、水液代谢失调,留于局部发为结块;在内则有七情怫郁,饮食不调,宿有旧疾或久病伤正,脏腑失其常,蕴生各种病理产物,酿毒留结,久而成为瘤疾。

(二) 辨证分型使用中成药

骨肉瘤常用中成药一览表

证型	常用中成药
阴寒凝滞证	附子理中丸、金匮肾气丸、乌头注射液
毒热蕴结证	华蟾素片、平消胶囊、西黄丸
痰湿流注证	螺旋藻胶囊、鳖甲煎丸、控涎丸
瘀血内结证	金龙胶囊、复方斑蝥胶囊、艾迪注射液

续表

证型	常用中成药
肝肾阴虚证	金复康口服液、六味地黄丸
气血双亏证	生血宝颗粒、金菌灵胶囊、参芪扶正注射液

1. 阴寒凝滞证

〔**证候**〕**主症**:肿瘤初起,酸楚轻痛,局部肿块,或无疼痛。**次症**:畏寒。**舌脉**:舌淡苔白,脉沉迟。

〔**治法**〕温阳逐寒,开结化滞。

〔**方药**〕阳和汤加减。

〔**中成药**〕

（1）附子理中丸^(中国药典)（由附子、党参、白术、干姜、甘草组成）。功能主治:温中健脾。用于骨肉瘤证属脾胃虚寒者,症见脘腹冷痛,呕吐泄泻,手足不温。用法用量:口服,1 日 2~3 次,水蜜丸 1 次 6g,小蜜丸 1 次 9g,大蜜丸 1 次 1 丸。

（2）金匮肾气丸^(医保目录)（由地黄、山药、酒山茱萸、茯苓、牡丹皮、泽泻、桂枝、制附子、牛膝、盐车前子组成）。功能主治:温补肾阳,化气行水。用于骨肉瘤证属肾虚者,症见水肿,腰膝酸软,小便不利,畏寒肢冷。用法用量:口服,1 日 2 次,1 次 20~25 粒（4~5g）。

（3）乌头注射液^(其他)（由川乌、草乌组成）。功能主治:镇静,止痛。用于晚期癌症疼痛。用法用量:肌内注射,1 日 1~2 次,1 次 1~2ml。

2. 毒热蕴结证

〔**证候**〕**主症**:病变局部疼痛、肿胀结块,肿块迅速增大,局部皮肤温度较高,皮色发红或变青紫,肢体活动障碍。**次症**:口渴,便干结,尿短赤,或兼发热面红。**舌脉**:苔黄或黄厚而腻,脉弦数或滑数。

〔**治法**〕解毒清热,消肿散结。

〔**方药**〕四妙勇安汤加减。

〔**中成药**〕

（1）华蟾素片^(医保目录)（主要成分为干蟾皮提取物）。功能主治:解毒,消肿,止痛。用于中晚期肿瘤。用法用量:口服,1 日 3~4 次,1 次 3~4 片。

（2）平消胶囊^(中国药典)（由郁金、马钱子粉、仙鹤草、五灵脂、白矾、硝石、干漆、麸炒枳壳组成）。功能主治:活血化瘀,散结消肿,解毒止痛。对毒瘀内结所致的肿瘤患者具有缓解症状、缩小瘤体、提高机体免疫力、延长生存时间的作用。用法用量：口服，1日3次，1次4~8粒。

（3）西黄丸^{（中国药典）}（由牛黄、麝香、乳香、没药组成）。功能主治：清热解毒，消肿散结。用于热毒壅结所致的痈疽疔毒、瘰疬、流注、癌肿等。用法用量：口服，1日2次，1次3g（每20丸重1g），温开水或黄酒送服。

3. 痰湿流注证

〔证候〕**主症**：身体困倦，四肢乏力，病变局部肿胀疼痛，质硬或破溃。**次症**：大便或溏。**舌脉**：舌质淡，苔白滑腻，脉滑。

〔治法〕化痰祛湿，解毒散结。

〔方药〕海藻玉壶汤加减。

〔中成药〕

（1）螺旋藻胶囊^{（医保目录）}（由螺旋藻粉组成）。功能主治：益气养血，化痰降浊。用于气血亏虚、痰浊内蕴之面色萎黄、头晕目眩、四肢倦怠、食欲不振，病后体虚、贫血、营养不良等属上述证候者。适用于放疗、化疗、手术后白细胞减少、免疫功能低下等的治疗。用法用量：口服，1日3次，1次2~4粒，4周为一个疗程。

（2）鳖甲煎丸^{（医保目录）}（由鳖甲胶、阿胶、炒蜂房、鼠妇虫、炒土鳖虫、蜣螂、精制硝石、柴胡、黄芩、制半夏、党参、干姜、姜制厚朴、桂枝、炒白芍、射干、桃仁、牡丹皮、大黄、凌霄花、葶苈子、石韦、瞿麦组成）。功能主治：活血化瘀，软坚散结。用于胁下癥块。用法用量：口服，1日2~3次，1次3g。

（3）控涎丸^{（中国药典）}（由醋甘遂、红大戟、白芥子组成）。功能主治：涤痰逐饮。用于骨肉瘤证属痰涎水饮停于胸膈者，症见胸胁隐痛，咳喘痛甚，痰不易出，瘰疬，痰核。用法用量：温开水或枣汤、米汤送服，1日1~2次，1次1~3g。

4. 瘀血内结证

〔证候〕**主症**：患处持续疼痛，肿块固定不移、坚硬，痛如针刺，肤色晦暗。**次症**：面色晦暗无华，口唇青紫。**舌脉**：舌质紫暗或有瘀斑、瘀点，脉涩或弦细。

〔治法〕活血逐瘀，软坚散结。

〔方药〕身痛逐瘀汤加减。

〔中成药〕

（1）金龙胶囊^{（医保目录）}（由鲜守宫、鲜金钱白花蛇、鲜蕲蛇组成）。功能主治：破瘀散结，解郁通络。用于骨肉瘤血瘀郁结证的单独治疗及放、化疗的辅助治疗。用法用量：口服，1日3次，1次4粒。

（2）复方斑蝥胶囊^{（医保目录）}（由斑蝥、人参、黄芪、刺五加、三棱、半枝莲、莪术、山茱萸、女贞子、熊胆粉、甘草组成）。功能主治：破血消瘀，攻毒蚀疮。用于骨肉瘤证属气血瘀阻毒结者。用法用量：口服，1 日 2 次，1 次 3 粒（每粒 0.25g）。

（3）艾迪注射液^{（医保目录）}（主要成分为斑蝥、人参、黄芪、刺五加）。功能主治：清热解毒，消瘀散结。用于骨肉瘤证属痰瘀毒结者。用法用量：静脉滴注。成人 1 日 1 次，1 次 50~100ml，加入 0.9% 氯化钠注射液或 5%~10% 葡萄糖注射液 400~450ml 中。与放、化疗合用时，疗程与放、化疗同步；手术前后使用本品 10 日为一个疗程；介入治疗 10 日为一个疗程；单独使用 15 日为一个周期，间隔 3 日，2 周期为一个疗程；晚期恶病质患者，连用 30 日为一个疗程，或视病情而定。

5. 肝肾阴虚证

〔证候〕主症：局部肿块肿胀疼痛、皮色暗红，疼痛难忍，朝轻暮重。次症：身热口干，或有咳嗽、憋闷，形体消瘦，全身衰弱。舌脉：苔少或干黑，脉涩或细数。

〔治法〕滋肾填髓，降火解毒。

〔方药〕知柏地黄丸加减。

〔中成药〕

（1）金复康口服液^{（医保目录）}（由黄芪、北沙参、麦冬、女贞子、山茱萸、绞股蓝、淫羊藿、胡芦巴、石上柏、石见穿、重楼、天冬组成）。功能主治：益气养阴，清热解毒。与化疗药并用，有助于提高化疗效果，改善免疫功能，减轻化疗引起的白细胞下降等副作用。用法用量：口服，1 日 3 次，1 次 30ml（每支 10ml），30 日为一个疗程，可连续使用 2 个疗程。

（2）六味地黄丸^{（中国药典）}（由熟地黄、山茱萸、牡丹皮、山药、茯苓、泽泻组成）。功能主治：滋阴补肾。用于各种癌症属肾阴亏损证者，症见头晕耳鸣，腰膝酸软，骨蒸潮热，盗汗遗精，消渴。用法用量：口服，1 日 2 次，水丸 1 次 5g，水蜜丸 1 次 6g，小蜜丸 1 次 9g，大蜜丸 1 次 1 丸。

6. 气血双亏证

〔证候〕主症：局部肿块漫肿、疼痛不休。次症：面色苍黄，神疲倦怠，消瘦乏力，心慌气短，气少不足以息，动则汗出。舌脉：舌质淡红，脉沉细或虚弱。

〔治法〕益气养血，调补阴阳。

〔方药〕八珍汤加减。

〔中成药〕

（1）生血宝颗粒^{（中国药典）}（由制何首乌、女贞子、桑椹、墨旱莲、白芍、黄芪、狗脊组成）。功能主治：滋补肝肾，益气生血。用于肝肾不足、气血两虚所致的神疲乏力、腰膝酸软、头晕耳鸣、心悸、气短、失眠、咽干、纳差食少;放、化疗所致的白细胞减少,缺铁性贫血见上述证候者。用法用量:口服,1日2~3次,1次8g,开水冲服。

（2）金菌灵胶囊^(医保目录)（由金针菇菌丝体组成）。功能主治:调补气血,扶正固本。用于癌症的辅助治疗。用法用量:口服,1日2次,1次4粒。

（3）参芪扶正注射液^(指南推荐)（由党参、黄芪组成）。功能主治:益气扶正。用于骨肉瘤证属肺脾气虚者的辅助治疗,症见神疲乏力,少气懒言,自汗眩晕。用法用量:静脉滴注,1日1次,1次250ml（即1瓶）,21日为一个疗程;与化疗合用,在化疗前3日开始使用,疗程可与化疗同步结束。

（三）外治法

散血膏

〔**组成**〕天南星、防风、白芷、柴胡、土鳖虫、自然铜、桑白皮各9g,细辛、荆芥、当归、甘草各7.5g,续断10.5g,风藤12g,附子、过山龙各15g,猴骨、龙骨、桂皮各18g,牡丹皮21g,生黄芪39g,红丹500g,香油1 000ml。

〔**功效**〕温阳散寒,消肿散结。

〔**主治**〕用于溶骨性骨肉瘤。

〔**用法**〕将香油煎熬后加诸药煎枯去滓,再加入丹药煎至黏稠状,待降温后涂于牛皮纸上备用。用时将散血膏敷贴于患处。痛甚、固定不移者,加制乳香、制没药、白花蛇舌草、莪术适量。

四、单验方

1. 验方

（1）赵茂初（上海市第八人民医院）验方:蛇虫参藤汤

白花蛇舌草、地鳖虫、当归、徐长卿各10g,蜈蚣3g,党参、黄芪各12g,熟地黄、鸡血藤各15g,乳香、没药各9g,露蜂房、炙甘草各6g。功效:益气活血,祛痰通络,消肿散结。用于骨肿瘤。用法:水煎服,1日1剂,分2次服用。

（2）潘敏求（湖南省中医药研究院附属医院）验方:自拟方

生地黄120g、泽泻60g、山药60g、山茱萸60g、牡丹皮60g、茯苓60g、人参30g、当归30g、麦冬30g、地骨皮30g、黄柏（盐水炒）15g、知母（童便炒）15g、木香9g、砂仁9g、龙骨30g、鹿角胶（酒烊化）120g。功效:滋补肝肾,壮骨止痛。用于骨肉瘤疼痛难忍者。用法:上药共研细末,蜜制为丸,每丸3g,1日2~3次,1次3丸。

2. 单方

（1）新鲜商陆根适量。用法：捣烂加盐少许外敷。用于骨肉瘤早期。

（2）冰片 30g。用法：放入白酒 500ml，将溶液外涂局部，1 日 10 余次，溃烂处禁用。用于骨肉瘤疼痛者。

第十九节　脑瘤

脑瘤（cerebroma）指生长于颅内各种组织的肿瘤，包括发生于脑组织、脑膜、脑神经、垂体、血管及残余胚胎组织等的原发肿瘤和身体其他部位的恶性肿瘤转移或侵入颅内形成的肿瘤。脑瘤年发病率为 16.5/10 万，其中近半数为恶性肿瘤，约占全身恶性肿瘤的 1.5%，以胶质瘤最常见。本病好发年龄在 30~50 岁，男性略多于女性。

中医古籍中无"脑瘤"病名，据其临床表现，属中医"真头痛""头风""中风""眩晕""呕吐"等范畴。

一、诊断要点

有高颅压症状和局灶性症状，眼底检查发现有视盘水肿，即应考虑有脑瘤的可能。实验室检查及其他检查可明确诊断。

（一）症状

主要有两大方面，即高颅压症状和局灶性症状，以缓慢进行的神经功能障碍为主，如进行性视力障碍、各种运动障碍等，亦可有突发的抽搐或进行性高颅压症状。

1. 高颅压症状　头痛、呕吐、视盘水肿是颅内压增高的典型征象，称为颅内压增高"三联征"，是诊断脑瘤的重要依据。头痛是脑瘤的主要症状，初为间歇性，以早晨清醒时及晚间较多且较重，多以额部或两颞部的搏动性钝痛或胀痛为主，颅后窝肿瘤初起常为枕颈部疼痛，并放射至眼眶部。呕吐为主要症状之一，常见于剧烈头痛时，常呈喷射性，多伴有恶心，严重者不能进食，食后即吐。视盘水肿是颅内压增高最重要的客观体征。视盘水肿早期并不影响视力，病情发展后视力减退，视野呈向心性缩小，这是视神经萎缩的表现。

2. 局灶性症状

（1）中央区肿瘤：表现为对侧的中枢性面瘫、单瘫、偏瘫或感觉障碍，优势半球受累可出现运动性失语。

（2）额叶肿瘤：主要表现为精神症状，如淡漠、情绪欣快、无主动性，记忆力、注意力、理解力和推断力衰退，智力减退，不注意自身整洁，大小便失禁。

（3）顶叶肿瘤：以感觉障碍为主，以定位感觉及辨别感觉障碍为特征，可能有感觉性共济失调。优势半球病变可有计算不能，失读、失写，自体失认及定向能力丧失。

（4）颞叶肿瘤：可有对侧同向性偏盲。优势半球病变有感觉性失语，癫痫发作以精神运动性发作为特征。有幻嗅、幻听、幻视、似曾相识感及梦境状态等先兆。

（5）枕叶肿瘤：亦有幻视，常以简单的形象、闪光或颜色为主。有对侧同向性偏盲，但中心视野常保留。

（6）脑干肿瘤：特点是出现交叉性麻痹，即患侧的脑神经麻痹和对侧的肢体偏瘫。

（7）小脑肿瘤：主要以肢体运动、协调动作障碍为主。

（8）基底节肿瘤：主要症状为主观上的感觉障碍，早期可有轻偏瘫、肌张力增高、震颤、舞动、手足徐动等。共济失调及眼球震颤亦常见。癫痫的发生以失神性小发作为常见。精神症状有痴呆、记忆力减退等。

（二）体征

体格检查在高颅压脑疝时见双侧瞳孔不等大，呼吸、脉搏变慢，血压升高。有时可见肌力、肌张力改变，神经系统检查出现病理反射等。

（三）辅助检查

脑脊液检查、生物化学测定、内分泌检查等。还有电生理检查、X 线、CT 和 MRI 等。

（四）鉴别诊断

脑瘤主要需与视神经乳头炎、脑蛛网膜炎、癫痫、脑积水、内耳性眩晕、假性脑瘤、慢性硬脑膜下血肿、脑脓肿、脑卒中、脑寄生虫病等进行鉴别。

二、西医治疗要点

（一）内科治疗

1. 降低颅内压。

2. 术前有癫痫病史或者术后出现癫痫，应连续服用抗癫痫药物，癫痫发作停止后可缓慢停药。

（二）外科治疗

切除肿瘤,降低颅内压和解除对脑神经的压迫。微骨窗入路,神经导航等微创神经外科技术,可在保障患者脑功能不受损伤的前提下切除肿瘤。

（三）放射治疗

放射治疗多为恶性脑瘤部分切除后的辅助治疗,包括瘤内放射治疗和立体定向放射治疗。

（四）化学治疗

采用丙卡巴肼(PCB)、卡莫司汀和环己亚硝脲(CCNU),或依托泊苷(VP-16)及顺铂(DDP)等。替莫唑胺用于治疗低级别星形细胞瘤、复发的间变性星形细胞瘤和胶质母细胞瘤。如患者一般情况尚好,可与放射治疗同时进行。

三、中成药应用

（一）基本病机

中医认为脑瘤的病位虽然在脑,但与心、肝、肾等脏腑有关,痰、瘀、毒、虚为其主要的病理因素。感受毒邪、饮食失调是外因;情志失调、久病耗伤,气血虚弱,或先天不足、肾元本亏,或后天失养、正气虚弱是内因。

（二）辨证分型使用中成药

脑瘤常用中成药一览表

证型	常用中成药
痰湿内阻证	螺旋藻胶囊、金蒲胶囊、紫金锭
血瘀气滞证	安康欣胶囊、平消片、康力欣胶囊
肝热风动证	龙胆泻肝丸、安宫牛黄丸、醒脑静注射液
气阴两虚证	贞芪扶正颗粒、复方红豆杉胶囊
肝肾阴虚证	杞菊地黄丸、天麻首乌片、天麻钩藤颗粒

1. 痰湿内阻证

〔证候〕主症:头痛昏蒙,恶心呕吐。次症:痰涎壅盛,或喉中痰鸣,身重肢倦,或纳呆食少。舌脉:舌淡胖,苔白腻,脉滑或弦。

〔治法〕软坚散结,涤痰利湿。

〔方药〕夏枯草膏合涤痰汤加减。

〔中成药〕

（1）螺旋藻胶囊[医保目录]（由螺旋藻粉组成）。功能主治:益气养血,化痰降浊。

用于气血亏虚、痰浊内蕴之面色萎黄、头晕目眩、四肢倦怠、食欲不振,病后体虚、贫血、营养不良等属上述证候者。适用于放疗、化疗、手术后白细胞减少、免疫功能低下等的治疗。用法用量:口服,1 日 3 次,1 次 2~4 粒,4 周为一个疗程。

(2) 金蒲胶囊^(中国药典)(由人工牛黄、金银花、蜈蚣、炮山甲、蟾酥、蒲公英、半枝莲、山慈菇、莪术、白花蛇舌草、苦参、龙葵、珍珠、大黄、黄药子、乳香、没药、醋延胡索、红花、姜半夏、党参、黄芪、刺五加、砂仁组成)。功能主治:清热解毒,消肿止痛,益气化痰。用于脑瘤痰湿瘀阻及气滞血瘀证。用法用量:口服,1 日 3 次,1 次 3 粒,饭后温开水送服,42 日为一个疗程或遵医嘱。

(3) 紫金锭^(中国药典)(由山慈菇、红大戟、千金子霜、五倍子、人工麝香、朱砂、雄黄组成)。功能主治:辟瘟解毒,消肿止痛。用于脑瘤痰涎偏盛者。用法用量:口服,1 日 2 次,1 次 0.6~1.5g。

2. 血瘀气滞证

〔**证候**〕**主症:**头痛剧烈呈持续性或阵发性加剧,痛有定处,固定不移。**次症:**面色晦暗,肢体偏瘫,大便干燥。**舌脉:**舌质紫暗或有瘀点、瘀斑,舌底脉络色紫增粗或迂曲,苔薄白,脉细涩而沉。

〔**治法**〕活血消肿,祛瘀化积。

〔**方药**〕三棱煎丸加减。

〔**中成药**〕

(1) 安康欣胶囊^(医保目录)(由半枝莲、山豆根、夏枯草、蒲公英、鱼腥草、石上柏、枸杞子、穿破石、人参、黄芪、鸡血藤、灵芝、黄精、白术、党参、淫羊藿、菟丝子、丹参组成)。功能主治:清热解毒,活血化瘀,软坚散结,扶正固本。用于脑瘤痰瘀毒结证的辅助治疗。用法用量:口服,1 日 3 次,1 次 4~6 粒(1 粒装 0.5g),饭后温开水送服。30 日为一个疗程。

(2) 平消片^(中国药典)(由郁金、仙鹤草、五灵脂、白矾、硝石、干漆、麸炒枳壳、马钱子粉组成)。功能主治:活血化瘀,散结消肿,解毒止痛。对毒瘀内结所致的肿瘤患者具有缓解症状,缩小瘤体,提高机体免疫力,延长生存时间的作用。用法用量:口服,1 日 3 次,1 次 4~8 片(1 片重 0.23g)。

(3) 康力欣胶囊^(医保目录)(由阿魏、九香虫、大黄、姜黄、诃子、木香、丁香、冬虫夏草组成)。功能主治:扶正祛邪,软坚散结。用于头颈部恶性肿瘤属气血瘀阻证者。用法用量:口服,1 日 3 次,1 次 2~3 粒,或遵医嘱。

3. 肝热风动证

〔**证候**〕**主症:**头痛头胀,如锥如刺,烦躁易怒。**次症:**呕吐频作,或呈喷射状,面红耳赤,口渴尿黄,大便干结。**舌脉:**舌红,苔黄或白而干,脉弦数。

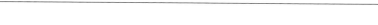

〔**治法**〕泻火解毒,清肝散结。

〔**方药**〕龙胆泻肝汤加减。

〔**中成药**〕

（1）龙胆泻肝丸^(中国药典)（由龙胆、柴胡、黄芩、炒栀子、泽泻、木通、盐车前子、酒当归、地黄、炙甘草组成）。功能主治:清肝胆,利湿热。用于脑瘤证属肝胆湿热者,症见头晕目赤,耳鸣耳聋,胁痛口苦,尿赤。用法用量:口服,1 日 2次,小蜜丸 1 次 6~12g（30~60 丸）,大蜜丸 1 次 1~2 丸,水丸 1 次 3~6g。

（2）安宫牛黄丸^(中国药典)（由牛黄、水牛角浓缩粉、麝香或人工麝香、珍珠、朱砂、雄黄、黄连、黄芩、栀子、郁金、冰片组成）。功能主治:清热解毒,镇惊开窍。用于热病,邪入心包,高热惊厥,神昏谵语;中风昏迷及脑炎、脑膜炎、中毒性脑病、脑出血见上述证候者。适用于脑瘤窍闭神昏、颈项强直者。用法用量:口服,成人 1 日 1 次,1 次 1 丸（3g）;小儿 1 日 1 次,3 岁以内 1 次 1/4 丸,4~6岁 1 次 1/2 丸;或遵医嘱。

（3）醒脑静注射液^(医保目录)（由麝香、郁金、冰片、栀子组成）。功能主治:清热解毒,凉血活血,开窍醒脑。用于脑瘤证属气血逆乱、脑脉瘀阻者,症见中风昏迷,偏瘫口㖞;外伤头痛,神志昏迷;酒毒攻心,头痛呕恶,昏迷抽搐。适用于脑栓塞、脑出血急性期、颅脑外伤、急性酒精中毒见上述证候者。用法用量:肌内注射,1 日 1~2 次,1 次 2~4ml;静脉滴注,1 日 1~2 次,1 次 10~20ml,用 5%~10%葡萄糖注射液或 0.9% 氯化钠注射液 250~500ml 稀释后滴注;或遵医嘱。

4. 气阴两虚证

〔**证候**〕**主症**:体倦乏力,气短自汗,口干舌燥。**次症**:饮食减少,大便干结,或有盗汗,面色无华。**舌脉**:舌淡苔薄,或舌红苔剥,脉细弱或虚数。

〔**治法**〕益气养阴,健脾和胃。

〔**方药**〕四君子汤合益胃汤加减。

〔**中成药**〕

（1）贞芪扶正颗粒^(医保目录)（由黄芪、女贞子组成）。功能主治:补气养阴。有提高人体免疫功能、保护骨髓和肾上腺皮质功能的作用。用于手术、放疗、化疗引起的虚损,可促进生理功能恢复。用法用量:口服,1 日 2 次,1 次 1 袋。

（2）复方红豆杉胶囊^(医保目录)（由红豆杉皮、红参、甘草、二氧化硅组成）。功能主治:祛邪扶正,通络散结。用于头部肿瘤中晚期属气虚痰湿、气阴两虚、气滞血虚证者。用法用量:口服,1 日 3 次,1 次 2 粒,21 日为一个疗程。

5. 肝肾阴虚证

〔**证候**〕**主症**:头痛隐隐,时作时止。**次症**:耳鸣眩晕,视物不清,肢体麻木,大便干燥,小便短赤。**舌脉:**舌质红,少苔,脉细数或虚细。

〔**治法**〕滋补肝肾,祛风通窍。

〔**方药**〕杞菊地黄丸加减。

〔**中成药**〕

(1)杞菊地黄丸^(中国药典)(由枸杞子、菊花、熟地黄、酒萸肉、牡丹皮、山药、茯苓、泽泻组成)。功能主治:滋肾养肝。用于脑瘤证属肝肾阴亏者,症见眩晕耳鸣,羞明畏光,迎风流泪,视物昏花。用法用量:口服,1日2次,水蜜丸1次6g,小蜜丸1次9g,大蜜丸1次1丸。

(2)天麻首乌片^(中国药典)(由天麻、白芷、制何首乌、熟地黄、丹参、川芎、当归、炒蒺藜、桑叶、墨旱莲、酒女贞子、白芍、黄精、甘草组成)。功能主治:滋阴补肾,养血息风。用于脑瘤证属肝肾阴虚者,症见头晕目眩、头痛耳鸣、口苦咽干、腰膝酸软、脱发、白发;脑动脉硬化、早期高血压、血管神经性头痛见上述证候者。用法用量:口服,1日3次,1次6片。

(3)天麻钩藤颗粒^(中国药典)(由天麻、钩藤、石决明、栀子、黄芩、牛膝、盐杜仲、益母草、桑寄生、首乌藤、茯苓组成)。功能主治:平肝息风,清热安神。用于脑瘤证属肝阳上亢者,症见头痛、眩晕、耳鸣、眼花、震颤、失眠;高血压见上述证候者。用法用量:开水冲服,1日3次,1次1袋(5g),或遵医嘱。

(三)外治法

1. 圣麝散

〔**组成**〕防风10g、藜芦10g、瓜蒂10g、麝香1.5g。

〔**功效**〕祛痰止痛。

〔**主治**〕用于小儿脑瘤或脑瘤术后头痛。

〔**用法**〕上药共研细末,以水调成糊状,贴于脑瘤部位,3日更换一次。

2. 姜辛散

〔**组成**〕细辛10g、高良姜10g、川芎10g、白芷20g。

〔**功效**〕祛风止痛。

〔**主治**〕用于脑瘤头痛。

〔**用法**〕上药共研细粉,贮瓶中备用。左侧头痛者蘸少许药粉放在右鼻孔中,右侧头痛者放在左鼻孔中,全头痛则两鼻孔均放入少许药粉。此法可反复使用。

3. 三生饼

〔**组成**〕生天南星10g、生白附子10g、生乌头10g、葱白连根须7茎、生姜15g。

〔**功效**〕祛风止痛。

〔**主治**〕用于脑瘤头痛。

〔**用法**〕生天南星、生白附子、生乌头共研细末,葱白连根须、生姜切碎捣如泥,入药末拌匀,用白布包好蒸透,拍成薄饼状,敷贴痛处。

四、单验方

1. 验方

(1)段凤舞(中国中医科学院广安门医院)验方:自拟方

龙胆草 3g、清半夏 10g、云苓 10g、陈皮 7g、磁石 30g、蜈蚣 5 条、海浮石 10g、乌梢蛇 10g、天麻 10g、钩藤 15g、夏枯草 15g、昆布 10g、海藻 10g、丝瓜络 10g、浙贝母 10g、三仙(山楂、神曲、麦芽)各 10g、生黄芪 30g、枸杞子 30g。头痛剧烈者加细辛 3g、花椒 10g;肢体麻木者加桂枝 7g、牛膝 10g;神识不清者加局方至宝丹,每日 1 丸。功效:祛风化痰,通络止痛。用于脑瘤。

(2)刘炳凡(湖南省中医药研究院)验方:平肝熄风汤

生赭石(先煎)30g、珍珠母(先煎)20g、首乌 15g、生地黄 15g、丹参 15g、白芍 15g、女贞子 15g、墨旱莲 12g、竹茹 10g、天葵子 10g、牛膝 10g、紫草 10g、陈皮 5g、蛇蜕(焙)3g、黄连 3g、蜈蚣 1 条。功效:平肝降胃,息风通络。用于脑瘤。

(3)陈茂梧(江西中医药大学附属医院)验方:脑肿瘤合剂

牛尾草 40g、鹿茸草 30g、天葵子 20g、阴地蕨 30g、葛根 30g、僵蚕 15g、川红花 10g、铁扫帚 30g、珍珠粉 1 瓶(0.6g,吞服)。功效:活血化瘀,解毒散结。用于脑瘤。

(4)刘嘉湘(上海中医药大学附属龙华医院)验方:软坚化瘀汤

夏枯草 30g、海藻 30g、昆布 15g、桃仁 9g、白芷 9g、石见穿 30g、王不留行 12g、赤芍 15g、生南星 9g、蜂房 12g、野菊花 30g、生牡蛎 30g、全蝎 6g、蜈蚣 9g。加服天龙片,1 日 3 次,1 次 5 片。功效:清热化痰,通络行瘀,软坚散结,解毒抗癌。用于颅内肿瘤。

2. 单方

(1)金剪刀草 120g。用法:洗净加食盐少许捣碎,敷于肿瘤相应部位,厚度 0.5~1cm,24~36 小时后换药一次,用于各种脑瘤。

(2)三七粉。用法:口服,1 日 2 次,1 次 3g。用于脑瘤属血瘀气滞者。

(3)魔芋(蛇六谷)30g。用法:煎 3 小时,分 3 次服,20 剂为一个疗程。用于脑瘤属痰毒蕴结者。

第二十节　皮肤癌

皮肤癌（epidermal cancer）是发生于皮肤及其附属器的恶性肿瘤，包括皮肤原位癌、鳞状细胞癌、基底细胞癌、汗腺癌、湿疹样癌、恶性淋巴瘤和恶性黑色素瘤等，以基底细胞癌和鳞状细胞癌的发病率最高。本节主要讨论基底细胞癌和鳞状细胞癌。皮肤癌好发于 40 岁以上人群，以中老年人为多，男女之比约为 2∶1，大多数发生于头面部，少数发生于四肢和躯干部。皮肤癌较少转移，手术、放疗的治愈率均在 90% 以上，死亡率低。

本病属于中医学"癌疮""翻花疮""石疽""恶疮""石疔"等范畴。

一、诊断要点

基底细胞癌多发生于中年以后，好发于眼眶周围、鼻翼、鼻唇沟和颊部等易受日光照射的头面部。基底细胞癌的恶性程度较低，生长缓慢，但可向深部侵犯肌肉、骨骼等，引起相应的表现；基底细胞癌罕见转移。鳞状细胞癌多发于中年以后男性，好发于受阳光照射的头面部和黏膜。鳞状细胞癌发展相对较快，可有区域淋巴结和远处器官转移。

（一）症状

早期皮肤癌无特异性临床表现，各类皮肤癌的早期表现相似，晚期常可出现比较典型的临床表现。

1. 基底细胞癌　好发于经常受到日光照射的部位，如面部、眼周围、鼻部等，四肢和躯干部较少。基底细胞癌可以单独出现，也可伴发某些疾病。基底细胞癌最典型的早期临床表现是皮肤出现一个珍珠状、半透明的丘疹样小结节，伴有毛细血管扩张，如病灶位于皮肤的较深部位，其表面皮肤略呈凹陷，且失去皮肤的色泽和纹理；经过相当长的发展阶段后，其表面出现鳞片状脱屑，之后表面出现糜烂，当病灶继续扩大时，其中央形成溃疡，溃疡边缘参差不齐，似虫蚀样。根据基底细胞癌的临床表现和病理特征，可分为以下几种类型：

（1）结节溃疡型：最常见，好发于头颈部，发病初期多表现为单发、半透明的小结节，伴毛细血管扩张；病变缓慢发展增大，中心部发生破溃形成溃疡，周围逐渐隆起，边缘不齐如鼠咬状。病理学检查显示基底样细胞侵入真皮，周围呈栅状排列结构。

（2）浅表型：好发于躯干和四肢，常见表现为单发或多发的淡红色斑块或斑点，分界清楚，表面常有鳞屑，生长缓慢，以后相继发生糜烂等改变。病理学检查显示基底样细胞侵犯表皮深部，但未侵犯真皮。

（3）硬化型：好发于面部，多表现为扁平或稍凹陷的浸润性斑块，似局限性硬皮病，生长缓慢，中央有或无溃烂。病理学检查显示基底样细胞侵犯深部的网状真皮。

（4）色素型：此型的典型表现是病变呈不同程度的色素沉着，白灰至深黑色，常不均匀，边缘部分常较深，中央部分呈点状或网状分布。

2. 鳞状细胞癌　好发于颞、颊、额、鼻、眼睑、手背和头皮等易受阳光照射的部位，以及皮肤与黏膜的交界部位。早期鳞状细胞癌与基底细胞癌的临床表现无明显差异，但鳞状细胞癌更多发生于原有皮肤损害的部位，如瘢痕、慢性溃疡、砷角化病和射线角化病等的皮损部位。根据鳞状细胞癌的临床病理特征，通常分为两型：

（1）菜花型：初起为浸润性小斑块、结节或溃疡，继而隆起呈乳头状或菜花状，淡红至暗红色，底宽，质硬，表面可见毛细血管扩张，覆以鳞屑和结痂，顶部常有钉刺样角质，若将其强行剥离，底部容易出血，此型多见于面部和四肢。

（2）溃疡型：初起为淡红色坚硬小结节，表面光滑，有光泽，逐渐增大，中央呈脐形凹陷，周围有新发结节，结节破溃后形成火山口样溃疡，边缘坚硬，高起并外翻，溃疡底面高低不平，有坏死组织及脓性分泌物，发展较快，向深处浸润，可达肌肉和骨骼。

（二）辅助检查

病理学检查是确诊皮肤癌及明确其组织学类型的基本方法。皮肤癌至今尚没有敏感性高、特异性强的肿瘤标志物。血常规、尿常规、便常规、心电图、肝功能、肾功能、肺功能、CT 及 MRI 等，可以了解患者的全身情况和重要脏器的功能状态。

（三）鉴别诊断

皮肤癌无特异性临床表现，常需要与一些良性皮肤病相鉴别，如银屑病、湿疹、角化棘皮瘤、脂溢性角化病、盘状红斑狼疮、局限性硬皮病、光线性角化病等。

二、西医治疗要点

（一）电干燥刮除术

本法是利用皮肤癌组织松脆的特点，直视下使用小刮匙将癌灶完全挖出后,再利用电流使局部病灶干燥、失活,以去除病变皮肤。这种治疗方法主要用于治疗浅表型、面积小的皮肤癌,特别适用于低危的浅表型和结节型基底细胞癌,不宜用于硬斑型、复发病灶、面积大于 $1cm^2$、带毛的皮肤癌和侵犯到皮下组织的皮肤癌。在治疗过程中,如果发现病灶已经侵犯到皮下组织,则应改行手术切除。

(二)手术治疗

手术切除皮肤癌病灶是目前西医治疗皮肤癌的主要方法之一,手术治疗的方式有三种,包括常规病灶切除术、显微外科手术、术中进行冰冻病理检查的手术。

(三)放射治疗

由于皮肤癌常发生于血液供应较丰富的头面部,治疗后并发症较少,而且对放疗非常敏感,单纯放疗常能取得治愈效果,基底细胞癌放疗的治愈率约为96%,鳞状细胞癌放疗的治愈率约为92%。因此,放疗与手术一样,是目前西医治疗皮肤癌的主要方法之一。

(四)化学治疗

化学治疗包括在皮肤癌病灶表面直接使用抗癌药的局部化疗和通过口服及静脉注射途径等使用抗癌药的全身性化疗,合理地使用化疗可以起到较好的效果。局部化疗常用药主要有氟尿嘧啶软膏、博莱霉素软膏等。全身化疗常用药主要是顺铂(DDP)、阿霉素(ADM)、5-氟尿嘧啶(5-FU)、博来霉素(BLM)等。

(五)其他治疗

有激光治疗、光动力学治疗、冷冻治疗等。

三、中成药应用

(一)基本病机

中医认为皮肤为人之藩篱,易受外邪侵袭。皮肤癌的发生不仅与外感风、湿、热、毒有关,亦与机体的脏腑功能失调相关。肺主气,外合皮毛,邪毒外侵,痹阻皮肤经络,气血运行失常,肺气失调,皮毛不润,肝藏血,调节血量,肝肾阴虚,肝火血燥,皮肤难荣;脾为后天之本、气血生化之源,脾失健运,脾胃虚弱,肌肤失养,聚津成湿,进而痰凝血结而发病。外因多由风、湿、热、毒侵袭肤腠,内因多由悲怒忧思,肝脾两伤,导致有形之痰浊与无形之气郁相互凝聚,阻滞结块,进而腐蚀肌肤而浸淫不休。皮肤癌的病位在皮肤,但与肺、肝、脾、肾等脏腑关系密切。皮肤癌初期以局部邪实为主,多为痰、瘀、热毒搏结;晚期可见全身正气亏虚,多为气血两虚,而实邪尚存。

（二）辨证分型使用中成药

皮肤癌常用中成药一览表

证型	常用中成药
肝郁血燥证	龙胆泻肝丸、加味逍遥丸
血热湿毒证	片仔癀、华蟾素注射液
血瘀痰结证	珍香胶囊、小金胶囊、参蟾消解胶囊
脾虚痰湿证	康莱特软胶囊、五苓散
气血两虚证	紫龙金片、安多霖胶囊、复方阿胶浆

1. 肝郁血燥证

〔**证候**〕**主症:**皮肤小结节,质硬,边缘高起,色暗红,溃后不收口,菜花状,触之易出血。**次症:**性情急躁,心烦易怒,胸胁苦满。**舌脉:**舌尖红,苔薄黄或薄白,脉弦细。

〔**治法**〕疏肝理气,养血润燥。

〔**方药**〕丹栀逍遥散加减。

〔**中成药**〕

（1）龙胆泻肝丸^{（中国药典）}（由龙胆、柴胡、黄芩、炒栀子、泽泻、木通、盐车前子、酒当归、地黄、炙甘草组成）。功能主治:清肝胆,利湿热。用于皮肤癌证属肝胆湿热者,症见头晕目赤,耳鸣耳聋,胁痛口苦,尿赤,湿热带下。用法用量:口服,1 日 2 次,小蜜丸 1 次 6~12g（30~60 丸）,大蜜丸 1 次 1~2 丸,水丸 1 次 3~6g。

（2）加味逍遥丸^{（中国药典）}（由柴胡、当归、白芍、麸炒白术、茯苓、甘草、牡丹皮、栀子组成）。功能主治:疏肝清热,健脾养血。用于皮肤癌证属肝郁化火者,症见胸胁胀痛,烦闷急躁,颊赤口干,食欲不振或有潮热,以及妇女月经先期,经行不畅,乳房与少腹胀痛。用法用量:口服,1 日 2 次,1 次 6g。

2. 血热湿毒证

〔**证候**〕**主症:**初起皮肤米粒或黄豆大小丘疹,暗红色,中央可有灰色痂,边缘较硬,渐渐扩大,甚至形成溃疡。**次症:**流脓血,味恶臭或为渗液所盖,日久不愈,或形成较深的溃口,如菜花样。**舌脉:**舌红绛,苔黄腻,脉滑。

〔**治法**〕清热凉血,除湿解毒。

〔**方药**〕除湿解毒汤加减。

〔**中成药**〕

（1）片仔癀^(中国药典)（由麝香、牛黄、蛇胆、三七等组成）。功能主治:清热解毒,凉血化瘀,消肿止痛。可祛除湿热、热毒、湿毒、瘀血等多种邪气,用于多种癌症及癌性疼痛的治疗及辅助治疗,可以改善癌症患者的生活质量,改善肝脏功能。用法用量:口服,1 日 2~3 次,1 次 0.6g,8 岁以下儿童 1 次 0.15~0.3g。

（2）华蟾素注射液^(医保目录)（主要成分为干蟾皮提取物）。功能主治:清热解毒,消肿止痛,活血化瘀,软坚散结。用于中晚期肿瘤。用法用量:肌内注射:1 日 2 次,1 次 2~4ml,2~3 个月为一个疗程;静脉滴注:1 日 1 次,1 次 10~20ml,用 5% 葡萄糖注射液 500ml 稀释后缓慢滴注,用药 1 周后休息 1~2 日,4 周为一个疗程。

3. 血瘀痰结证

〔**证候**〕**主症**:肌肤甲错,皮肤起小丘疹或小结节,逐渐增大,中央糜烂,结黄色痂,边缘隆起,边界不清,有蜡样结节。**次症**:发展缓慢,或可长期保持完整之淡黄色小硬结,最终破溃。**舌脉**:舌暗红,苔腻,脉沉滑。

〔**治法**〕活血化瘀,化痰软坚。

〔**方药**〕血府逐瘀汤加减。

〔**中成药**〕

（1）珍香胶囊^(其他)〔由珍珠、人工牛黄、血竭、三七、人工麝香、冰片、琥珀、沉香、天竺黄、川贝母、僵蚕（姜汁制）、金礞石（煅）、大黄、西洋参、黄芪、海马组成〕。功能主治:清热解毒,活血化瘀,消痰散结。对于证属痰瘀凝聚、毒热蕴结的癌症患者的放疗有协同作用。用法用量:口服,1 日 3 次,1 次 6 粒。

（2）小金胶囊^(中国药典)（由人工麝香、木鳖子、制草乌、枫香脂、乳香、没药、五灵脂、当归、地龙、香墨组成）。功能主治:散结消肿,化瘀止痛。用于皮肤癌初期属毒结痰凝证者。用法用量:口服,1 日 2 次,1 次 3~7 粒（每粒装 0.35g）或 1 次 4~10 粒（每粒装 0.30g）。

（3）参蟾消解胶囊^(医保目录)（由人参、雄黄、酒制蟾酥、西红花、人工牛黄、麝香、冰片、三七、天竺黄、芦荟组成）。功能主治:化瘀解毒,豁痰消肿。用于皮肤癌证属痰瘀毒结者,症见局部肿块刺痛、色暗等。用法用量:饭后口服,1 日 3 次,1 次 1 粒。连用 1 周后若无恶心、呕吐现象,可增至 1 次 2 粒,1 日 3 次,或遵医嘱。

4. 脾虚痰湿证

〔**证候**〕**主症**:食少纳呆,腹胀消瘦。**次症**:皮肤肿物呈囊状,内含较多黏液,色蜡黄,逐渐增大,亦可破溃流液,其味恶臭。**舌脉**:舌暗红,苔腻,脉滑。

〔**治法**〕健脾益气,化痰利湿。

〔**方药**〕二陈汤合羌活胜湿汤加减。

〔**中成药**〕

(1)康莱特软胶囊^(中国药典)(主要成分为薏苡仁油)。功能主治:益气养阴,消癥散结。用于皮肤癌手术前及不宜手术的脾虚痰湿、气阴两虚证者。用法用量:口服,1日4次,1次6粒。宜联合放、化疗使用。

(2)五苓散^(中国药典)(由泽泻、茯苓、猪苓、炒白术、肉桂组成)。功能主治:温阳化气,利湿行水。用于皮肤癌证属阳气不化、水湿内停者,症见水肿,小便不利,腹胀,呕逆泄泻,渴不思饮。用法用量:口服,1日2次,1次6~9g。

5. 气血两虚证

〔**证候**〕**主症**:神疲乏力,面色萎黄,头晕目眩,少气懒言。**次症**:皮肤肿块腐溃、恶肉难脱,稍有触动则污血外溢。**舌脉**:舌淡,苔白,脉细或弱。

〔**治法**〕补益气血,扶正祛邪。

〔**方药**〕八珍汤加减。

〔**中成药**〕

(1)紫龙金片^(中国药典)(由黄芪、当归、白英、龙葵、丹参、半枝莲、蛇莓、郁金组成)。功能主治:益气养血,清热解毒,理气化瘀。用于气血两虚证,症见神疲乏力,少气懒言,头昏眼花,食欲不振,气短自汗,疼痛。用法用量:口服,1日3次,1次4片,与化疗同时使用。每4周为一个周期,2个周期为一个疗程。

(2)安多霖胶囊^(医保目录)(由抗辐射植物提取物、鸡血藤组成)。功能主治:益气补血,扶正解毒。主治气血两虚证,用于放、化疗引起的白细胞减少、免疫功能低下、食欲不振、神疲乏力、头晕气短等症。对肿瘤放射治疗中因辐射损伤造成的淋巴细胞微核率增高等有改善作用。用法用量:口服,1日3次,1次4粒。

(3)复方阿胶浆^(中国药典)(由阿胶、红参、熟地黄、党参、山楂组成)。功能主治:补气养血。用于气血两虚,头晕目眩,心悸失眠,食欲不振及白细胞减少症和贫血。用法用量:口服,1日3次,1次20ml。

(三)外治法

1. 三品一条枪粉

〔**组成**〕明矾60g、白砒45g、雄黄7.2g、没药3.6g。

〔**功效**〕蚀疮腐,解毒消肿。

〔**主治**〕用于皮肤瘢痕癌。

〔**用法**〕上药研细粉,取0.3~0.6g撒布于癌灶,用凡士林纱布覆盖,加盖纱布后固定,每天换敷料 1 次,3~5 日上药 1 次。

2. 复方千足虫膏

〔**组成**〕千足虫、鲜麻根各 6 份,蓖麻仁 2 份,陈石灰、叶烟粉各 1 份。

〔**功效**〕破积,清热,解毒,抗癌。

〔**主治**〕用于皮肤癌。

〔**用法**〕上药制成软膏外用,每日或隔日换药 1 次,1~2 个月为一个疗程。

3. 皮癌净

〔**组成**〕碱发白面 30g,红砒 3g,指甲、头发各 1.5g,大枣(去核)1 枚。

〔**功效**〕蚀败肉,抗癌。

〔**主治**〕用于皮肤癌。

〔**用法**〕上药制成粉末外用。每日 1 次或隔日 1 次,将药粉直接撒在瘤体创面上,或用芝麻油调至糊状涂于瘤体创面。

4. 改良硇砂散

〔**组成**〕硇砂 9g,轻粉、雄黄、大黄、西月石各 3g,冰片 0.15g。

〔**功效**〕祛腐,解毒。

〔**主治**〕用于皮肤癌。

〔**用法**〕上药共研细末外用,用獾油或香油调成糊状,每日于局部涂搽 1 次。

四、单验方

1. 验方

(1)萧梓荣(湖南中医药大学第二附属医院)验方:菊藻丸

菊花 50g、海藻 50g、三棱 50g、蚤休 50g、制马钱子 50g、金银花 75g、漏芦 75g、马蔺子 75g、山慈菇 75g、蜈蚣 25 条、首乌 100g、黄连 12.5g。功效:清热解毒,化瘀软坚。用于皮肤癌。

(2)谢秋声(上海市长宁区中心医院)验方:自拟方

生地黄、当归各 12g,赤芍、丹参、川牛膝、僵蚕、金银花各 9g,蒲公英、白花蛇舌草、汉防己、茯苓皮各 30g,赤小豆 60g,干蟾皮 6g,制乳香、制没药、甘草各 4.5g。用法:水煎,口服,配合外用金黄膏、千金散。功效:补益气血,解毒除湿祛瘀。用于皮肤癌。

(3)王纪民(新疆沙湾县人民医院)验方:补中益气汤加味

黄芪 15g、白术 10g、陈皮 10g、党参 15g、升麻 3g、柴胡 5g、当归 15g、甘草 3g、乌梢蛇 10g、蜈蚣 10g、土鳖虫 10g。另服蕲蛇 10g,每日 1 次;外敷葵花籽末。用于皮肤癌肝火血燥生风证。

2. 单方

（1）石见穿适量（鲜品为佳）。用法：捣烂和猪油调敷患处。用于皮肤癌溃破。

（2）天胡荽不拘多少。用法：加水煎熬成膏，涂于患处。用于鳞状上皮癌。

（3）鲜农吉利适量。用法：捣烂至糊状，敷于患处，每日 1~2 次直至痊愈。

第二十一节　恶性淋巴瘤

恶性淋巴瘤（malignant lymphoma）是原发于淋巴结和 / 或结外淋巴组织的恶性肿瘤，是可以高度治愈的实体肿瘤。临床典型表现为无痛性淋巴结肿大和局部肿块，同时可有相应器官的压迫症状。患者常有发热、消瘦、盗汗、肝脾肿大等症状，晚期出现贫血、恶病质。依据临床和病理特点的不同，淋巴瘤可分为霍奇金淋巴瘤（Hodgkin lymphoma，HD）和非霍奇金淋巴瘤（non-Hodgkin lym- phoma，NHL）两大类。在组织病理学上，HD 的恶性细胞为里 - 施细胞（Reed-Sternberg cell）及其变异细胞，NHL 的恶性细胞则为恶变细胞增殖形成的大量淋巴瘤细胞，因此可以把它们理解为两种不同的疾病。但由于两者均起源于淋巴组织，且在临床分期与表现上有类似之处，故将其归入淋巴瘤一类疾病描述。

本病属中医"瘰疬""石疽""痰核""恶核"范畴。

一、诊断要点

（一）症状

1. 食欲减退，腹痛、腹泻，腹部肿块。

2. 体重减轻，发热、盗汗及贫血，HD 中有 85% 病例皮肤瘙痒，17%~21% 病例饮酒 20 分钟后病变局部出现疼痛。

3. 局部骨骼疼痛、按压痛。

（二）体征

1. 起病缓慢，进行性无痛性浅表淋巴结肿大为本病的首发症状，多见于颈部淋巴结，HD 首发于颈部者占 60%~80%，NHL 占 53.5%。

2. 肝脾肿大，肝区疼痛或压痛。

3. HD 累及骨骼者占 10%~35%，NHL 更多见。胸椎、腰椎受累多见，可继发病理性骨折、骨肿瘤及神经受累症状。

4. 局部压迫症状及恶性淋巴瘤浸润邻近脏器可产生各种相关体征。

（三）辅助检查

血常规、尿常规、便常规、血沉、骨髓穿刺、血清碱性磷酸酶、乳酸脱氢酶、肝肾功能等。其中，血清碱性磷酸酶升高常提示骨髓侵犯，乳酸脱氢酶升高与病情相关。

（四）鉴别诊断

淋巴结肿大的原因很多，本病需与慢性淋巴结炎、淋巴结结核、淋巴结转移瘤、巨大淋巴结增生、嗜酸性细胞增多性淋巴肉芽肿、急慢性淋巴细胞白血病及传染性单核细胞增多症等鉴别。

二、西医治疗要点

近年由于采用了合理有计划的综合治疗方法，恶性淋巴瘤的治疗效果有了大幅提高。霍奇金淋巴瘤 60%~80% 可治愈，非霍奇金淋巴瘤 50% 以上可以长期缓解。恶性淋巴瘤的治疗，必须根据病理类型、原发部位、发展趋势和全身情况制定计划。放疗和化疗是当前治疗恶性淋巴瘤的主要措施。早期局限性病灶可以在手术切除后予局部放疗或化疗。

三、中成药应用

（一）基本病机

恶性淋巴瘤属正虚邪实。邪实有寒凝、痰郁、火盛、气血郁结，正虚则有脾虚、气血两虚、阴虚阳亏。一般是多种因素杂合交织，搏结于内，影响脏腑、气血、阴阳、津液正常生化而致。

病位主在肌肤、经筋，但涉及五脏和六腑。病发于内，则见纵隔肿块、胁下癥积、胃肠积聚；病发于外，则见颈项、腋下、腹股沟等处痰核、恶核、石疽渐生。疾病之初，脏腑气血初伤，见痰核小而软，可移动；中期湿毒痰热相互交织，正虚邪见，痰核渐大，坚硬不移，或内生癥积，腹大如鼓；晚期诸虚不足，邪气盛实，而见面色萎黄、大肉脱骨、卧床难起。

（二）辨证分型使用中成药

恶性淋巴瘤常用中成药一览表

证型	常用中成药
风热血燥证	肿节风分散片、消癌平片、防风通圣丸

续表

证型	常用中成药
寒痰凝滞证	小金胶囊、阳和丸
痰瘀互结证	安康欣胶囊、软坚口服液、大黄䗪虫丸
肝肾阴虚证	内消瘰疬片、五海瘿瘤丸、六味地黄丸
气血双亏证	复方皂矾丸、当归补血口服液、参芪片

1. 风热血燥证

〔证候〕**主症**:硬结,不红不痛。**次症**:时有发热恶寒,鼻衄,咽痛,尿黄,大便干结,**舌脉**:舌红苔黄,脉滑数。

〔治法〕疏风清热,润燥散结。

〔方药〕防风通圣汤合增液汤加减。

〔中成药〕

(1)肿节风分散片^(医保目录)(由肿节风组成)。功能主治:消肿散结,清热解毒。用于肿瘤热毒壅盛证,症见皮肤硬结,鲜红或紫红色,受风加重等。用法用量:口服,1日3次,1次3片。

(2)消癌平片^(医保目录)(由乌骨藤组成)。功能主治:抗癌,消炎,平喘。用于多种恶性肿瘤,亦可配合放疗、化疗及手术后治疗。用法用量:口服,1日3次,1次8~10片。

(3)防风通圣丸^(中国药典)(由防风、荆芥穗、薄荷、麻黄、大黄、芒硝、栀子、滑石、桔梗、石膏、川芎、当归、白芍、黄芩、连翘、甘草、炒白术组成)。功能主治:解表通里,清热解毒。用于风热壅盛、表里俱实证,症见外寒内热,表里俱实,恶寒壮热,头痛咽干,小便短赤,大便秘结,瘰疬初起,风疹湿疮。用法用量:口服,1日2次,1次6g。

2. 寒痰凝滞证

〔证候〕**主症**:颈项部及腋下硬结,不痛不痒,皮色不变,难消难溃。**次症**:面色苍白,形寒肢冷,胃纳欠佳,皮肤瘙痒,小便清长,大便溏。**舌脉**:舌质略淡,苔白微腻,脉沉细。

〔治法〕温阳化痰,软坚散结。

〔方药〕阳和汤合消瘰丸加减。

〔中成药〕

(1)小金胶囊^(中国药典)(由人工麝香、木鳖子、制草乌、枫香脂、乳香、没药、五灵脂、当归、地龙、香墨组成)。功能主治:散结消肿,化瘀止痛。用于恶性淋巴瘤证属阴寒凝滞、痰凝滞结者。用法用量:口服,1 日 2 次,1 次 3~7 粒(每粒装 0.35g)或 1 次 4~10 粒(每粒装 0.30g),小儿酌减。

（2）阳和丸^(其他)(由肉桂、白芥子、附子、麻黄、干姜组成)。功能主治:温经回阳,活血通络,消肿散结。用于阳虚血亏、寒凝痰滞证,症见患处漫肿无头,疼痛无热,皮色不变,口中不渴,以及阴疽流注,久不溃散,鹤膝风等;亦用于淋巴结结核、淋巴瘤、慢性淋巴结炎等见上述证候者。用法用量:口服,1 日 1 次,1 次 3g(15 丸)。

3. 痰瘀互结证

〔证候〕主症:脘腹结瘤,颈、腋及腹股沟等处作核累累。次症:咳嗽,胸闷胸痛,或局部疼痛固定,心悸气短,甚或喘息,面颈浮肿,唇舌青紫。舌脉:舌有瘀点或瘀斑,苔薄黄,脉弦滑。

〔治法〕化痰祛瘀,解毒软坚。

〔方药〕瓜蒌薤白半夏汤合失笑散、逐瘀汤加减。

〔中成药〕

（1）安康欣胶囊^(医保目录)(由半枝莲、山豆根、夏枯草、蒲公英、鱼腥草、石上柏、枸杞子、穿破石、人参、黄芪、鸡血藤、灵芝、黄精、白术、党参、淫羊藿、菟丝子、丹参组成)。功能主治:清热解毒,活血化瘀,软坚散结,扶正固本。用于恶性淋巴瘤痰瘀毒结证的辅助治疗。用法用量:口服,1 日 3 次,1 次 4~6 粒(1 粒装 0.5g),饭后温开水送服。30 日为一个疗程。

（2）软坚口服液^(医保目录)(由白附子、人参、三棱、黄芪、山豆根、重楼组成)。功能主治:化瘀,解毒,益气。用于放、化疗有协同增效作用,并可提高机体免疫功能,缓解癌性疼痛;对胁肋疼痛、腹痛、纳呆、腹胀、神疲乏力等症状有明显改善作用。用法用量:口服,1 日 3 次,1 次 20ml,30~60 日为一个疗程。

（3）大黄䗪虫丸^(中国药典)(由熟大黄、土鳖虫、水蛭、虻虫、蛴螬、干漆、桃仁、炒苦杏仁、黄芩、地黄、白芍、甘草组成)。功能主治:活血破瘀,通经消癥。用于恶性淋巴瘤证属瘀血内停者,症见腹部肿块,肌肤甲错,目眶暗黑,潮热羸瘦,经闭不行等。用法用量:口服,1 日 1~2 次,水蜜丸 1 次 3g,小蜜丸 1 次 3~6 丸,大蜜丸 1 次 1~2 丸。

4. 肝肾阴虚证

〔证候〕主症:全身多处淋巴结肿大,质硬。次症:潮热盗汗,腰酸目昏,食欲不振,消瘦乏力。舌脉:舌质红,苔薄黄,脉细数。

〔治法〕益肾补肝,养阴散结。

〔方药〕六味地黄丸加减。

〔**中成药**〕

（1）内消瘰疬片^{（中国药典）}（由夏枯草、浙贝母、海藻、白蔹、天花粉、连翘、熟大黄、玄明粉、煅蛤壳、大青盐、枳壳、桔梗、薄荷脑、地黄、当归、玄参、甘草组成）。功能主治:消坚散结,化痰通下。用于瘰疬鼠疮、颈下结核坚硬肿痛,未溃或已溃,大便燥结;亦可用于甲状腺肿瘤、乳腺癌、恶性淋巴瘤等。用法用量:口服,1 日 1~2 次,1 次 9g。

（2）五海瘿瘤丸^{（医保目录）}（由海带、海藻、海螵蛸、蛤壳、昆布、白芷、木香、煅海螺、夏枯草、川芎组成）。功能主治:软坚消肿。用于痰核、瘿瘤、瘰疬、乳核。用法用量:口服,1 日 2 次,1 次 1 丸（1 丸重 9g）。

（3）六味地黄丸^{（中国药典）}（由熟地黄、山茱萸、牡丹皮、山药、茯苓、泽泻组成）。功能主治:滋阴补肾。用于各种癌症属肾阴亏损证者,症见头晕耳鸣,腰膝酸软,骨蒸潮热,盗汗遗精,消渴。用法用量:口服,1 日 2 次,水丸 1 次 5g,水蜜丸 1 次 6g,小蜜丸 1 次 9g,大蜜丸 1 次 1 丸。

5. 气血双亏证

〔**证候**〕**主症**:多处淋巴结肿大。**次症**:面色苍白,少气懒言,心悸,消瘦,食欲不振。**舌脉**:舌淡,苔薄白,脉沉细无力。

〔**治法**〕益气补血,健脾补肾。

〔**方药**〕八珍汤加减。

〔**中成药**〕

（1）复方皂矾丸^{（中国药典）}（由皂矾、西洋参、海马、肉桂、大枣、核桃仁组成）。功能主治:温肾健髓,益气养阴,生血止血。用于放疗和化疗引起的骨髓损伤、白细胞减少属肾阳不足、气血两虚证者。用法用量:口服,1 日 3 次,1 次 7~9 丸,饭后即服。

（2）当归补血口服液^{（中国药典）}（由当归、黄芪组成）。功能主治:补养气血。用于气血两虚证,症见面色苍白或萎黄,头晕目眩,四肢倦怠,气短懒言,心悸怔忡,饮食减少,舌淡苔薄白,脉细弱或虚大无力;亦可用于肿瘤患者失血、肿瘤溃破、手术或化疗后见气血亏虚证或白细胞减少等。用法用量:口服,一日 2 次,1 次 10ml。

（3）参芪片^{（医保目录）}（由黄芪、党参组成）。功能主治:补益元气。用于恶性淋巴瘤症见气虚体弱、四肢无力者。用法用量:口服,1 日 3 次,1 次 4 片。

（三）外治法

1. 玉龙散

〔**组成**〕人中白 3g、硼砂 3g、竹蜂 4 只（竹内黑色者）、青黛 1.5g、元明粉

3g、川连 3g、山豆根 3g。

〔**功效**〕温经散寒,活血止痛。

〔**主治**〕用于寒邪着络引起的肿物。

〔**用法**〕分为药粉和贴剂两种剂型,外用,敷于患处,每日 1~2 次。

2. 拔毒活血散

〔**组成**〕泽漆 60g、红花 20g、华蟾 60g、川芎 15g、川乌 15g、草乌 15g、乳香 10g、没药 10g、麻黄 10g、地鳖虫 15g、皂矾 15g、羌活 20g、独活 20g、当归 15g。

〔**功效**〕解毒通络,活血止痛。

〔**主治**〕用于恶性淋巴瘤。

〔**用法**〕以上药物分别按规定炮制,粗粉过筛掺匀,使用时用麻油或陈醋调敷患处。

3. 消瘤散

〔**组成**〕海藻 30g,夏枯草、昆布各 20g,白芥子 12g,冰片、雄黄、沉香各 6g。

〔**功效**〕散结化痰,解毒止痛。

〔**主治**〕用于阴虚火旺型非霍奇金淋巴瘤。

〔**用法**〕每次取单侧颈百劳、三阴交、脾俞、肾命、章门、丰隆穴敷贴,左右交替。

四、单验方

1. 验方

(1)李银良(解放军第八十九医院)验方:攻坚散结汤

白术 15g、白参 15g、莪术 10g、三棱 10g、当归 10g、川芎 10g、白芍 10g、茯苓 10g、熟地 15g、守宫(冲)6g、三七(冲)6g、鳖甲 15g、青黛(冲)3g、元胡 10g、姜南星 10g、制半夏 10g、半枝莲 15g、蒲公英 15g、鸡内金 10g、丹参 10g、水蛭 6g、威灵仙 10g、重楼 10g、白头翁 15g、牡丹皮 10g、青皮 10g、小茴香 10g、蜈蚣 3g。功效:软坚散结。用于恶性淋巴瘤。

(2)刘旻(北京市昌平区中西医结合医院)验方:牛角地黄汤

水牛角(先煎)、生黄芪、龙葵、生地各 30g,山慈菇、赤芍、牡丹皮、浙贝、重楼各 10g,西洋参(另兑)5g。功效:清热解毒,软坚散结。用于恶性淋巴瘤热毒蕴结证。

(3)潘敏求(湖南省中医药研究院附属医院)验方:四物消瘰汤

当归、川芎、赤芍、生地各 10g,玄参、山慈菇、黄药子、海藻、昆布、夏枯草各 15g,牡蛎、蚤休各 30g。功效:活血化瘀,软坚散结。用于恶性淋巴瘤。

（4）陈孟溪（湖南中医药大学第一附属医院）验方：恶核方

黄芪 20g、麦冬 15g、浙贝母 15g、雪莲花 5g、茯苓 15g、黄芩 10g、法半夏 10g、制壁虎 5g、树舌 5g、白花蛇舌草 15g、半枝莲 15g、甘草 5g、三七粉 3g、人参 5g、重楼 6g、桃仁 12g。功效：化痰散结，益气解毒。用于恶性淋巴瘤。

2. 单方

（1）明雄黄 30g。用法：研细末，每日分 3 次服下。用于恶性淋巴瘤毒热蕴结证。

（2）光慈菇 10g、猪肾 10g。用法：煮熟，佐餐常服。用于恶性淋巴瘤。

第二十二节　急性白血病

急性白血病（acute leukemia，AL）是造血干细胞的恶性克隆性疾病，骨髓中异常的原始细胞及幼稚细胞（白血病细胞）大量增殖并抑制正常造血，广泛浸润肝、脾、淋巴结等组织器官，临床以感染、出血、贫血和髓外组织器官浸润为主要表现。本病病情进展迅速，自然病程仅有数周至数月，具有发病急、进展快、自然病程短的临床特征。一般分为急性髓细胞性白血病（acute myelogenous leukemia，AML）和急性淋巴细胞白血病（acute lymphoblastic leukemia，ALL）两大类。

AL 是儿童及青少年常见的恶性肿瘤。AML 或称急性非淋巴细胞白血病（acute non-lymphocytic leukemia，ANLL），约占儿童急性白血病的 25%，无明显发病年龄高峰，男女之间无差异。ALL 在 15 岁以下人群多发，发病高峰在 0~9 岁，约占儿童急性白血病的 80%。ALL 也可发生于成年人，约占所有成人白血病的 20%。

本病可归入中医"急劳""虚劳""血证""内伤发热""癥积""血虚""温病""痰毒肿核"等范畴。

一、诊断要点

根据临床表现、血象和骨髓象特点，一般不难诊断。由于白血病类型不同，治疗方案及预后亦不尽相同，因此诊断成立后，应进一步分型。

（一）症状

1. 贫血是首发表现，呈进行性发展。可见面色苍白、乏力、心悸、气短、运动耐量逐渐降低等。

2. 发热为初诊患者的常见症状,大多数由感染所致。可低热,亦可高达39~40℃以上,伴有畏寒、出汗等。

3. 出血早期可有皮肤黏膜出血;继而最常见的出血部位为皮肤、黏膜(鼻、口腔及牙龈),其次为眼底、球结膜。女性有月经量多,血尿较少见,且镜下血尿不易被发现;后期内脏出血或并发弥散性血管内凝血常是致死原因。

(二)体征

1. 淋巴结和肝脾肿大。

2. 常有胸骨下端局部压痛。

3. 眼球突出,复视或失明。

4. 牙龈增生、肿胀;皮肤可出现蓝灰色斑丘疹或粒细胞肉瘤,局部皮肤隆起、变硬,呈紫蓝色皮肤结节。

此外,白血病可浸润其他组织器官,肺、心、消化道、泌尿生殖系统等均可受累。

(三)辅助检查

外周血象、骨髓象对诊断急性白血病具有决定性意义;细胞形态学检查可鉴别白血病的类型;细胞学、免疫学检查可根据白血病细胞表达的系列相关抗原,确定其系列来源等多个层面,对急性白血病做出准确的鉴别诊断。

(四)鉴别诊断

本病首先要与某些感染引起的白细胞增多或异常相鉴别,如百日咳、传染性淋巴细胞增多症、风疹等。此外,口腔炎为急性白血病的常见症状之一,易与牙龈炎、急性扁桃体炎等混淆。原发性或药物性血小板减少性紫癜、再生障碍性贫血、风湿热等亦需与其鉴别。

二、西医治疗要点

(一)一般治疗

一般治疗主要有紧急处理高白细胞血症,当循环血中白细胞 $>200 \times 10^9/L$ 时,应立即使用血细胞分离机清除过高的白细胞。另外,还要预防感染、成分输血、预防及治疗高尿酸血症肾病、营养支持等。

(二)诱导缓解治疗

化学治疗是此阶段白血病治疗的主要方法。目的是达到完全缓解并延长生存期。

（三）缓解期治疗

完全缓解后进入缓解期治疗。主要方法是化疗和造血干细胞移植（hematopoietic stem cell transplantation，HSCT）。

三、中成药应用

（一）基本病机

本病病位始发在髓，主要病因为热毒和正虚，病性为本虚标实。正气亏虚为本，温热毒邪为标，多以标实为主。即由于人体正气亏虚，受到邪毒的侵袭，内因与外因相互作用而发病，并与痰、湿、气、瘀、热等密切相关，即在白血病的发展过程中，正邪交争贯穿始终。若正气转盛，邪气渐去，则病情缓解；若正气转败，邪毒势强，则病情恶化，气血阴阳甚虚，最后导致阴阳两竭而死亡。

（二）辨证分型使用中成药

急性白血病常用中成药一览表

证型	常用中成药
气血亏虚、热毒内蕴证	八珍丸、当归龙荟丸、夏枯草膏
气血两虚、毒瘀凝积证	紫龙金片、血宝胶囊、十一味参芪片
精髓亏虚、瘀毒交织证	血康口服液、维血宁合剂
肾阳虚损、痰瘀互结证	生血宝颗粒、贞芪扶正颗粒

1. 气血亏虚、热毒内蕴证

〔证候〕**主症**：面色无华，语声低微，倦怠自汗，心悸气短，头目眩晕，失眠多梦；可见痰核、瘰疬，胁下癥积。**次症**：鼻衄、齿衄、肌衄、尿血、便血、皮肤瘀斑瘀点等；时可见低热或高热，汗出恶风，口干欲饮，咽喉肿痛等。**舌脉**：舌体胖大，舌质淡红，苔薄白或薄黄，脉细弱或细数。

〔治法〕益气补血为主，兼以清热解毒。

〔方药〕八珍汤加减。

〔中成药〕

（1）八珍丸^{（中国药典）}（由党参、炒白术、茯苓、甘草、当归、白芍、川芎、熟地黄组成）。功能主治：补气益血。用于气血两虚，面色萎黄，食欲不振，四肢乏力，月经过多。用法用量：口服，1 日 2 次，水蜜丸 1 次 6g，大蜜丸 1 次 1 丸。

（2）当归龙荟丸^{（中国药典）}（由酒当归、龙胆、芦荟、青黛、栀子、酒黄连、酒黄芩、盐黄柏、酒大黄、木香、人工麝香组成）。功能主治：泻火通便。用于白血病证属肝胆火旺者,症见心烦不宁,头晕目眩,耳鸣耳聋,胁肋疼痛,脘腹胀痛,大便秘结。用法用量:口服,1 日 2 次,1 次 6g。

（3）夏枯草膏^{（中国药典）}（成分为夏枯草）。功能主治:清火,散结,消肿。用于白血病出现淋巴结和肝脾肿大者。本药口服与外敷联合能有效降低患者在化疗过程中药物不良反应的发生率。用法用量:口服,1 日 2 次,1 次 9g。

2. 气血两虚、毒瘀凝积证

〔**证候**〕**主症:**面色无华,语声低微,倦怠自汗,心悸气短,头目眩晕,失眠多梦;可见痰核、瘰疬、胁下癥积。**次症:**鼻衄、齿衄、肌衄、尿血、便血,兼有高热不退,口渴欲饮,大便干结,小便黄赤。**舌脉:**舌体瘦小或胖大,舌质淡红,苔薄白或少苔,脉细数。

〔**治法**〕益气补血为主,兼以清热解毒。

〔**方药**〕大补元煎加减。

〔**中成药**〕

（1）紫龙金片^{（中国药典）}（由黄芪、当归、白英、龙葵、丹参、半枝莲、蛇莓、郁金组成）。功能主治:益气养血,清热解毒,理气化瘀。用于气血两虚证,症见神疲乏力,少气懒言,头昏眼花,食欲不振,气短自汗,疼痛。用法用量:口服,1 日 3 次,1 次 4 片,与化疗同时使用。每 4 周为一个周期,2 个周期为一个疗程。

（2）血宝胶囊^{（医保目录）}[由熟地黄、丹参、刺五加、党参、人参、当归、黄芪（炙）、枸杞子、何首乌（制）、鹿茸、牛西西、水牛角浓缩粉、漏芦、鸡血藤、附子、桂枝、仙鹤草、川芎、补骨脂、虎杖、连翘、赤芍、女贞子、牡丹皮、狗脊、紫河车、阿胶、白术（炒）、陈皮、牛髓组成]。功能主治:补阴培阳,益肾健脾。用于贫血、血小板减少等。用法用量:口服,1 日 3 次,1 次 4~5 粒,小儿酌减,或遵医嘱。

（3）十一味参芪片^{（中国药典）}（由人参、黄芪、天麻、当归、熟地黄、泽泻、决明子、菟丝子、鹿角、枸杞子、细辛组成）。功能主治:补气养血,健脾益肾。用于癌症放、化疗所致的白细胞减少、头晕、倦怠乏力、消瘦、恶心、呕吐等。用法用量:口服,1 日 3 次,1 次 4 片。

3. 精髓亏虚、瘀毒交织证

〔**证候**〕**主症:**面色无华或苍白,头目眩晕,咽干口燥,五心烦热,失眠多梦,潮热盗汗,腰膝酸软;并见胁下癥积,痰核或瘰疬。**次症:**鼻衄、齿衄、肌衄、尿血、便血、皮肤瘀斑瘀点等;时有发热不退,神识昏蒙,口舌燥裂,大便秘结。**舌脉:**舌质绛红,苔少或剥脱,脉细数或细弱。

〔**治法**〕滋阴填精为主,兼以化瘀解毒。

〔**方药**〕大补阴丸加味。

〔**中成药**〕

（1）血康口服液^{（中国药典）}（由肿节风浸膏组成）。功能主治：活血化瘀，消肿散结，凉血止血。用于气虚血弱、热入血分证，症见烦热躁扰，昏狂谵妄，血热妄行，皮肤紫斑，伴见面色无华、头目眩晕、气怯声低等；亦可用于肿瘤化疗引发的原发性及继发性血小板减少性紫癜等。用法用量：口服，1 日 3~4 次，1 次 10~20ml，小儿酌减，可连服 1 个月。

（2）维血宁合剂^{（中国药典）}（由虎杖、白芍、仙鹤草、地黄、鸡血藤、熟地黄、墨旱莲、太子参组成）。功能主治：滋阴养血，清热凉血。用于阴虚血热所致的出血；血小板减少症见上述证候者。用法用量：口服，1 日 3 次，1 次 25~30ml，小儿酌减或遵医嘱。

4. 肾阳虚损、痰瘀互结证

〔**证候**〕**主症**：面目虚浮，畏寒肢冷，腰膝酸软，阳痿不举，夜尿频多，脘腹冷痛；可见胁下癥积，瘰疬痰核。**次症**：尿血、便血，月经量多、经期延长，皮肤瘀斑瘀点。**舌脉**：舌体胖大或瘦小，舌质淡或淡白，苔少或无苔或水滑，脉微弱或细数。

〔**治法**〕温补肾阳。

〔**方药**〕肾气丸加减。

〔**中成药**〕

（1）生血宝颗粒^{（中国药典）}（由制何首乌、女贞子、桑椹、墨旱莲、白芍、黄芪、狗脊组成）。功能主治：滋补肝肾，益气生血。用于肝肾不足、气血两虚所致的神疲乏力、腰膝酸软、头晕耳鸣、心悸、气短、失眠、咽干、纳差食少；放、化疗所致的白细胞减少，缺铁性贫血见上述证候者。用法用量：口服，1 日 2~3 次，1 次 8g，开水冲服。

（2）贞芪扶正颗粒^{（医保目录）}（由黄芪、女贞子组成）。功能主治：补气养阴。有提高人体免疫功能、保护骨髓和肾上腺皮质功能的作用。用于手术、放疗、化疗引起的虚损，可促进生理功能恢复。用法用量：口服，1 日 2 次，1 次 1 袋。

（三）外治法

针灸治疗

取穴：命门、悬钟、至阴。

操作：命门、悬钟用平补平泻法，命门针上加灸 15~20 分钟；至阴用阳中隐阴法，留针 40 分钟。每日 1 次。

作用：调节免疫功能。

四、单验方

1. 验方

（1）江劲波（湖南中医药大学第一附属医院）验方：健脾益肾生髓方

白术 15g、太子参 20g、黄芪 15g、菟丝子 15g、黄精 15g、补骨脂 15g、枸杞子 15g、鸡血藤 26g、当归 9g、石上柏 12g、半枝莲 25g、生地黄 9g、薏苡仁 30g、猪苓 20g、防风 12g、甘草 6g。功效：健脾益肾。用于白血病脾肾亏虚证。

（2）苏凤哲（北京王府中西医结合医院）验方：自拟方

狗舌草 15g、冬凌草 10g、白花蛇舌草 30g、黄药子 15g、猪殃殃 15g、白茅根 30g、仙鹤草 20g、羊蹄根 30g、虎杖 30g、白花蛇 10g、三七粉 10g、羚羊角粉 5g、生薏苡仁 30g、女贞子 20g、生山药 15g、生麦芽 20g、墨旱莲 15g、全蝎 10g。功效：解毒凉血退热，健脾益阴通络。用于白血病热毒内蕴证。

（3）韩广成（嘉祥县人民医院）验方：芪郁解毒方

黄芪 18g、茯苓 12g、陈皮 6g、郁金 12g、白花蛇舌草 15g、山慈菇 15g、白英 9g、浙贝 9g、甘草 3g。功效：益气养阴，活血化瘀。用于白血病。

（4）李君（廊坊市中医医院）验方：参芪杀白汤

党参 15g、黄芪 30g、北沙参 15g、生地黄 12g、天冬 15g、地骨皮 20g、半枝莲 15g、白花蛇舌草 30g、黄药子 10g、当归 10g、枸杞子 10g、甘草 6g。功效：益气养阴，清热解毒。用于急性白血病。

2. 单方

（1）龙葵 20g、半枝莲 20g。用法：水煎服，1 日 1 剂。

（2）壁虎适量。用法：烘干研末，1 日 3 次，1 次 2~3 只，开水送服。

（3）干蟾粉。用法：冲服，1 日 2~3 次，成人 1g，儿童 0.25g。

第二十三节　慢性白血病

慢性白血病（chronic leukemia，CL）分为慢性淋巴细胞白血病（chronic lymphocytic leukemia，CLL）、慢性粒细胞白血病（chronic myelocytic leukemia，CML）和慢性单核细胞白血病（chronic myelomonocytic leukemia，CMML）。慢性白血病病因有电离辐射、苯等化学物质、遗传、脾脏因素、细胞动力学异常等。我国以慢性粒细胞白血病为多见，本节重点阐述慢性粒细胞白血病。

本病属中医学"虚劳""血证""癥积""痰核"等范畴。

一、诊断要点

本病 WHO 诊断标准一般分两期或三期：初起为隐匿的慢性期，随后进展为加速期或急变期。

（一）共有表现

慢性粒细胞白血病起病缓慢，自发病到就诊的时间多为半年至 1 年。

1. 早期表现最早的自觉症状常为乏力、低热、多汗或盗汗、体重减轻等代谢亢进的表现；

2. 脾大晚期多数病例出现脾大，甚至巨脾。脾大可引起左季肋后或上腹部有沉重不适、食后饱胀的感觉；当血小板减少时，皮肤、牙龈易出血，女性可有月经过多。

（二）各期特征

大部分患者诊断于慢性期，20%~40% 的患者在诊断时无症状，仅在常规检查时发现白细胞过高。常见的症状有疲劳、体重减轻、贫血、盗汗和脾大。少数患者以急变为首发表现，一般状况较差时，有重度贫血、血小板减少和巨脾。

1. 慢性期

（1）乏力、低热、多汗或盗汗、体重减轻等代谢亢进的症状。

（2）自觉左上腹坠胀感，由脾大而致，常以脾大为最显著的体征，往往就医时脾脏已达脐或脐以下，质地坚实、平滑、无压痛。如果发生脾梗死则脾区压痛明显，并有摩擦音。当治疗后病情缓解时脾往往缩小，但随病情发展会再度增大。肝明显肿大者较少见。

（3）部分患者有胸骨中下段压痛。当白细胞显著增高时，可有眼底充血及出血。白细胞极度增高时，可发生"白细胞淤滞症"。慢性期一般持续 1~4 年。

2. 加速期

（1）常有发热、虚弱、进行性体重下降、骨骼疼痛，逐渐出现贫血和出血。

（2）脾持续或进行性肿大。原来治疗有效的药物无效。脾栓塞、脾出血及脾周围炎等并发症较其他类型白血病多见。

3. 终末期　临床表现与急性白血病类似。多数为急性粒细胞白血病病变，少数为急性淋巴细胞白血病病变和急性单核细胞白血病病变，偶有巨核细胞及红细胞等类型的急性变。急性变预后极差，往往在数月内死亡。

急变标准：①不明原因的发热与骨痛；②进行性贫血和出血；③血中原始

细胞数 >20%，髓中原始细胞数 >30%，可出现急性淋巴细胞白血病、急性粒细胞白血病、急性单核细胞白血病等多样式变化。

（三）辅助检查

包括血常规、骨髓象、细胞遗传学检查、干细胞培养、X 线检查等。白细胞分类可见到各发育阶段的粒系细胞；骨髓中有核细胞显著增多，以粒系为主。

（四）鉴别诊断

本病需与其他原因引起的脾大加以鉴别，如肝硬化、晚期血吸虫病、慢性疟疾、黑热病及淋巴瘤、脾功能亢进等；亦需与类白细胞病反应相鉴别，如感染、恶性肿瘤等原发病控制后，类白血病反应亦随之消失。慢性粒细胞白血病晚期与骨髓纤维化早期容易混淆，骨髓纤维化白细胞计数比慢性粒细胞白血病低。

二、西医治疗要点

慢性粒细胞白血病现代治疗的主要目的是追求细胞遗传学缓解和分子生物学缓解，争取患者获得长期生存。目前，异基因骨髓移植是已知唯一可能治愈该病的方法。对于不能接受异基因骨髓移植的病例，尽早使用干扰素 α 是有效降低高速增殖的白细胞数的满意选择，以此期望获得遗传学缓解。化疗药物主要用于慢性期白细胞显著增多和加速期、急变期的病例。

（一）骨髓移植

慢性粒细胞白血病患者确诊的第一年内，如果有亲属或非血缘异基因的配型，骨髓移植是首选治疗方案。

（二）白细胞淤滞症紧急处理

见急性白血病，需并用羟基脲和别嘌醇。

（三）化学治疗

化疗虽可使大多数慢性粒细胞白血病患者的血象和异常体征得到控制，但中位生存期（40 个月左右）并未延长。化疗时宜保持每日尿量在 2 500ml 以上和尿液呈碱性，加用别嘌醇 100mg，每 6 小时 1 次，防止高尿酸血症肾病，至白细胞数正常后停药。常用药物有羟基脲、白消安（马里兰）、靛玉红等。

另外还有其他治疗方法，如干扰素 α、甲磺酸伊马替尼、异基因造血干细胞移植等。

（四）慢性粒细胞白血病晚期治疗

晚期患者对药物耐受性差、缓解率低，且缓解期短，多采取对症处理方法。

三、中成药应用

（一）基本病机

本病始发在髓,终至五脏六腑损伤,气、血、阴、阳俱病,营、卫、气、血皆累,病情迁延反复。病性属正虚邪实,虚实错杂。虚主要表现为气虚(肺、脾)、气血两虚(心、脾)、阴阳俱虚(肝、心、脾、肺、肾),实主要表现为气滞、血瘀、热毒、痰浊等互结于经、髓、脉、血、气、卫及三焦膜原等。邪实与正虚交替出现或合并发生,终至阴阳两竭,败证不治。

（二）辨证分型使用中成药

慢性白血病常用中成药一览表

证型	常用中成药
瘀血痰阻证	复方斑蝥胶囊、安康欣胶囊、参蟾消解胶囊
气血两虚证	安多霖胶囊、复方阿胶浆、十全大补丸
肝肾阴虚证	养阴生血合剂、金复康口服液、知柏地黄丸
热毒炽盛证	当归龙荟丸、西黄丸、新癀片

1. 瘀血痰阻证

〔**证候**〕主症:淋巴结肿大,胁下癥块,按之坚硬,时有胀痛。**次症**:形体消瘦,面色不华,或齿鼻衄血,皮下瘀斑。**舌脉**:舌质淡紫或紫暗,苔薄黄或黄白腻,脉弦滑细或滑数。

〔**治法**〕活血化瘀,化痰软坚。

〔**方药**〕膈下逐瘀汤加减。

〔**中成药**〕

（1）复方斑蝥胶囊^(医保目录)（由斑蝥、人参、黄芪、刺五加、三棱、半枝莲、莪术、山茱萸、女贞子、熊胆粉、甘草组成）。功能主治:破血消瘀,攻毒蚀疮。用于白血病证属气血瘀阻毒结者。用法用量:口服,1日2次,1次3粒(每粒0.25g)。

（2）安康欣胶囊^(医保目录)（由半枝莲、山豆根、夏枯草、蒲公英、鱼腥草、石上柏、枸杞子、穿破石、人参、黄芪、鸡血藤、灵芝、黄精、白术、党参、淫羊藿、菟丝子、丹参组成）。功能主治:清热解毒,活血化瘀,软坚散结,扶正固本。用于慢性白血病痰瘀毒结证的辅助治疗。用法用量:口服,1日3次,1次4~6粒(1粒装0.5g),饭后温开水送服。30日为一个疗程。

（3）参蟾消解胶囊^(医保目录)（由人参、雄黄、酒制蟾酥、西红花、人工牛黄、麝香、冰片、三七、天竺黄、芦荟组成）。功能主治:化瘀解毒,豁痰消肿。用于慢性白血病属痰瘀互结证者。用法用量:饭后口服,1日3次,1次1粒。连用1周后若无恶心、呕吐现象,可增至1次2粒,1日3次,或遵医嘱。

2. 气血两虚证

〔**证候**〕**主症**:淋巴结肿大,胁下癥块,按之坚硬,时有胀痛。**次症**:面色㿠白,倦怠无力,眩晕,心悸,气促,时有鼻衄、齿衄、皮下出血、呕血、便血。**舌脉**:舌质淡红,苔薄,脉濡细或弱。

〔**治法**〕益气养血。

〔**方药**〕人参养荣汤加减。

〔**中成药**〕

（1）安多霖胶囊^(医保目录)（由抗辐射植物提取物、鸡血藤组成）。功能主治:益气补血,扶正解毒。主治气血两虚证,用于放、化疗引起的白细胞减少、免疫功能低下、食欲不振、神疲乏力、头晕气短等症。对肿瘤放射治疗中因辐射损伤造成的淋巴细胞微核率增高等有改善作用。用法用量:口服,1日3次,1次4粒。

（2）复方阿胶浆^(中国药典)（由阿胶、红参、熟地黄、党参、山楂组成）。功能主治:补气养血。用于气血两虚,头晕目眩,心悸失眠,食欲不振及白细胞减少症和贫血。用法用量:口服,1日3次,1次20ml。

（3）十全大补丸^(中国药典)（由党参、炒白术、茯苓、炙甘草、当归、川芎、酒白芍、熟地黄、炙黄芪、肉桂组成）。功能主治:温补气血。用于各种癌症见头晕目眩,少气懒言,乏力自汗,面色淡白或萎黄,心悸失眠,舌淡而嫩,脉细数无力等气血两虚者。尤可用于放疗、化疗及术后康复的辅助治疗及白细胞减少者。用法用量:口服,1日2~3次,水蜜丸1次6g,小蜜丸1次9g,大蜜丸1次1丸。

3. 肝肾阴虚证

〔**证候**〕**主症**:淋巴结肿大,胁下癥块,按之坚硬。**次症**:低热,头晕目眩,耳鸣,腰酸乏力,五心燥热,口干,盗汗。**舌脉**:舌质红,苔剥,脉细数。

〔**治法**〕补益肝肾。

〔**方药**〕大补元煎加减。

〔**中成药**〕

（1）养阴生血合剂^(中国药典)（由地黄、黄芪、当归、玄参、麦冬、石斛、川芎组成）。功能主治:养阴清热,益气生血。用于阴虚内热、气血不足证,症见口干舌燥、舌红苔黄、食欲减退、倦怠无力、便秘、小便黄赤等,有助于提高免疫功能。用法用量：口服，1 日 1 次，1 次 50ml。放射治疗前 3 日开始服用，放疗期间，在每次放射治疗前 1 小时服用，至放疗结束。其他阴虚内热及放疗结束后患者，1 日 2 次，1 次 25ml，或遵医嘱。

（2）金复康口服液^{（医保目录）}（由黄芪、北沙参、麦冬、女贞子、山茱萸、绞股蓝、淫羊藿、胡芦巴、石上柏、石见穿、重楼、天冬组成）。功能主治：益气养阴，清热解毒。与化疗药并用，有助于提高化疗效果，改善免疫功能，减轻化疗引起的白细胞下降等副作用。用法用量：口服，1 日 3 次，1 次 30ml（每支 10ml），30 日为一个疗程，可连续使用 2 个疗程，或遵医嘱。

（3）知柏地黄丸^{（中国药典）}（由知母、熟地黄、黄柏、制山茱萸、山药、牡丹皮、茯苓、泽泻组成）。功能主治：滋阴清热。用于阴虚火旺证，潮热盗汗，口干咽痛，耳鸣遗精，小便短赤等。用法用量：口服，1 日 2 次，水蜜丸 1 次 6g，小蜜丸 1 次 9g，大蜜丸 1 次 1 丸。

4. 热毒炽盛证

〔**证候**〕**主症**：淋巴结肿大，胁下癥块，按之坚硬。**次症**：壮热烦躁，出血（齿衄、鼻衄、皮肤瘀斑等），并有头痛，唇焦。**舌脉**：舌质红绛，苔黄燥，脉数。

〔**治法**〕清热解毒，凉血止血。

〔**方药**〕犀角地黄汤合清瘟败毒饮加减。

〔**中成药**〕

（1）当归龙荟丸^{（中国药典）}（由酒当归、龙胆、芦荟、青黛、栀子、酒黄连、酒黄芩、盐黄柏、酒大黄、木香、人工麝香组成）。功能主治：泻火通便。用于白血病肝胆实火证，症见眩晕、胁痛、惊悸、抽搐、谵语、发狂、便秘、溲赤等。用法用量：口服，1 日 2 次，1 次 6g。

（2）西黄丸^{（中国药典）}（由牛黄、麝香、乳香、没药组成）。功能主治：清热解毒，消肿散结。用于痈疽疔毒、瘰疬、流注、癌肿等。用法用量：口服，1 日 2 次，1 次 3g（每 20 丸重 1g），温开水或黄酒送服。

（3）新癀片^{（中国药典）}（由肿节风、三七、人工牛黄、猪胆粉、肖梵天花、珍珠层粉、水牛角浓缩粉、红曲、吲哚美辛组成）。功能主治：清热解毒，活血化瘀，消肿止痛。用于热毒瘀血所致的咽喉肿痛、牙痛、痹痛、胁痛、黄疸、无名肿毒等症。用法用量：口服，1 日 3 次，1 次 2~4 片，小儿酌减。外用，用冷开水调化，敷患处。

（三）外治法

1. 消癥散

〔**组成**〕水红花子 30g、皮硝 30g、樟脑 12g、桃仁 12g、地鳖虫 12g、生南星

15g、生半夏 15g、穿山甲 15g、三棱 15g、王不留行 15g、白芥子 15g、生川乌 15g、生草乌 15g、生白附子 9g、元胡 9g。

〔**功效**〕清热解毒,消痞散结。

〔**主治**〕用于白血病。

〔**用法**〕诸药共研细末,以蜜及醋调成糊状,再加麝香 1.2g、冰片 3g 调匀,密封贮存备用。取药糊适量,涂敷于脾大处阿是穴,外用单层油纸覆盖,以纱布包扎,再以热水袋外敷,每日换药。

2. 栀子二仁膏

〔**组成**〕生栀子、生桃仁、生杏仁、生白芍各 30g,大枣(去核)9 枚。

〔**功效**〕清热解毒,活血养血。

〔**主治**〕用于白血病。

〔**用法**〕上药共研细末,加带须洗净的大葱 7 根共捣,以大葱黏烂为度,再加 7 个鸡蛋清调匀,掺入面粉少许调至糊状。将药糊分摊于两块宽约 15cm、长约 30cm 的白布上,贴于左右胁下,用绷带固定,每 7 日换药 1 次。外敷至两侧胁下皮肤变成蓝色、再由深变浅停止。一般使用 3 周。

四、单验方

1. 验方

(1)陈孟溪(湖南中医药大学第一附属医院)验方:归脾汤加味

白术、当归、白茯苓、黄芪、远志、龙眼肉、酸枣仁各 10g,人参 15g,木香 6g,炙甘草 3g,生姜 5 片,大枣 1 枚。功效:健脾生血。用于慢性白血病气血亏虚证。

(2)唐由君(山东中医药大学附属医院)验方:自拟方

黄芪 15~45g、当归 9~12g、台参 15~30g、白术 12~18g、茯苓 15~30g、生地 15~45g、麦冬 15~30g、小蓟 15~30g、白花蛇舌草 15~45g、牡丹皮 15~24g、砂仁 9~12g、黄精 15~30g、甘草 9~15g。功效:益气养阴解毒。用于慢性白血病。

(3)刘秀文(安阳地区医院)验方:青黛鳖甲汤

鳖甲 62g、龟甲 31g、青黛 62g、金银花 15g、生牡蛎 31g、太子参 31g、生地 32g、鸡内金 13g、生山药 31g、地骨皮 31g、当归 15g、赤芍 12g、红花 9g、炮山甲 15g、牡丹皮 12g、甘草 3g、广木香 9g。功效:养阴清热。用于慢性粒细胞白血病。

2. 单方

(1)穿心莲 50g。用法:水煎服。用于急慢性白血病。

(2)青黛、雄黄,两者比例为 9∶1。用法:每日 6~14g,分 3 次饭后冲服。缓解期维持剂量:每日 3~6g,分 2~3 次饭后冲服。服药期间根据外周血象调节剂量。功效:解毒化瘀,消积聚。用于慢性粒细胞白血病。

（3）靛玉红。用法:每日 200~300mg,分 3 次口服。功效:清热,凉血,解毒。靛玉红为青黛的提取物,远期疗效好,可抑制恶性细胞的生成和增殖,无明显骨髓抑制作用。

第二十四节　多发性骨髓瘤

多发性骨髓瘤（multiple myeloma,MM）是一种恶性浆细胞瘤,其肿瘤细胞起源于骨髓中的浆细胞,而浆细胞是 B 淋巴细胞发育到最终功能阶段的细胞,因此多发性骨髓瘤可以归于 B 淋巴细胞淋巴瘤范畴,又称浆细胞性骨髓瘤。其特征为骨髓浆细胞异常增生伴有单克隆免疫球蛋白或轻链（M 蛋白）过度生成,极少数患者可以是不产生 M 蛋白的未分泌型多发性骨髓瘤。多发性骨髓瘤常伴有多发性溶骨性损害、高钙血症、贫血、肾脏损害。由于正常免疫球蛋白的生成受抑,因此容易出现各种细菌感染。多发性骨髓瘤的病因迄今尚未完全明确。临床观察、流行病学调查和动物实验提示,电离辐射、慢性抗原刺激、遗传因素、病毒感染、基因突变可能与多发性骨髓瘤的发病有关。

多发性骨髓瘤目前年发病率为（5~7）/10 万。好发于中年老人,发病年龄多为 50~60 岁,所有人群中男性发病率均高于女性。MM 患者的预后极差。随着更多有效治疗措施的出现及支持治疗的改进,在过去 20 多年的时间里,中位生存期由 3 年增加到 6 年。

多发性骨髓瘤以骨骼疼痛、肿块为突出临床表现,属于中医学"骨痹""骨蚀"等范畴。

一、诊断要点

（一）症状

多发性骨髓瘤的临床症状复杂,首发症状多种多样,常见的临床表现有以下几方面:

1. 不明原因的骨痛,或轻轻用力、弯腰捡东西甚至打喷嚏即可引起疼痛突然加重,无法自行缓解。

2. 小便中泡沫增多。

3. 头晕、乏力、面色苍白等贫血症状。

4. 反复感冒、发热或呼吸道感染。

5. 不明原因的食欲减退、恶心、呕吐。

6. 双下肢或颜面水肿，尿量减少。

7. 不明原因突然出现截瘫、大小便障碍。

8. 少见的情况有顽固的心律失常或血管治疗效果差的心力衰竭，或顽固腹泻、体重下降等。

（二）体征

1. 骨痛和病理性骨折为骨髓瘤的主要症状，约 60% 的病例以此为首发症状。部位以腰背部最多见，胸骨、肋骨次之，四肢、肩及关节再次之。个别患者可无疼痛。初起为间歇性疼痛，随病情进展逐渐变为持续性剧痛，疼痛随活动加剧，脊柱受累时压迫神经引起放射痛。容易发生病理性骨折。

2. 除骨痛、病理性骨折外，还可出现骨骼肿物，瘤细胞自骨髓向外浸润，侵及骨皮质、骨膜及邻近组织，形成肿块。

（三）并发症

1. 贫血　早期可以没有贫血或轻度贫血，患者可以没有症状，随着疾病的进展，贫血逐渐加重，晚期多为重度贫血。

2. 肾功能损害　初诊时 20%~50% 的患者存在肾功能不全，需要透析的晚期肾衰竭的发生率达 3%~12%。一部分患者经治疗可使肾功能逆转，肌酐降至正常范围，但也有一部分患者（尤其是肾脏损害时间比较久的患者）虽然治疗有效但肌酐仍无法降至正常。

3. 感染　是骨髓瘤常见的并发症。最常见的感染部位是呼吸道，表现为支气管炎或肺炎。骨髓瘤患者也容易发生带状疱疹，尤其是治疗后免疫力低下的患者。

4. 出血　由于大量的 M 蛋白影响了体内凝血因子的功能，引起凝血障碍，患者表现为双侧鼻腔出血、牙龈不断渗血、皮肤瘀斑。

5. 高黏滞综合征　多见于 IgM 型患者。主要影响脑、眼、肾和心血管系统。患者可出现毛细血管渗出或出血、头昏、眼花、肢体麻木、脑功能障碍。在典型病例中，眼底检查可见腊肠样改变，视网膜静脉扩张，视乳头水肿；有冷球蛋白的病例遇冷时出现手足发绀、麻木及疼痛，温暖后症状缓解。

6. 高钙血症　30% 的患者在诊断时已有高钙血症，另有 30% 的患者在病程中并发高钙血症。临床表现有头痛、呕吐、嗜睡、昏迷、脱水。

7. 淀粉样变性　最常见的表现是巨舌、肝脾肿大、周围神经炎、腕管综合征、肾病综合征、心力衰竭等。淀粉样变性在关节内沉积可引起关节疼痛及

150

类风湿样结节形成,临床可通过牙龈和直肠黏膜活检所见到的小动脉侵犯而诊断。

8. 神经系统症状　由于瘤组织浸润和压迫神经,或胸、腰椎病理性骨折压迫脊髓,患者可出现相应神经或脊髓受压症状、体征,如截瘫、尿潴留、神经痛、肢体麻木及运动障碍等。

（四）辅助检查

1. 血液检查　外周血涂片中可见中幼红细胞,红细胞常呈钱串状排列,有时可见不典型浆细胞,白细胞及血小板计数正常或偏低。晚期大部分病例白细胞计数减少、血沉增快。高球蛋白血症为骨髓瘤的主要特征,白蛋白和球蛋白比例常倒置,血清蛋白电泳分析时形成一个狭窄的高峰。有 25%~50% 的骨髓瘤患者血清钙增高。在病理性骨折愈合或有肝淀粉样变时血清碱性磷酸酶可增高。血清白蛋白减少,部分病例血浆内可检出冷球蛋白。血液流变性能变化,呈高黏高聚状态。血尿酸常增高。

2. 骨髓检查　骨髓大多增生活跃,浆细胞一般大于 10%,可见数量不等的骨髓瘤细胞（多者可达 70%~95%）,一般直径为 15pm~30μm,外形不规则,可有伪足,胞浆呈均匀蓝染,核大,核旁淡染区不如成熟浆细胞明显,胞浆中可有葡萄样空泡、类棒状小体、嗜酸小体。胞内可有 2~3 个胞核或多核,并可有 1~2 个以上的核仁,染色质较疏松,核周带常缺失或不明显。在少数 IgA 型骨髓瘤病例还可见到"火焰细胞",偶可见浆细胞。

（五）鉴别诊断

多发性骨髓瘤需与转移性骨肿瘤、老年性骨质疏松症、骨巨细胞瘤、骨孤立性浆细胞瘤（骨或骨外）相鉴别。此外,还需与反应性浆细胞增多症、转移性癌的溶骨性病变、浆母细胞淋巴瘤、单克隆免疫球蛋白相关肾损害等疾病鉴别。

二、西医治疗要点

（一）手术治疗

四肢长骨的单发性骨髓瘤可行瘤块切除术,术后辅以化疗。不论单发或多发的骨髓瘤,如累及胸椎、腰椎,因压迫脊髓导致下肢瘫痪时,可行椎板切除减压术,术后辅以放疗。合并肢体畸形时可做截骨术矫正畸形。

（二）放射治疗

由于骨髓瘤细胞对放射线敏感性高,局部的病变可采用局部放射治疗,一般 10Gy 即可持久缓解症状,毒副反应轻微,复发部位可行再放疗。

（三）化学治疗

化疗是治疗多发性骨髓瘤的主要方法,其主要目的是杀伤肿瘤细胞,降低M蛋白成分,缓解或控制症状,延长生存期。作用较好的为细胞非周期性烷化剂。有效药物包括环磷酰胺(CTX)、左旋苯丙氨酸氮芥(马法兰)、甲基苄肼(PCZ)、苯丁酸氮芥、硼替佐米(VMP)、沙利度胺(MPT)。

三、中成药应用

（一）基本病机

多发性骨髓瘤的发病机理主要有以下几点:

1. **毒邪内蕴**　外感寒热及邪毒,结聚于内,深窜入里,侵犯肾经,流注于骨节,伤筋蚀骨,腐骨伤髓,毒邪凝滞,蕴结成瘤。

2. **气滞血瘀**　邪毒内侵,潜伏经络,经脉受阻,气血通行亦为之闭阻,运行不畅,以致气血瘀滞,经络不通。邪毒蕴久化热,热熬津液而生痰,痰瘀与邪毒相互搏结,日久结毒成瘤,筋脉失养而成"骨痹""骨蚀"。

3. **肝肾阴虚**　肝藏血而主筋,肾藏精而主骨,肝肾同源。本病好发于中老年人,中老年之体,肾气渐衰,肝血肾精相互资生衰减,或房室无度,或情志所伤,更加耗伤精血,使骨失所养。肾虚则骨不坚故易折,精髓亏损不能化生血液,肾精肝血不充,则筋脉失于濡养,出现"骨痹"。

4. **脾肾两虚**　肾为先天之本,脾为后天之本。肾阳不足,命门火衰,不能温煦脾土,火不生土则脾阳失健,以致中气虚弱,病邪乘虚侵入,闭阻于经脉,则血行不畅,骨失所养。

（二）辨证分型使用中成药

多发性骨髓瘤常用中成药一览表

证型	常用中成药
毒邪内蕴证	新癀片、西黄丸、复方苦参注射液
气滞血瘀证	天蟾胶囊、仙蟾片、复方斑蝥胶囊
肝肾阴虚证	生血宝颗粒、养正合剂、知柏地黄丸
脾肾阳虚证	健脾益肾颗粒、益血生胶囊

1. **毒邪内蕴证**

〔**证候**〕**主症**:发热,烦躁,周身骨骼酸痛。**次症**:贫血,口干口渴,甚至出血发斑,神昏谵语。**舌脉**:舌绛,苔黄燥,脉虚大而数。

〔**治法**〕清热解毒,凉血散瘀。

〔**方药**〕清瘟败毒饮加减。

〔**中成药**〕

(1)新癀片^(中国药典)(由肿节风、三七、人工牛黄、猪胆粉、肖梵天花、珍珠层粉、水牛角浓缩粉、红曲、吲哚美辛组成)。功能主治:清热解毒,活血化瘀,消肿止痛。用于热毒瘀血所致的咽喉肿痛、牙痛、痹痛、胁痛、黄疸、无名肿毒等症。用法用量:口服,1 日 3 次,1 次 2~4 片,小儿酌减。外用,用冷开水调化,敷患处。

(2)西黄丸^(中国药典)(由牛黄、麝香、乳香、没药组成)。功能主治:清热解毒,消肿散结。用于痈疽疔毒、瘰疬、流注、癌肿等。用法用量:口服,1 日 2 次,1 次 3g(每 20 丸重 1g),温开水或黄酒送服。

(3)复方苦参注射液^(医保目录)(主要成分为苦参、土茯苓)。功能主治:清热利湿,凉血解毒,散结止痛。用于癌肿疼痛、出血。用法用量:肌内注射,1 日 2 次,1 次 2~4ml;静脉滴注,1 日 1 次,1 次 12ml,加入 0.9% 氯化钠注射液 200ml 中。儿童酌减,全身用药总量 200ml 为一个疗程,可连用 2~3 个疗程。

2. 气滞血瘀证

〔**证候**〕**主症**:胸胁、腰背、肢体剧痛,痛有定处,转侧困难,或见疼痛部位及皮下有包块。**次症**:低热,自汗或盗汗。**舌脉**:舌紫暗,有瘀斑,脉涩而细。

〔**治法**〕益气活血,通络化瘀。

〔**方药**〕八珍汤加减。

〔**中成药**〕

(1)天蟾胶囊^(医保目录)(由夏天无、制川乌、蟾酥、祖师麻、白屈菜、秦艽、白芷、川芎、甘草组成)。功能主治:行气活血,通络止痛。用于轻、中度癌性疼痛属气滞血瘀证者。用法用量:口服,1 日 3 次,1 次 3 粒,5 日为一个疗程。

(2)仙蟾片^(其他)(由马钱子粉、制半夏、人参、仙鹤草、补骨脂、郁金、蟾酥、当归组成)。功能主治:化瘀散结,益气止痛。用于骨髓瘤证属毒瘀互结、脾肾不足者。用法用量:口服,1 日 3 次,1 次 4 片,或遵医嘱。

(3)复方斑蝥胶囊^(医保目录)(由斑蝥、人参、黄芪、刺五加、三棱、半枝莲、莪术、山茱萸、女贞子、熊胆粉、甘草组成)。功能主治:破血消瘀,攻毒蚀疮。用于骨髓瘤证属气血瘀阻毒结者。用法用量:口服,1 日 2 次,1 次 3 粒(每粒 0.25g)。

3. 肝肾阴虚证

〔**证候**〕**主症**:胸胁、腰背疼痛,肢体或腰背部肌肉萎缩、麻木、活动不利。

次症：低热，盗汗，骨蒸潮热，两胁肿块，皮下结节，咳血，便血，紫癜，头晕目眩。

舌脉：舌质红，少苔，脉细数。

〔**治法**〕滋补肝肾，养阴益精。

〔**方药**〕知柏地黄汤加减。

〔**中成药**〕

（1）生血宝颗粒^{（中国药典）}（由制何首乌、女贞子、桑椹、墨旱莲、白芍、黄芪、狗脊组成）。功能主治：滋补肝肾，益气生血。用于肝肾不足、气血两虚所致的神疲乏力、腰膝酸软、头晕耳鸣、心悸、气短、失眠、咽干、纳差食少；放、化疗所致的白细胞减少，缺铁性贫血见上述证候者。用法用量：口服，1 日 2~3 次，1次 8g，开水冲服。

（2）养正合剂^{（医保目录）}（由红参、黄芪、枸杞子、女贞子、猪苓、茯苓组成）。功能主治：益气健脾，滋养肝肾。用于化疗引起的气阴两虚，症见神疲乏力，少气懒言，五心烦热，口干咽燥等，还可用于化疗引起的白细胞减少。用法用量：口服，1 日 3 次，1 次 20ml。

（3）知柏地黄丸^{（中国药典）}（由知母、熟地黄、黄柏、制山茱萸、山药、牡丹皮、茯苓、泽泻组成）。功能主治：滋阴清热。用于阴虚火旺证，症见潮热盗汗，口干咽痛，耳鸣遗精，小便短赤。用法用量：口服，1 日 2 次，水蜜丸 1 次 6g，小蜜丸 1 次 9g，大蜜丸 1 次 1 丸。

4. 脾肾阳虚证

〔**证候**〕主症：面色萎黄，纳呆，食少，腹胀，神疲体倦，形寒肢冷，腰膝酸软，脊背疼痛，紧缩不适，骨痛有包块。**次症**：下肢瘫痪或浮肿，大便溏，小便清长。**舌脉**：舌质淡，苔薄白，脉沉细。

〔**治法**〕温补脾肾。

〔**方药**〕温脾汤加减。

〔**中成药**〕

（1）健脾益肾颗粒^{（医保目录）}（由党参、枸杞子、女贞子、菟丝子、白术、补骨脂组成）。功能主治：健脾益肾。用于减轻肿瘤患者术后放、化疗副反应，提高机体免疫功能，以及治疗脾肾虚弱引起的疾病，症见面色苍白、疲劳乏力、少气懒言、畏寒肢冷、纳差、便溏、腰膝酸软等。用法用量：口服，1 日 3 次，1 次 10g，开水冲服。

（2）益血生胶囊^{（医保目录）}（由阿胶、龟甲胶、鹿角胶、鹿血、牛髓、紫河车、鹿茸、茯苓、蜜制黄芪、白芍、当归、党参、熟地黄、麸炒白术、制何首乌、大枣、炒山楂、炒麦芽、炒鸡内金、盐制知母、酒制大黄、花生衣组成）。功能主治：健脾补肾,生血填精。用于脾肾两虚、精血不足证,症见面色萎黄、精神倦怠、头晕目眩,周身骨痛,腰膝酸软,纳呆乏力,耳鸣等,可伴见妇女月经不调,血小板减少,血红蛋白降低。用法用量:口服,1 日 3 次,1 次 4 粒,儿童酌减。

（三）外治法

1. 阿魏化痞膏（中国药典）

〔**组成**〕香附、厚朴、三棱、莪术、当归、生草乌、生川乌、大蒜、使君子、白芷、穿山甲、木鳖子、蜣螂、胡黄连、大黄、蓖麻子、乳香、没药、芦荟、血竭、雄黄、肉桂、樟脑、阿魏。

〔**主治**〕用于气滞血瘀,癥瘕痞块,脘腹疼痛,胸胁胀满。适用于肝、胆、胃、肺、骨、食管、肠、膀胱等脏腑及妇科肿瘤痞块。

〔**用法**〕外用,加温软化,贴于脐上或患处。

2. 双柏散

〔**组成**〕大黄、黄柏、侧柏、泽兰、薄荷各 100~300g。

〔**主治**〕用于局部疼痛显著者。

〔**用法**〕上药加入水蜜各半或米醋适量,加热煎煮至糊状待温,湿敷患处。

3. 摩腰膏

〔**组成**〕附子、乌头、南星各 7.5g,雄黄 3g,樟脑、丁香、干姜、吴茱萸各 4.5g,朱砂 3g,麝香 5 粒（五分）0.01g。

〔**主治**〕用于腰骶疼痛为主或贫血严重的多发性骨髓瘤。

〔**用法**〕外敷于双侧肾俞穴、八髎穴及疼痛处,1 日 2 次,1 次 1 贴,10 日为一个疗程,或遵医嘱。

四、单验方

1. 验方

（1）江劲波（湖南中医药大学第一附属医院）验方:补肾活血汤

菟丝子 20g、补骨脂 15g、骨碎补 15g、杜仲 15g、熟地 15g、莪术 10g、乳香 10g、续断 15g、红花 10g、石见穿 20g、知母 10g、薏苡仁 15g、龙葵 10g、甘草 5g。功效:补益肝肾,活血化瘀。用于多发性骨髓瘤。

（2）凌士亮（肥西县中医院）验方:自拟方

当归 15g、桃仁 10g、红花 6g、川芎 10g、牛膝 10g、牡丹皮 10g、土鳖虫 10g、水蛭 6g、香附 10g、柴胡 6g、甘草 10g、葛根 10g。功效:活血化瘀。用于多发性骨髓瘤气滞血瘀证。

（3）王宝金（辽宁中医药大学）验方:益气补肾解毒方

黄芪 40g、党参 20g、狗脊 15g、续断 15g、白花蛇舌草 30g、半枝莲 30g、桃仁 10g、红花 15g、青黛 10g、土茯苓 15g、黄精 20g、熟地 20g、甘草 15g。功效：补肾益气，化瘀解毒。用于多发性骨髓瘤。

2. 单方

（1）生胡萝卜 500~1 000g。用法：长期榨汁饮用。用于多发性骨髓瘤。

（2）龟粉。用法：山水乌龟，数量不拘，每个用黄泥包好，外用铁丝加固，置木材火上煅烤，以龟壳用手能折断为度，研末备用，每次服 3g，早晚各 1 次。用于真阴耗损、髓虚骨枯之骨蚀。

第二章　恶性肿瘤常见并发症

第一节　上腔静脉综合征

上腔静脉综合征（superior vena cava syndrome，SVCS）指由于各种原因引起上腔静脉狭窄、阻塞，导致面颈、上肢、胸壁的静脉回流到上腔静脉受阻，从而出现的一系列急症。

上腔静脉是左右头肱静脉在右侧第一胸肋关节后方汇合至右心房的一段长 6~8cm 的静脉，其管壁薄、内部血流压力低，且被多组淋巴结包绕，故容易受压导致狭窄，还可能由肿瘤浸润形成癌栓或因血流缓慢形成静脉血栓而阻塞。

引起上腔静脉综合征的因素中，恶性肿瘤居第一位，约占 90%，其中肺癌是导致 SVCS 最常见的原因，占 70%~79%，尤其是小细胞肺癌，肺癌患者病程中 SVCS 发生率为 4%~12%。

上腔静脉综合征可参考中医"水肿""悬饮""喘证"等进行辨证施治。

一、诊断要点

（一）临床表现

临床症状可以是突发的，也可以是逐渐出现的，取决于阻塞的部位、速度、范围及侧支循环建立的情况。典型的症状包括颜面部、颈部、上肢肿胀，发绀，声音嘶哑，吞咽障碍，咳嗽，胸痛，呼吸急促、困难，头痛头晕等，平卧及侧卧时症状加重。查体可以发现颈静脉扩张，上肢、胸壁浅表静脉曲张，面部与上肢浮肿，发绀，声带麻痹等。

（二）辅助检查

1. 胸部 X 线　以纵隔增宽与右肺门肿块多见，其他表现有胸腔积液、肺部弥漫性浸润、气管旁淋巴结肿大、心影扩大等。

2. 胸部 CT 与 MRI　能明确显示原发病灶和纵隔淋巴结的部位和大小，增强扫描还能清楚显示纵隔区血管管腔的宽窄。胸部 CT 是目前诊断上腔静脉综合征的常规检查手段。

二、西医治疗要点

（一）治疗原则

SVCS是一种危及生命的急症，治疗目标为缩小肿块、缓解梗阻，恢复正常的静脉引流。根据梗阻症状出现的快慢把肺癌合并SVCS分为两类：

1. 急性　症状出现迅速，来势凶猛，几天内出现梗阻症状，可能危及生命。此时首要目的是解除梗阻症状，挽救生命，置入支架是常用的手段，放疗或化疗也有效。

2. 慢性　梗阻症状在几周甚至几个月内逐渐出现。选择以化疗为主的综合治疗是其治疗原则。

（二）治疗方法

1. 一般治疗

（1）卧床，取头高脚低位，以减少回心血量及降低静脉压。

（2）吸氧，缓解呼吸困难，限制钠盐及液体的摄入量。

（3）使用利尿剂减轻水肿，常用螺内酯、氨苯蝶啶或呋塞米。

（4）使用激素，控制水肿，减轻压迫，常用地塞米松或泼尼松。

（5）使用平喘药减轻呼吸困难。

2. 放射治疗　有良好的疗效，是大多数SVCS患者首选的治疗方法，放射线能在72小时内使肿瘤坏死。缺点是放疗开始的几天内，由于放射线可能导致水肿而进一步加重喘憋症状，也可能导致上腔静脉穿孔。

3. 化学治疗　化疗对SVCS也有不错的疗效，尤其是原发于化疗敏感肿瘤的SVCS。与放疗相比，优点是避免了放疗开始时引起的暂时性水肿导致的病情一过性加重，缺点是对化疗不敏感的肿瘤可能无效。化疗药应选择作用快的非特异性药物，如5-FU、环磷酰胺、阿霉素（ADM）或表阿霉素。

4. 介入治疗　包括球囊扩张术和支架置入。通过扩张上腔静脉使血流通畅，缓解阻塞症状，提高生存质量。介入本身并没有抗肿瘤作用。

三、中成药应用

（一）基本病机

先天不足，正气亏虚，加之外界邪毒侵袭，脏腑功能失调，致痰湿瘀毒内蕴，相互胶着搏结而成肺部肿块。由于癌毒阻滞于肺，肺络血脉受阻，影响肺的宣发肃降，肺主通调水道的功能失职，津液不能正常输布，水液停聚于上焦，则见面颈部、胸部、上肢水肿。故肺癌伴 SVCS 的病因可总结为瘀、毒、痰、虚。正气亏虚,痰浊、瘀血、癌毒、水饮相互搏结,血脉瘀滞,血流不畅,瘀血更著,则见上述部位青紫肿胀。因瘀血、痰浊、水饮阻于肺络,壅阻肺气,升降不利,发为喘促,则见呼吸困难,仰卧或前倾时加重。本病病位在肺,与心、脾、肾等脏腑密切相关。

（二）辨证分型使用中成药

上腔静脉综合征常用中成药一览表

证型	常用中成药
痰瘀互结、水饮上犯证	内消瘰疬片、参附注射液
肺肾两虚证	百令胶囊、固本止咳膏、补肺活血胶囊
气滞血瘀证	复方斑蝥胶囊、化癥回生片、平消片

1. 痰瘀互结、水饮上犯证

〔**证候**〕**主症**:胸中胀满,痰涎壅盛,上气咳喘,动后尤甚。**次症**:甚者面色晦暗,唇舌发绀,颈静脉怒张,颜面四肢浮肿。**舌脉**:舌体胖大、紫暗,苔白,脉细涩。

〔**治法**〕化痰祛瘀,利水消肿。

〔**方药**〕苓桂术甘汤合苏子降气汤加减。

〔**中成药**〕

（1）内消瘰疬片^(中国药典)（由夏枯草、浙贝母、海藻、白蔹、天花粉、连翘、熟大黄、玄明粉、煅蛤壳、大青盐、枳壳、桔梗、薄荷脑、地黄、当归、玄参、甘草组成）。功能主治:软坚散结。用于甲状腺癌、甲状腺肿大、颈部淋巴结肿大。用法用量:口服,1 日 1~2 次,1 次 9g。

（2）参附注射液^(医保目录)（由红参、附片组成）。功能主治:回阳救逆,益气固脱。用于阳气暴脱的厥脱(感染性休克、失血性休克、失液性休克等),也可用于阳虚(气虚)所致的惊悸、怔忡、喘咳、胃痛、泄泻、痹证等。用法用量:肌内注射,1 日 1~2 次,1 次 2~4ml;静脉滴注,1 次 20~100ml,加入 5%~10% 葡萄糖注射液 250~500ml 中;静脉推注,1 次 5~20ml,加入 5%~10% 葡萄糖注射液 20ml 中;或遵医嘱。

2. 肺肾两虚证

〔**证候**〕**主症**:呼多吸少,喘促难续,动则尤甚,甚则张口抬肩。**次症**:进而小便不利,肢体浮肿。**舌脉**:舌淡苔白,脉沉细。

〔**治法**〕补肾纳气。

〔**方药**〕真武汤合五苓散加减。

〔**中成药**〕

(1) 百令胶囊^(中国药典)（由发酵冬虫夏草菌粉组成）。功能主治:补肺肾,益精气。用于慢性支气管炎、肾功能不全、肺癌、肾癌、肺纤维化等见咳嗽、气喘、咯血、腰背酸痛、面目虚浮、夜尿清长者。用法用量:口服,1 日 3 次,1 次 5~15 粒(每粒装 0.2g)或 2~6 粒(每粒装 0.5g)。慢性肾功能不全者 1 日 3 次,1 次 10 粒(每粒装 0.2g)或 4 粒(每粒装 0.5g),8 周为一个疗程。

(2) 固本止咳膏^(医保目录)（由土垄大白蚁巢、黄芪、五味子、淫羊藿、矮地茶、苦杏仁组成）。功能主治:补肺温肾,止咳祛痰。用于肺肾两虚证,症见咳嗽、咳痰、喘促等,以及慢性支气管炎见以上证候者。用法用量:口服,1 日 3 次,1 次 12g,或遵医嘱。

(3) 补肺活血胶囊^(中国药典)（由黄芪、赤芍、补骨脂组成）。功能主治:益气活血,补肺固肾。用于气虚血瘀证,症见咳嗽气促,或咳喘胸闷,心悸气短,肢冷乏力,腰膝酸软,口唇发绀,舌淡苔白或舌紫暗等。用法用量:口服,1 日 3 次,1 次 4 粒(每粒装 0.35g)。

3. 气滞血瘀证

〔**证候**〕**主症**:头面部肿胀,上肢浮肿,胸前瘀斑,胸痛。**次症**:咳嗽,气促,胸闷喘息。**舌脉**:舌淡或紫暗,苔白,脉细。

〔**治法**〕行气活血,消癥化积。

〔**方药**〕血府逐瘀汤加减。

〔**中成药**〕

(1) 复方斑蝥胶囊^(医保目录)（由斑蝥、人参、黄芪、刺五加、三棱、半枝莲、莪术、山茱萸、女贞子、熊胆粉、甘草组成）。功能主治:破血消瘀,攻毒蚀疮。用于原发性肝癌、肺癌、直肠癌、恶性淋巴瘤、妇科恶性肿瘤等。用法用量:口服,1 日 2 次,1 次 3 粒(每粒装 0.25g)。

(2) 化癥回生片^(中国药典)〔由益母草、红花、花椒(炭)、烫水蛭、当归、苏木、醋三棱、两头尖、川芎、降香、醋香附、人参、高良姜、姜黄、没药、炒苦杏仁、大黄、人工麝香、盐小茴香、桃仁、五灵脂、虻虫、鳖甲胶、丁香、醋延胡索、白芍、蒲黄炭、乳香、干漆、制吴茱萸、阿魏、肉桂、醋艾炭、熟地黄、紫苏子组成〕。功能主治:消癥化积。用于肺癌、肝癌、女性生殖系统肿瘤等。用法用量:口服,1 日 2 次,1 次 5~6 片,饭前温酒送服,45 日为一个疗程。

(3) 平消片^(中国药典)（由郁金、仙鹤草、五灵脂、白矾、硝石、干漆、麸炒枳壳、马钱子粉组成）。功能主治：活血化瘀，散结消肿，解毒止痛。对毒瘀内结所致的肿瘤患者具有缓解症状，缩小瘤体，提高机体免疫力，延长生存时间的作用。用法用量：口服，1 日 3 次，1 次 4~8 片（1 片重 0.23g）。

（三）外治法

三王止痛膏

〔**组成**〕大黄、马钱子、全蝎、干蟾皮、蚤休、山慈菇、姜黄、麝香、冰片、红花、桃仁、当归、血竭、莪术、蜈蚣、桂枝、乳香、没药、细辛。

〔**功效**〕化瘀软坚，解毒止痛。

〔**主治**〕用于上腔静脉综合征伴胸痛。

〔**用法**〕上药研末调入凡士林，摊于纱布上，敷贴肿块处，隔日一换。

四、单验方

1. 验方

（1）山广志（浙江中医药大学）验方：百合固金汤合血府逐瘀汤加减

百合 25g、沙参 30g、麦冬 25g、清半夏 30g、茯苓 20g、党参 15g、黄芪 50g、熟地黄 20g、当归 10g、红花 6g、赤芍 15g、枳壳 10g、柴胡 10g、桔梗 15g、牛膝 10g、蜈蚣 20g。功效：益气养阴，活血化瘀。用于肺癌中晚期并发上腔静脉综合征。

（2）汤万春（安徽省荣军康复医院）验方：血府逐瘀汤加减

丹参 30g、当归 15g、生地 12g、赤芍 9g、川芎 45g、桃仁 6g、红花 6g、桔梗 4.5g、柴胡 4.5g、枳壳 4.5g、金银花 18g、川牛膝 12g。功效：清热解毒，活血化瘀。用于上腔静脉综合征热伤胸络、气滞血瘀证。

（3）陈孟溪（湖南中医药大学第一附属医院）验方：温胆汤合葶苈大枣泻肺汤加减

法半夏 10g、枳实 10g、茯苓 15g、瓜蒌实 15g、田三七粉（冲）6g、西洋参（另煎）6g、旋覆花 10g、浙贝母 15g、红花 6g、桃仁 15g、白花蛇舌草 15g、重楼 10g、葶苈子 10g、桂枝（后下）6g、薤白 10g、大枣 10g、西河柳 15g、甘草 3g。功效：化痰瘀，振胸阳，解癌毒。用于肺癌并发上腔静脉综合征。

2. 单方

半边莲、蜂房、葶苈子适量。用法：水煎服，每日 1 剂，早晚分服。用于上腔静脉综合征伴胸腔积液、四肢肿胀发绀者。

第二节 恶性浆膜腔积液

恶性胸腔积液

恶性胸腔积液(malignant pleural effusion)是恶性肿瘤胸膜转移或胸膜本身恶性肿瘤所致的胸腔积液,它是晚期肿瘤的常见并发症,尤以肺腺癌常见,占24%~42%,其他常见肿瘤还包括乳腺癌、淋巴瘤、胸膜间皮瘤等。本病预后较差,不同病理类型肿瘤合并胸腔积液的平均生存期差别较大,乳腺癌生存期最长,为1年左右,肺癌合并胸腔积液者为6个月,卵巢癌与胃肠道肿瘤为6~12个月。

从症状表现分析,本病可归入中医"悬饮""喘证"等范畴。

一、诊断要点

(一)临床表现

胸腔积液一般与原发肿瘤同时发生或在其后出现,也有少数患者以胸腔积液为首发症状。症状严重程度与积液增长速度及积液量密切相关。少量积液或起病缓慢时患者较能适应,症状一般不明显,进展迅速或积液量多时会出现明显的呼吸困难与喘憋。

初期患者最常见的症状是咳嗽、胸闷、胸痛,深呼吸时疼痛加重,活动后短气、气促,胸腔积液量大时出现呼吸急促、呼吸困难,平卧时呼吸困难加重,只能一侧卧位甚至坐位休息。

查体见患侧胸壁较饱满,呼吸运动减弱,触诊语颤减弱或消失,胸腔积液水平以下叩诊呈浊音或实音,肺下界上移,呼吸音减弱甚至消失。

(二)辅助检查

1. 影像学检查 B超是检查胸腔积液的可靠方法。胸片及CT也可以发现胸腔积液。

2. 实验室检查

(1)胸腔积液外观:癌性胸腔积液通常为洗肉水样或血性,并且这种血性胸腔积液不会凝固,这是鉴别血性胸腔积液与血液的要点。也有部分癌性胸腔积液为淡黄色。

（2）胸腔积液的性质：一般癌性胸腔积液为渗出液,可以通过胸腔积液常规和生化检查区别漏出液和渗出液。

（3）胸腔积液细胞病理学检查：可从胸腔积液中找癌细胞,但阳性率不高。

（4）肿瘤标志物：包括 CEA、CA19-9、CA50、CA12-5、CA15-3 等。

二、西医治疗要点

（一）治疗原则

1. 胸腔积液的治疗原则是以全身治疗为主,局部治疗为辅。

2. 如果患者条件允许,应同时配合全身化疗。如果患者身体条件不允许同时全身化疗,则以局部用药为主。

3. 反复引流胸腔积液时丢失大量蛋白质,需要静脉补充蛋白,防止发生恶病质。

（二）药物治疗

联合应用利尿剂和糖皮质激素,以利尿并减少渗出,但效果并不理想。

（三）局部治疗

1. 胸腔穿刺术　在两种情况下做胸腔穿刺术,一是诊断不明,二是大量胸腔积液影响患者生活质量。目前多采用细管留置引流治疗恶性胸腔积液,疗效优于普通胸腔穿刺术。

2. 胸腔内用药

（1）化疗药物：胸腔内给药是一种介入治疗,局部给药。顺铂仍是最常用的胸腔内化疗药物。多种药联合胸腔内注射是一种趋势,如干扰素与化疗药物 DDP、5-FU 联合胸腔灌注治疗恶性胸腔积液。

（2）胸腔内生物反应调节剂：白细胞介素 -2 等。

（3）胸腔镜下胸膜固定术：运用电视腔镜技术等行胸膜固定术。

三、中成药应用

（一）基本病机

由于正气内虚,脏腑失调,导致邪毒乘机而入,邪滞于肺,肺失宣降,气机不利,血行不畅,津液失于输布,蕴而成饮,津聚则为痰。胸胁积块,三焦不利,水道闭塞,发为胸腔积液。加之癌症日久失治,正气大耗,肺、脾、肾三脏受损,上焦肺失通调水液,中焦脾失运化水谷,下焦肾失分清泌浊,因虚致实,故成悬饮。

（二）辨证分型使用中成药

恶性胸腔积液常用中成药一览表

证型	常用中成药
水饮壅塞证	十枣丸、臌症丸、五苓胶囊
痰瘀交结证	丹蒌片、鳖甲煎丸、榄香烯注射液
肺气亏虚证	至灵胶囊、六君子丸

1. 水饮壅塞证

〔**证候**〕**主症**：胸腔积液量多。**次症**：胸闷胸痛，气促咳嗽。**舌脉**：舌淡苔白，脉沉弦。

〔**治法**〕逐水化饮。

〔**方药**〕大陷胸汤合葶苈大枣泻肺汤加减。

〔**中成药**〕

（1）十枣丸^{（其他）}（由甘遂、京大戟、芫花、大枣组成）。功能主治：攻逐水饮。用于水饮积滞，腹水肿胀，胁下疼痛，喘逆气急。用法用量：口服，1日1~2次，1次3g。

（2）臌症丸^{（医保目录）}（由醋制皂矾、甘遂、大枣、木香、炒小麦组成）。功能主治：利水消肿，除湿健脾。用于各种肿瘤引起的腹水、胸腔积液，症见胸腹胀满，四肢浮肿，大便秘结，小便短赤。用法用量：饭前口服，1日3次，1次10粒，儿童酌减。

（3）五苓胶囊^{（中国药典）}（由茯苓、泽泻、猪苓、肉桂、炒白术组成）。功能主治：温阳化气，利湿行水。用于膀胱化气不利、水湿内聚引起的小便不利，水肿腹胀，呕逆泄泻，渴不思饮。用法用量：口服，1日2次，1次3粒。

2. 痰瘀交结证

〔**证候**〕**主症**：胸部膨满，胸痛胸闷，气短。**次症**：甚则喘息不能平卧，咳嗽痰多。**舌脉**：舌紫暗，苔白，脉沉弦。

〔**治法**〕消痰散结，解毒利水。

〔**方药**〕苓桂术甘汤合血府逐瘀汤加减。

〔**中成药**〕

（1）丹蒌片^{（中国药典）}（由瓜蒌皮、薤白、葛根、川芎、丹参、赤芍、泽泻、黄芪、骨碎补、郁金组成）。功能主治：宽胸通阳，化痰散结，活血化瘀。用于恶性胸腔积液证属痰瘀交结者，症见胸闷胸痛，憋气，舌质紫暗，苔白腻等。用法用量：

口服,1日3次,1次5片,饭后服用。

（2）鳖甲煎丸^(医保目录)（由鳖甲胶、阿胶、炒蜂房、鼠妇虫、炒土鳖虫、蜣螂、精制硝石、柴胡、黄芩、制半夏、党参、干姜、姜制厚朴、桂枝、炒白芍、射干、桃仁、牡丹皮、大黄、凌霄花、葶苈子、石韦、瞿麦组成）。功能主治:活血化瘀,软坚散结。用于恶性胸腔积液证属血瘀痰结者,症见胁下癥块。用法用量:口服,1日2~3次,1次3g。

（3）榄香烯注射液^(指南推荐)（主要成分为温郁金的有效成分）。本品联合放、化疗常规方案,对肺癌、肝癌、食管癌、鼻咽癌、脑瘤、骨转移癌等恶性肿瘤可增强疗效,降低放、化疗的毒副作用,并可用于介入、腔内化疗及癌性胸腹水的治疗。用法用量（癌性胸腹水）:按体表面积200~400mg/m²,于抽出胸腹水后,胸、腹腔内注射,每周1~2次。

3. 肺气亏虚证

〔证候〕**主症**:胸闷气短,咳嗽无力。**次症**:形疲神弱。**舌脉**:舌淡红,脉沉细无力。

〔治法〕补肺益气,散结利水。

〔方药〕参苓白术散合葶苈大枣泻肺汤加减。

〔中成药〕

（1）至灵胶囊^(医保目录)（主要成分为冬虫夏草）。功能主治:补肺益肾。用于肺肾两虚所致的咳喘、浮肿等症,亦可用于慢性支气管哮喘及肿瘤的辅助治疗。用法用量:口服,1日2~3次,1次2~3粒。

（2）六君子丸^(中国药典)（由党参、麸炒白术、茯苓、姜半夏、陈皮、炙甘草组成）。功能主治:补脾益气,燥湿化痰。用于恶性胸腔积液证属气虚者,症见痰多,脾胃虚弱,食量不多,腹胀便溏。用法用量:口服,1日2次,1次9g。

（三）外治法

1. 悬饮贴膏

〔组成〕甘遂、大戟各15g,葶苈子20g,半夏、胆南星、白芷、白芥子各30g,鸦胆子10g,吴茱萸30g,元胡25g,肉桂、干姜各30g,胡椒20粒,五倍子15g,香油500g,铅丹195g。

〔功效〕化痰散结,逐水化饮。

〔主治〕用于恶性胸腔积液。

〔用法〕贴于患处,10日更换1次,1个月为一个疗程,共治疗2个疗程。

2. 敷贴艾灸

〔组成〕细辛3g、黄芪10g、龙葵10g、川椒目10g、桂枝10g。

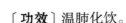

〔**功效**〕温肺化饮。

〔**主治**〕用于恶性胸、腹腔积液。

〔**用法**〕上药研细末,加少许酒或白醋调敷于穴位上,将艾条一端点燃,灸腧穴部位,每日1次,每次1小时以上(根据患者耐受度及疗效可延长至2小时以上)。药物去除后外涂湿润烧伤膏防烫伤。治疗恶性胸腔积液可选神阙、肺俞、膏肓、脾俞、中脘、关元、水分、水道、足三里等;治疗腹水首选神阙;治疗脑积水首选百会。

四、单验方

1. 验方

(1)周岱翰(广州中医药大学)验方:星夏健脾饮

党参30g、薏苡仁30g、白术15g、半夏15g、胆南星15g、瓜蒌15g、山慈菇15g、浙贝母15g、壁虎6g、茯苓20g、猪苓20g、桔梗12g。功效:健脾利水,理气化痰。用于肺癌少量胸腔积液。

(2)张济周(温州市中医院)验方:益气蠲饮方

生黄芪45g、炒白术15g、桂枝15g、大枣15g、葶苈子30g、党参30g、薏苡仁30g、茯苓20g、白花蛇舌草20g、桑白皮10g、全瓜蒌18g、甘草6g。功效:健脾益气,利水消肿。用于恶性胸腔积液肺脾气虚、水饮壅塞证。

(3)王雪京(北京中医药大学)验方:苓桂术甘汤加减

茯苓15g、桂枝15g、白术10g、炙甘草6g、制附子10g、白芍10g、泽泻10g、车前子15g。功效:益气温阳,利水消肿。用于恶性胸腔积液阳虚水泛证。

2. 单方

鲜龙葵50g。用法:水煎服。治疗癌性胸腔积液。

恶性心包积液

心包积液(pericardial effusion)是病理情况下心包液增多并超过正常值的一种疾病。由恶性肿瘤引起者称为恶性心包积液或癌性心包积液。本病绝大部分由心包转移癌引起,心包原发恶性肿瘤罕见。肺癌、乳腺癌是发生心包转移最常见的肿瘤,占所有心包积液患者的60%~75%,其他病种还包括白血病、恶性淋巴瘤、恶性黑色素瘤、肉瘤、胃肠道肿瘤等。随着心脏B超、超声心动及CT的普及,心包积液的检出率逐渐提高。恶性心包积液常常是癌症患者终末期表现之一,预后较差。研究显示,恶性心包积液患者的生存期与年龄、性别、组织类型、淋巴结转移、远处转移、胸腔积液、临床症状、体征、积液量等有关。它严重损害了患者的生存质量,最后因呼吸、循环障碍及严重的电解质紊乱而死亡。据报道,癌性心包积液的中位生存期为 2~4 个月,其中 1 年生存率为 25%。

本病属于中医学"痰饮""支饮""胸痹""心悸"等范畴。

一、诊断要点

(一)症状

根据临床表现诊断心包积液和心脏压塞很困难,早期一般无明显症状,发展到一定程度可以出现一些非特异性症状,包括胸闷胸痛、咳嗽、气急气促、心悸、呼吸困难、纳差、不能平卧等,其中气急和呼吸困难为主要临床特征。但早期由于缺乏典型症状,易与肺部肿瘤造成的咳喘、呼吸困难等相混淆,所以临床上见到肺癌患者出现气急和呼吸困难等症状而常规处理不好转时,应高度怀疑合并心包积液和心脏压塞的可能。

心脏压塞指心包腔内积液急剧增加或慢性心包积液增加到一定限度后,造成心脏受压,心脏舒张充盈受限,心搏出量下降,体循环及肺循环压力增高等血流动力学改变的一种综合征。有症状的恶性心包积液或心脏压塞是一种肿瘤急症,心包积液量超过 100ml 时即可以出现心脏压塞症状。心脏压塞一旦发生,可很快引起患者呼吸困难、大汗淋漓、发绀、休克,若救治不及时,可导致患者死亡。

(二)体征

查体主要见心动过速、心音遥远 / 低钝、心尖搏动减弱、心脏浊音界扩大、颈静脉怒张和 / 或肝大、肝颈静脉反流征阳性、双下肢凹陷性水肿、静脉压升高、动脉压下降、脉压缩小、奇脉等。

(三)辅助检查

包括 X 线胸片、心电图、心包引流液的常规检查等。超声心动是确诊心包积液和心脏压塞的必要手段。

(四)鉴别诊断

主要与引起呼吸困难的临床情况鉴别,尤其应与心力衰竭鉴别。

二、西医治疗要点

(一)一般治疗

绝对卧床休息,吸氧,加强营养支持,胸痛时用镇痛药,适当运用利尿剂。

（二）心包穿刺置管引流术

传统单纯心包抽液能暂时缓解心脏压塞症状，但复发快，需反复穿刺，致命性并发症多。采用深静脉留置管做心包穿刺引流，提高了穿刺的安全性，并能缓慢抽尽心包内的积液。深静脉留置管柔软、组织相容性好、对心肌无刺激，可较长时间留置。心包穿刺引流通常使用一次性单腔中心静脉导管，在心脏超声定位引导下进行。

（三）心包腔内化疗

将心包积液排净，心包腔内注入化疗药物是治疗恶性心包积液的有效方法之一。每次尽量抽尽心包积液后，经留置导管处注射药物。可选择的化疗药包括顺铂（DDP）、丝裂霉素（MMC）、博来霉素（BLM）等，溶于生理盐水 20~50ml 后注入心包内。同时心包腔内注射地塞米松 10mg 以防止粘连，患者尽可能变换体位，使药物在心包腔内均匀分布。根据心包积液量一般每周 1~2 次，共 2~5 次。

（四）心包腔内注入生物反应调节剂

近年来逐步将免疫制剂应用到转移性浆膜腔积液的治疗中，如 IL-2、香菇多糖、甘露聚糖肽、高聚金葡素等，溶于生理盐水 20~50ml 后注入心包腔内。

（五）其他疗法

理疗及微波热疗等。

三、中成药应用

（一）基本病机

中医认为心包积液是因正气不足，外邪侵袭，日久痹阻入心；或心包受损，气机失调，水与血运行障碍而停聚于心包所导致的一种本虚标实性疾病。

（二）辨证分型使用中成药

恶性心包积液常用中成药一览表

证型	常用中成药
心阳不足证	五苓散、参鹿扶正片、参附注射液
阳虚水泛证	控涎丸、济生肾气丸
心脉瘀阻证	复方丹参滴丸、血府逐瘀丸

1. 心阳不足证

〔证候〕主症：自觉心中空虚，惕惕而动，喘促气短，胸闷胸痛。次症：面色苍白,形寒肢冷。**舌脉**:舌质淡白,脉虚弱或沉细数。

〔**治法**〕温阳利水,益气强心。

〔**方药**〕苓桂术甘汤合参附汤加减。

〔**中成药**〕

(1)五苓散^(中国药典)(由泽泻、茯苓、猪苓、炒白术、肉桂组成)。功能主治:温阳化气,利湿行水。用于阳气不化、水湿内停所致的水肿,症见小便不利,水肿腹胀,呕逆泄泻,渴不思饮。用法用量:口服,1日2次,1次6~9g。

(2)参鹿扶正片^(其他)(由人参、熟地黄、杜仲、枸杞子、巴戟天、牛膝、茯苓、沙棘、胡芦巴、天冬、五味子、五加皮、肉苁蓉、鹿角胶、山药、酸枣仁、桑椹、白术、半枝莲、猫爪草组成)。功能主治:扶正固本,滋阴助阳。用于阴阳两虚所致的神疲乏力,头晕耳鸣,健忘失眠,腰膝酸痛,夜尿频多,以及癌症放疗、化疗的辅助治疗。用法用量:口服,1日3次,1次2~4片,或遵医嘱。

(3)参附注射液^(医保目录)(由红参、附片组成)。功能主治:回阳救逆,益气固脱。用于阳气暴脱的厥脱(感染性休克、失血性休克、失液性休克等),也可用于阳虚(气虚)所致的惊悸、怔忡、喘咳、胃痛、泄泻、痹证等。用法用量:肌内注射,1日1~2次,1次2~4ml;静脉滴注,1次20~100ml,加入5%~10%葡萄糖注射液250~500ml中;静脉推注,1次5~20ml,加入5%~10%葡萄糖注射液20ml中;或遵医嘱。

2. 阳虚水泛证

〔**证候**〕**主症**:心悸喘咳,不能平卧,胸部痞满。**次症**:形寒肢冷,肢体浮肿,小便不利,渴不欲饮。**舌脉**:舌苔白滑,脉沉细无力。

〔**治法**〕温通肾阳,化气利水。

〔**方药**〕真武汤加减。

〔**中成药**〕

(1)控涎丸^(中国药典)(由醋甘遂、红大戟、白芥子组成)。功能主治:涤痰逐饮。用于痰涎水饮停于胸膈,胸胁隐痛,咳喘痛甚,痰不易出,瘰疬,痰核。用法用量:温开水或枣汤、米汤送服,1日1~2次,1次1~3g。

(2)济生肾气丸^(中国药典)(由熟地黄、制山茱萸、牡丹皮、山药、茯苓、泽泻、肉桂、制附子、牛膝、车前子组成)。功能主治:温肾化水,利水消肿。用于肾阳不足、水湿内停所致的肾虚水肿、腰膝酸重、小便不利、痰饮咳喘。用法用量:口服,1日2~3次,水蜜丸1次6g,小蜜丸1次9g,大蜜丸1次1丸。

3. 心脉瘀阻证

〔**证候**〕**主症**:心悸不安,胸闷不舒,心痛时作。**次症**:喘促气短,或唇甲青紫。**舌脉**:舌质紫暗或有瘀斑,脉涩或结代。

〔**治法**〕活血化瘀,理气通络。

〔**方药**〕桃仁红花煎加减。

〔**中成药**〕

（1）复方丹参滴丸^(中国药典)（由丹参、三七、冰片组成）。功能主治:活血化瘀,理气止痛。用于气滞血瘀所致的胸痹,症见胸闷、心前区刺痛等。用法用量:口服或舌下含服,1 日 3 次,1 次 10 丸,4 周为一个疗程,或遵医嘱。

（2）血府逐瘀丸^(中国药典)（由柴胡、当归、地黄、赤芍、红花、桃仁、麸炒枳壳、甘草、川芎、牛膝、桔梗组成）。功能主治:活血祛瘀,行气止痛。用于气滞血瘀所致的胸痛、头痛日久、痛如针刺而有定处、内热烦闷、心悸失眠、易躁易怒。用法用量:空腹时用红糖水送服,1 日 2 次,1 次 1~2 丸。

（三）外治法

七厘散^(中国药典)

〔**组成**〕血竭、制乳香、制没药、红花、儿茶、冰片、人工麝香、朱砂。

〔**功效**〕化瘀消肿,止痛止血。

〔**主治**〕用于血瘀疼痛。

〔**用法**〕取适量,加白酒少许调为稀糊状,置于伤湿止痛膏中央,外敷心前区疼痛处,固定。每日换药 1 次,连续 3~4 周。

四、单验方

1. 验方

（1）张宁苏（辽宁中医药大学附属医院）验方:苓桂术甘汤加减

茯苓 15g、白术 15g、猪苓 15g、桂枝 15g、泽泻 15g、葶苈子 15g、白花蛇舌草 20g、半枝莲 20g、山慈菇 15g、生薏苡仁 15g、炙甘草 10g。功效:温阳健脾化饮。用于恶性心包积液饮停心下。

（2）邵树巍（宁波市中医院）验方:真武汤加味

茯苓、炒麦芽各 25g,生白芍、猪苓、白术各 15g,生姜 10g,附子 6g,党参 20g,薏苡仁 30g。功效:温肾散寒,健脾利水。用于恶性心包积液阳气虚寒、水气凌心。

2. 单方

（1）延胡索 10g。用法:水煎服;或微火炒香,研为细末,每服 6g。用于心包积液心前区锐痛、钝痛,可向左肩、颈、上肢、肩胛骨或上腹部放射。

（2）大戟、甘遂各 30g。用法:慢火炙,碾细末,每次服 1g。用于心包积液或大量腹水。

恶性腹腔积液

恶性腹腔积液（malignant peritoneal effusion）又称癌性腹水，是晚期恶性肿瘤常见的并发症，为肿瘤进入晚期的标志之一，严重影响患者的生活质量，以妇科恶性肿瘤、大肠癌、胃癌、肝癌、胰腺癌等引起多见。此时患者身体状况差，临床症状多，对放、化疗的耐受性差，并且通常对放、化疗等抗肿瘤治疗不敏感，患者的生存期仅 3~6 个月，1 年生存期低于 10%。与胸腔积液相比，腹水的治疗难度更大，治疗效果较差，难以通过放、化疗得到根治。减缓腹水生长速度、缓解腹水引起的症状是治疗的主要目标。

本病属于中医学"臌胀"范畴。

一、诊断要点

（一）症状

症状严重程度与腹水增长速度及量密切相关。少量腹水或起病缓慢时患者能逐渐耐受，症状一般不明显。初期最常见的症状是腹胀，进食后加重，消瘦、食欲减退，有时伴腹痛。腹水量大时因横膈抬高，出现心慌、气急、呼吸困难，平卧时症状加重，患者多采用半卧位或坐位休息。

（二）体征

腹部膨隆，移动性浊音阳性，大量腹水时腹部叩诊呈浊音或实音。患者常常伴有贫血和低蛋白血症。

（三）辅助检查

B 超是检查腹水的可靠方法，不但可以准确判断腹水的有无，还可以定位、定量，帮助确定穿刺的部位、进针方向及深度。腹部 CT 也可以诊断腹水，并且能了解腹腔内肿物的位置、腹腔淋巴结及周围脏器的情况。实验室检查主要包括腹水外观、性质、细胞病理学检查、腹水肿瘤标志物检查等。

（四）鉴别诊断

恶性腹腔积液需与肝硬化腹水、自发性细菌性腹膜炎、结核性腹水等疾病进行鉴别。

二、西医治疗要点

（一）一般治疗

包括低盐饮食、限制摄入液体量，应用利尿剂，通过增加尿液排出缓解腹胀。如螺内酯、氢氯噻嗪、呋塞米或托拉塞米等。

（二）局部治疗

1. 腹腔穿刺术　在两种情况下需要行腹腔穿刺术，一是诊断不明，通过腹水细胞学检查明确诊断；二是大量腹水导致腹胀明显，甚至心慌气急，影响患者生活质量。

目前多采用腹穿后细管留置引流治疗恶性腹水。腹腔穿刺后在腹腔内留置硅管，外接一次性引流袋，使腹水自行流出，待腹水引流干净后在腹腔内灌注药物。停止引流时卸下引流袋，外接肝素帽，再用胶布将其固定于腹壁。留置的硅管可反复使用。

反复抽吸腹水可能丢失大量蛋白质和电解质，造成低蛋白血症及电解质紊乱，进一步加重机体损伤。肝癌腹水患者抽吸腹水还有可能诱发或加重肝昏迷。

2. 腹腔内应用药物　体质好者可首选化疗药，否则选择生物制品。腹腔灌注一般不使用阿霉素等发泡剂。

（1）化疗药物：顺铂（DDP）是最常用的腹腔内使用化疗药物，尤其是卵巢癌的腹腔灌注化疗，疗效可靠，有效率高，每次用量 80~100mg，同时需要水化。博莱霉素常用于腔内治疗，将博莱霉素 30~60mg 与 60ml 生理盐水混匀后注入腹腔。

（2）生物反应调节剂：目前用于临床的品种较多，如 IL-2、高聚金葡素、草分枝杆菌 F.U.36 注射液等。与治疗胸腔积液时胸腔内灌注的药物基本相同。

（3）靶向治疗药：近年来试用贝伐珠单抗用于体腔内注射以控制恶性积液。

三、中成药应用

（一）基本病机

此病多由于情志抑郁、酒食不节、感受邪毒及他病转归，致使人体正气受损，气血失和，邪毒结聚，日久瘀血邪毒聚而不散，气机壅滞，隧道不通，致水湿瘀滞。脾失健运，肝失疏泄，致使水湿内聚，进而土壅木郁，以致肝脾俱损。病延日久，累及于肾，肾关开阖不利，气化失司，则胀满愈甚。其基本病机不外乎气滞、血瘀、水湿、癌毒等内蕴，最终导致气、血、水、毒互结，积于腹中而成臌胀。与肝、脾、肾三脏俱损,三焦决渎无权,水液内聚密切相关。

(二)辨证分型使用中成药

恶性腹腔积液常用中成药一览表

证型	常用中成药
痰瘀互结证	鳖甲煎丸、软坚口服液、榄香烯注射液
脾虚湿困证	甘参胶囊、臌症丸、人参健脾片
脾肾阳虚证	健脾益肾颗粒、济生肾气丸
阴虚水热互结证	知柏地黄丸

1. 痰瘀互结证

〔**证候**〕**主症**:腹部膨大如鼓,皮色苍黄,胁下胀满或痛。**次症**:饮食减少,四肢沉重,小溲短少,甚则腹大青筋暴露,下肢略肿。**舌脉**:舌苔白腻,脉弦缓。

〔**治法**〕化痰散结,活血化瘀。

〔**方药**〕鳖甲煎丸合五苓散加减。

〔**中成药**〕

(1)鳖甲煎丸^(医保目录)(由鳖甲胶、阿胶、炒蜂房、鼠妇虫、炒土鳖虫、蜣螂、精制硝石、柴胡、黄芩、制半夏、党参、干姜、姜制厚朴、桂枝、炒白芍、射干、桃仁、牡丹皮、大黄、凌霄花、葶苈子、石韦、瞿麦组成)。功能主治:活血化瘀,软坚散结。用于恶性腹腔积液证属痰瘀交结者,症见胁下癥块。用法用量:口服,1 日 2~3 次,1 次 3g。

(2)软坚口服液^(医保目录)(由白附子、人参、三棱、黄芪、山豆根、重楼组成)。功能主治:化瘀,解毒,益气。用于肝癌的治疗。与放、化疗同用有协同增效作用,并可提高机体免疫功能,缓解癌性疼痛;对胁肋疼痛、腹痛、纳呆、腹胀、神疲乏力等症状有明显改善作用。用法用量:口服,1 日 3 次,1 次 20ml,30 日为一个疗程。

(3)榄香烯注射液^(指南推荐)(主要成分为温郁金的有效成分)。本品联合放、化疗常规方案,对肺癌、肝癌、食管癌、鼻咽癌、脑瘤、骨转移癌等恶性肿瘤可增强疗效,降低放、化疗的毒副作用,并可用于介入、腔内化疗及癌性胸腹水的治疗。用法用量(癌性胸腹水):按体表面积 $200\sim400\text{mg/m}^2$,于抽出胸腹水后,胸、腹腔内注射,每周 1~2 次。

2. 脾虚湿困证

〔**证候**〕**主症**:脘腹胀满,腹大而坚。**次症**:面色萎黄,四肢瘦削,神疲乏力,少气懒言,小便短少,大便溏薄。**舌脉:**舌质淡,舌胖,边有齿痕,苔白腻,脉沉缓无力。

〔**治法**〕益气健脾,祛湿利水。

〔**方药**〕实脾饮合五皮饮加减。

〔**中成药**〕

(1)甘参胶囊^(其他)(由醋甘遂、大黄、炒牵牛子、槟榔、醋香附、猪苓、醋鳖甲、炒猪牙皂、红参、黄芪、炒白术、当归、大枣、人工麝香组成)。功能主治:行气逐水,益气养血。用于脾虚水湿停聚之臌胀,乙型肝炎肝硬化腹水,兼见脾虚证候者。用法用量:口服,1日2次,1次4粒,餐前半小时服用,2周为一个疗程。

(2)臌症丸^(医保目录)(由醋制皂矾、甘遂、大枣、木香、炒小麦组成)。功能主治:利水消肿,除湿健脾。用于臌胀,胸腹胀满,四肢浮肿,大便秘结,小便短赤。用法用量:饭前口服,1日3次,1次10粒,儿童酌减。

(3)人参健脾片^(医保目录)(由人参、麸炒白术、甘草、山药、莲子、白扁豆、木香、草豆蔻、陈皮、醋炙青皮、麸炒六神曲、炒谷芽、炒山楂、麸炒芡实、麸炒薏苡仁、当归、麸炒枳壳组成)。功能主治:补气健脾,开胃消食。用于脾虚湿困所致的食少便溏,或吐或泻,脘腹胀满,四肢乏力,面色萎黄。用法用量:口服,1日2次,1次4片。

3. 脾肾阳虚证

〔**证候**〕**主症:**腹大胀满,青筋暴露。**次症:**畏寒肢冷,腰膝酸软,小便不利,大便溏薄,下肢浮肿,面色晦暗。**舌脉:**舌质淡胖,苔白滑,脉沉细无力。

〔**治法**〕温补脾肾,通阳利水。

〔**方药**〕附子理苓汤或济生肾气丸加减。

〔**中成药**〕

(1)健脾益肾颗粒^(医保目录)(由党参、枸杞子、女贞子、菟丝子、白术、补骨脂组成)。功能主治:健脾益肾。用于减轻肿瘤患者术后放、化疗副反应,提高机体免疫功能,以及治疗脾肾虚弱引起的疾病,症见面色苍白、疲劳乏力、少气懒言、畏寒肢冷、纳差、便溏、腰膝酸软等。用法用量:口服,1日3次,1次10g,开水冲服。

(2)济生肾气丸^(中国药典)(由熟地黄、制山茱萸、牡丹皮、山药、茯苓、泽泻、肉桂、制附子、牛膝、车前子组成)。功能主治:温肾化水,利水消肿。用于肾阳不足、水湿内停所致的肾虚水肿、腰膝酸重、小便不利、痰饮咳喘。用法用量:口服,1日2~3次,水蜜丸1次6g,小蜜丸1次9g,大蜜丸1次1丸。

4. 阴虚水热互结证

〔**证候**〕**主症**:腹部胀大,甚则青筋暴露。**次症**:形体消瘦,面色萎黄或黧黑,唇紫色暗,五心烦热,口燥咽干,头晕目眩,尿少,甚者可兼有齿鼻衄血、吐血、便血、神昏等症状。**舌脉**:舌质红绛或舌质紫暗,苔剥少津,脉弦细。

〔**治法**〕滋养肝肾,凉血化瘀,利水消胀。

〔**方药**〕一贯煎合大补阴丸加减。

〔**中成药**〕

知柏地黄丸(中国药典)(由知母、熟地黄、黄柏、制山茱萸、山药、牡丹皮、茯苓、泽泻组成)。功能主治:滋阴清热。用于阴虚火旺,潮热盗汗,口干咽痛,耳鸣遗精,小便短赤。用法用量:口服,1 日 2 次,水蜜丸 1 次 6g,小蜜丸 1 次 9g,大蜜丸 1 次 1 丸。

(三)外治法

1. 甘遂敷脐方

〔**组成**〕甘遂 1.5g、麝香 0.5g。

〔**功效**〕泻水逐饮,消肿散结。

〔**主治**〕用于腹水。

〔**用法**〕上药捣烂贴于肚脐,1 日 1 次。

2. 腹水消

〔**组成**〕生黄芪、牵牛子、桃仁、大腹皮、没药各 50g,莪术、甘遂各 40g,细辛、公丁香各 20g。

〔**功效**〕活血泻水。

〔**主治**〕用于腹水。

〔**用法**〕上药碾末,用蜂蜜调匀,以神阙穴为中心,涂敷约 20cm×20cm,厚度约 3mm,以消毒纱布覆盖其上,加用红外线治疗仪照射 30 分钟,以皮肤感烫为度,持续保留贴敷 24 小时,每日换药 1 次。

四、单验方

1. 验方

(1)董明娥(西安市中医医院)验方:内金术茅汤

半枝莲、白茅根、生黄芪、龙葵、丹参各 30g,鸡内金、白术、车前子各 15g,大腹皮、当归各 10g。功效:健脾利水,益气解毒。用于恶性腹腔积液。

(2)张安东(许昌市中医医院)验方:消水方

黄芪 60g、当归 30g、茯苓 15g、白术 30g、干姜 20g、附子 5g、槟榔 20g、大腹

皮 15g、泽泻 15g、猪苓 15g、桂枝 10g、苦参 20g、白花蛇舌草 30g、杜仲 15g、牛膝 15g。功效：补益脾肾，温阳利水。用于腹腔积液。

（3）潘向荣（贵港市人民医院）验方：黄芪泽泻汤

黄芪 30~60g、泽泻 20g、猪苓 20g、防己 20g、茯苓 30g、白术 30g、山药 30g、薏苡仁 30g、苍术 15g、鸡内金 15g、神曲 15g、泽兰 12g。功效：健脾利湿。用于腹腔积液。

2. 单方

（1）鲜白接骨根 15~30g。用法：水煎服，每日 1 剂。用于腹腔积液。

（2）三白草根 150~200g、大蓟根 150~200g。用法：分别煎水，上午服三白草煎汁，下午服大蓟根煎汁。用于腹腔积液。

第三节　转移性骨肿瘤

转移性骨肿瘤（metastatic tumor of bone）是某些原发于骨组织以外的恶性肿瘤经血行转移至骨组织而引起骨损害的疾病。常见的原发病有乳腺、前列腺、肺及血液系统恶性肿瘤。易发生骨转移的恶性肿瘤依次为乳腺癌、肺癌、肾癌、直肠癌、胰腺癌、胃癌、结肠癌、卵巢癌，其他常见的骨转移原发癌还有前列腺癌。发生于脊柱的转移性骨肿瘤最多，其次为骨盆和下肢长骨，膝、肘关节以远较为少见。

本病属于中医学"骨瘤""骨蚀""骨瘘疮""骨疽""骨痹"等范畴。

一、诊断要点

转移性骨肿瘤的诊断主要依靠病史、查体、影像学检查及病理检查，确诊的主要依据是组织病理学、细胞学及骨扫描等。目前转移性骨肿瘤的临床分期需依据原发癌的临床分期而定。

（一）症状

65%~75% 的转移性骨肿瘤患者出现疼痛，也是骨转移病灶形成后最早出现的症状，这与骨膜被癌细胞累及或破坏有关，局部多有按压痛，疼痛的特点是早期呈轻度、间歇性痛，少数表现为局部酸胀感，疼痛程度多逐渐加重，可表现为窜痛、隐痛、钝痛、酸痛、刺痛，晚期疼痛部位固定、持续、夜间加重，严重影响睡眠。

（二）体征

1. 肿胀　少数患者局部可触及固定、质硬的肿块，系因转移灶位置表浅，肿瘤刺激出现骨膨胀变形或软组织肿块，但皮肤多无颜色、形态改变。

2. 活动不利　转移性骨肿瘤发生于关节及承重处者，可见活动受限。

（三）辅助检查

骨扫描可明确转移的范围，此外还应对疼痛部位、骨扫描阳性部位、承重部位行 X 线检查。为明确原发肿瘤，应行胸、腹、盆腔 CT 检查。女性患者常规行乳腺 X 线或 MRI 检查，男性患者常规查 PSA 等。

（四）鉴别诊断

转移性骨肿瘤需与多发性骨髓瘤、发生在骨的恶性淋巴瘤、甲状旁腺功能亢进症、纤维囊性骨炎等可引起骨痛及活动受限的疾病进行鉴别。

二、西医治疗要点

（一）一般治疗

对于转移性骨肿瘤患者，能够确定原发灶的，则根据原发灶的临床分期，选用恰当的治疗方案；不能确定原发灶的，则给予试验性化疗或姑息治疗。转移性骨肿瘤的疼痛、病理性骨折、脊髓压迫等并发症严重降低了患者的生存质量，需要积极处理。

（二）西医治疗

1. 外放射治疗　是目前最常用、有效的局部治疗方法。它既可以通过射线起到杀伤肿瘤细胞、控制肿瘤发展的效果，也可以减轻、缓解转移性骨肿瘤局部软组织的充血、水肿等炎性反应，减轻局部疼痛及压迫症状。脊柱、股骨头、股骨颈等负重部位的放疗，还可以起到预防病理性骨折的作用。

2. 放射性同位素治疗　将具有特异性亲骨作用的放射性同位素通过静脉注射入血，循环停留至骨后，利用其放射性杀伤肿瘤细胞，缓解多发骨转移所致的疼痛。

3. 化学治疗　控制骨转移进展及疼痛等并发症，并且是全身治疗、控制病情的方法，但需根据临床具体情况评估可用的化疗方案。

4. 手术治疗　目的主要在于明确诊断、恢复骨的生理结构及功能、替换部分人工组织（关节）、对压迫部位进行减压及病灶根治切除等。

5. 双膦酸盐类药物　是目前治疗转移性骨肿瘤、控制疼痛最常用的一类药物，它是一种破骨细胞抑制剂，在体内选择性地进入骨组织，通过防止羟磷灰石结晶溶解和直接抑制破骨细胞活性而抑制骨质破坏。

6. 镇痛药疗法　按照 WHO 的三阶梯止痛法原则用药。

三、中成药应用

（一）基本病机

中医学认为肾主骨、生髓。肾为先天之本,藏精、生髓,髓养骨。肾气旺,肾精充盈,则骨强筋健。反之,肾精亏虚则生髓无源,骨失所养,易为寒湿毒邪侵袭,正虚邪凑,聚而生毒,留于髓核之间,形成骨疽。如果脾失运化,后天气血不足,先天之精失养,则骨失所养;风寒毒邪内侵,痰毒瘀滞,脉络不通,则气滞骨痛。

（二）辨证分型使用中成药

转移性骨肿瘤常用中成药一览表

证型	常用中成药
阳虚肾亏证	乌头注射液、复方皂矾丸、参芪扶正注射液
气滞血瘀证	天蟾胶囊、血府逐瘀丸、化癥回生片
痰瘀互结证	复方天仙胶囊、复生康胶囊
热毒内结证	平消片、安替可胶囊、华蟾素注射液

1. 阳虚肾亏证

〔**证候**〕**主症**:腰背疼痛或痿痹不遂,畏寒肢冷。**次症**:下肢浮肿,小便清长或二便失禁。**舌脉**:舌质暗淡,苔白腻,脉沉细。

〔**治法**〕温肾壮阳,补骨生髓,疏通督脉,化毒散结。

〔**方药**〕金匮肾气丸加减。

〔**中成药**〕

（1）乌头注射液^{（其他）}（由川乌、草乌组成）。功能主治:镇静,止痛。用于转移性骨肿瘤所致的癌性疼痛属阳虚肾亏证者。用法用量:肌内注射,1 日 1~2次,1 次 1~2ml。

（2）复方皂矾丸^{（中国药典）}（由皂矾、西洋参、海马、肉桂、大枣、核桃仁组成）。功能主治:温肾健髓,益气养阴,生血止血。用于原发性肝癌、肺癌、消化道肿瘤及转移性骨肿瘤等的治疗。用法用量:口服,1 日 3 次,1 次 7~9 丸,饭后即服。

（3）参芪扶正注射液^{（指南推荐）}（由党参、黄芪组成）。功能主治:益气扶正。用于转移性骨肿瘤证属肺脾气虚者,症见神疲乏力,少气懒言,自汗,眩晕;肺癌、胃癌等恶性肿瘤见上述证候者的辅助治疗。用法用量:静脉滴注,1日1次,1次250ml(1瓶),疗程21日。

2. 气滞血瘀证

〔**证候**〕**主症**:局部肿块明显,皮色暗紫,或刺痛或麻木不痛。**次症**:伴胁痛,忧郁,关节活动不利。**舌脉**:舌质紫暗,可见瘀点或瘀斑,脉细弦而涩。

〔**治法**〕理气活血,化瘀通络。

〔**方药**〕血府逐瘀汤加减。

〔**中成药**〕

(1)天蟾胶囊^(医保目录)(由夏天无、制川乌、蟾酥、祖师麻、白屈菜、秦艽、白芷、川芎、甘草组成)。功能主治:行气活血,通络止痛。用于转移性骨肿瘤所致的轻、中度癌性疼痛属气滞血瘀证者。用法用量:口服,1日3次,1次3粒,5日为一个疗程。

(2)血府逐瘀丸^(中国药典)(由柴胡、当归、地黄、赤芍、红花、桃仁、麸炒枳壳、甘草、川芎、牛膝、桔梗组成)。功能主治:活血祛瘀,行气止痛。用于转移性骨肿瘤属气滞血瘀证者,症见疼痛日久、痛如针刺而有定处、内热烦闷、心悸失眠、易躁易怒。用法用量:空腹时用红糖水送服,1日2次,1次1~2丸。

(3)化癥回生片^(中国药典)〔由益母草、红花、花椒(炭)、烫水蛭、当归、苏木、醋三棱、两头尖、川芎、降香、醋香附、人参、高良姜、姜黄、没药、炒苦杏仁、大黄、人工麝香、盐小茴香、桃仁、五灵脂、虻虫、鳖甲胶、丁香、醋延胡索、白芍、蒲黄炭、乳香、干漆、制吴茱萸、阿魏、肉桂、醋艾炭、熟地黄、紫苏子组成〕。功能主治:消癥化瘀。用于转移性骨肿瘤属气滞血瘀证者。用法用量:口服,1日2次,1次5~6片,饭前温酒送服,45日为一个疗程。

3. 痰瘀互结证

〔**证候**〕**主症**:局部肿块明显,或硬或软,皮色不变或暗,一般不痛,不痒,或麻木。**次症**:面色㿠白,纳呆、恶心或呕吐痰涎,便溏。**舌脉**:舌暗而淡,苔腻,脉细滑。

〔**治法**〕健脾利湿,化痰散结。

〔**方药**〕鳖甲煎丸加减。

〔**中成药**〕

(1)复方天仙胶囊^(医保目录)(由天花粉、威灵仙、白花蛇舌草、人工牛黄、龙葵、胆南星、乳香、没药、人参、黄芪、珍珠、猪苓、蛇蜕、冰片、人工麝香组成)。功能主治:清热解毒,活血化瘀,散结止痛。用于转移性骨肿瘤属痰瘀互结证者,可提高化疗、放疗疗效。用法用量:口服,1日3次,1次2~3粒,饭后半小时用蜂蜜水或温水送下（吞咽困难者可将药粉倒出服用）。

（2）复生康胶囊^{（医保目录）}（由蒲葵子、喜树果、莪术、黄芪、柴胡、绞股蓝、香菇、甘草组成）。功能主治：活血化瘀，消积止痛。用于转移性骨肿瘤属痰瘀互结证者，并可增强机体免疫功能。用法用量：口服，1日3次，1次4粒。

4. 热毒内结证

〔证候〕**主症**：转移灶处明显肿块或无肿块，局部疼痛甚。**次症**：发热，口干喜饮，大便秘结，小溲短赤。**舌脉**：舌红，苔黄厚腻，脉数而弦。

〔治法〕清热解毒散结。

〔方剂〕四妙勇安汤加减。

〔中成药〕

（1）平消片^{（中国药典）}（由郁金、仙鹤草、五灵脂、白矾、硝石、干漆、麸炒枳壳、马钱子粉组成）。功能主治：活血化瘀，散结消肿，解毒止痛。对毒瘀内结所致的肿瘤患者具有缓解症状，缩小瘤体，提高机体免疫力，延长生存时间的作用。用法用量：口服，1日3次，1次4~8片（1片重0.23g）。

（2）安替可胶囊^{（医保目录）}（由蟾皮、当归组成）。功能主治：软坚散结，解毒定痛，养血活血。用于转移性骨肿瘤热毒内结证及并发症引起的疼痛。用法用量：口服，1日3次，1次2粒，饭后服用。

（3）华蟾素注射液^{（医保目录）}（主要成分为干蟾皮提取物）。功能主治：清热解毒，消肿止痛，活血化瘀，软坚散结。用于中晚期肿瘤。用法用量：肌内注射：1日2次，1次2~4ml，2~3个月为一个疗程；静脉滴注：1日1次，1次10~20ml，用5%葡萄糖注射液500ml稀释后缓慢滴注，用药1周后休息1~2日，4周为一个疗程。

（三）外治法

1. 复方蟾酥膏^{（医保目录）}

〔组成〕蟾酥、川乌、红花、两面针、七叶一枝花、生关白附、芙蓉叶、三棱、莪术、丁香、细辛、肉桂、八里麻、荜茇、甘松、山柰、乳香、没药、薄荷脑、冰片、樟脑、水杨酸甲酯、苯甲醇、二甲基亚砜。

〔功效〕活血化瘀，消肿止痛。

〔主治〕用于肺、肝、胃等多种癌症及骨肿瘤引起的疼痛。

〔用法〕外用，贴于患处。

2. 外用镇痛方

〔组成〕雄黄60g、明矾60g、冰片10g、青黛10g、皮硝60g、乳香60g、没药60g、血竭30g。

〔**功效**〕活血化瘀,消肿止痛。

〔**主治**〕用于骨肿瘤、肝癌、胰腺癌疼痛。

〔**用法**〕上药研细粉,和匀,每份 60g 或 30g,加米醋和猪胆汁各半(对于皮肤敏感者,米醋量少于猪胆汁)调成糊状,外敷患处,药干后再蘸以猪胆汁,使药粉保持湿润。1 日 1 次,1 次 8 小时。若患者夜间疼痛明显,则在夜间外敷,效果更好。

四、单验方

1. 验方

(1)田雪飞(湖南中医药大学第一附属医院)验方:骨转移外敷方

制川乌 30g、乳香 20g、没药 20g、生石膏 10g、骨碎补 30g、红花 20g、龙葵 30g、蚤休 10g、全蝎 10g、煅自然铜 30g、细辛 10g、肉桂 10g。上药打粉为末,加姜汁、麻油、凡士林适量混匀,摊涂于纱布后外敷患处,配合局部热疗照射尤佳,以患者能耐受为度。功效:温阳壮骨,通络止痛。用于肿瘤骨转移所致的疼痛,减缓骨质破坏。

(2)陈孟溪(湖南中医药大学第一附属医院)验方:内服镇痛方

桃仁 15g、枳壳 10g、延胡索 15g、红花 5g、赤芍 15g、树舌 5g、熟地黄 15g、黄芪 20g、火麻仁 15g、甘草 5g、骨碎补 15g、红参须 15g、三七粉 6g、重楼 6g、全蝎 4g、淡附片 6g。功效:益气养血,活血通络。用于转移性骨肿瘤气虚血瘀证。

(3)周平安(北京中医药大学东方医院)验方:益气扶正方

生黄芪 30g、蒲公英 20g、当归 15g、石斛 20g、威灵仙 15g、仙鹤草 15g、浙贝母 9g、灵芝 15g、莱菔子 10g、枳壳 10g、生麦芽 15g、鸡内金 10g、半枝莲 15g、白花蛇舌草 15g、肉桂(后下)5g、炙甘草 6g。功效:益气扶正,清热解毒,凉血散结。用于转移性骨肿瘤正气不足,浊毒内蕴,积而成块。

(4)黄金昶(北京中医药大学第三附属医院)验方:复元活血汤加减

柴胡 15g、酒大黄 15g、天花粉 10g、桃仁 10g、红花 6g、生甘草 6g、当归 10g、炮山甲 6g、旋覆花(包煎)15g、白芥子 6g、乳香 10g、血余炭 10g、元胡 15g。功效:活血止痛,通络散结。用于肋骨或胸膜转移癌性疼痛。

2. 单方

三七粉。用法:口服,1 日 2 次,1 次 3g。用于转移性骨肿瘤属气滞血瘀证者。

第四节 癌性疼痛

癌性疼痛（cancer pain）指由癌症局部浸润、压迫器官和产生致痛因子所造成的疼痛，常表现为慢性持续性疼痛。疼痛是癌症患者，尤其是中晚期患者的主要症状之一，约 50% 以上的癌症患者会出现不同程度的疼痛，晚期癌性疼痛发生率高达 80%。

本病属于中医学"痛证""痹证"范畴。

一、诊断要点

癌性疼痛的诊断包括疼痛与原发病两个方面。原发病方面包括癌症的诊断、鉴别诊断、分期、并发症。只有在确定了癌症诊断的前提下，癌性疼痛的诊断才成立。癌性疼痛的诊断有以下要点：

（一）病史

病史包括疼痛部位、性质、特点、强度；疼痛加重、诱发及缓解的因素；治疗手段对其的影响；疼痛对睡眠、饮食、情绪、生活态度、工作及生活能力、社交等方面的影响。

（二）体格检查

除内科常规查体外，强调神经及精神方面的检查测评。

（三）辅助检查

包括疼痛部位及可能涉及部位的 B 超、X 线、CT、MRI、放射性核素及生化、免疫、肿瘤标志物等检查。

二、西医治疗要点

（一）一般治疗

癌性疼痛应当采用综合治疗的原则，根据患者的病情和身体状况，有效应用止痛治疗手段，持续、有效地消除或控制疼痛，预防和控制药物的不良反应，降低疼痛及治疗带来的心理负担，以期最大限度地提高患者的生活质量、延长生存时间。

（二）西医治疗

1. 抗肿瘤治疗　癌性疼痛的主要病因是癌症本身，对肿瘤急症（骨折、脑转移、硬膜外转移、内脏穿孔或梗阻）相关的疼痛,应进行止痛加肿瘤急症针对性治疗（如手术、放疗、应用糖皮质激素）。

2. 对症支持治疗　遵循晚期恶性肿瘤姑息治疗的基本原则,针对肿瘤引起的症状及其并发症等给予对症处理及最佳支持治疗。

3. 双膦酸盐药物治疗　癌性疼痛有相当一部分为骨转移所致,双膦酸盐改善骨骼健康状况及降低骨相关事件风险的疗效可靠,长期用药安全性好,而且适合与化疗、放疗、手术、内分泌治疗等常规抗癌治疗方法联合应用,也可与阿片类镇痛药联合用药。

4. 镇痛药治疗　应用 WHO 的三阶梯止痛方法。第一阶梯用药是以阿司匹林为代表的非阿片类药物,第二阶梯用药是以可待因为代表的弱阿片类药物,第三阶梯用药是以吗啡为代表的强阿片类药物。使用时要坚持三阶梯镇痛方案的相应原则。

（三）物理治疗

有热疗、理疗等。

三、中成药应用

（一）基本病机

中医学把癌性疼痛的病机概括为气滞、血瘀、痰浊、热毒、虚损等,其中以久病入络、不通则痛、不荣则痛论说最多。

（二）辨证分型使用中成药

癌性疼痛中成药一览表

证型	常用中成药
热毒内蕴证	梅花点舌丸、六神丸、八宝丹胶囊
阳虚寒凝证	小金胶囊、少腹逐瘀丸、乌头注射液
湿浊困阻证	五苓散、臌症丸、健脾益肾颗粒
痰浊留滞证	控涎丸、紫金锭、鳖甲煎丸
气机郁滞证	天蟾胶囊、血府逐瘀丸、复方鹿仙草片
瘀血阻络证	金龙胶囊、复方斑蝥胶囊、桂枝茯苓丸
气血双亏证	十味扶正颗粒、参芪片、八珍丸

1. 热毒内蕴证

〔证候〕主症:痛势较剧,呈热痛,得冷稍减,或见局部红肿。次症:常有发热,热势或高或低,口干口渴,便秘尿赤,口气热臭,情绪不宁,烦躁易怒,或影响睡眠。**舌脉:**舌质红绛,苔黄燥少津或无苔,脉数。

〔治法〕清热泻火,解毒止痛。

〔方药〕清瘟败毒饮加减。

〔**中成药**〕

(1)梅花点舌丸^(中国药典)(由牛黄、珍珠、人工麝香、蟾酥、熊胆粉、雄黄、朱砂、硼砂、葶苈子、乳香、没药、血竭、沉香、冰片组成)。功能主治:清热解毒,消肿止痛。用于癌性疼痛见口干口苦、红肿热痛等实热证者。用法用量:口服,1日1~2次,一次3丸。

(2)六神丸^(医保目录)(由麝香、牛黄、冰片、珍珠、蟾酥、雄黄组成)。功能主治:解毒,消肿,止痛。用于癌性疼痛属热毒内蕴证者。用法用量:口服,1日3次,据患者年龄调整用量。1岁1次1粒,2岁1次2粒,3岁1次3~4粒,4~8岁1次5~6粒,9~10岁1次8~9粒,成年人1次10粒,温开水吞服。

(3)八宝丹胶囊^(医保目录)(由牛黄、蛇胆、羚羊角、珍珠、三七、麝香组成)。功能主治:清利湿热,活血解毒,去毒止痛。用于癌性疼痛属湿热蕴结证者。用法用量:口服,1日2~3次,1~8岁1次0.15~0.3g,8岁以上1次0.6g,温开水送服。

2. 阳虚寒凝证

〔证候〕**主症:**疼痛或急或缓,常有冷感,痛有定处,得温痛减,或喜按,遇冷加剧。**次症:**面色苍白,形寒肢冷,大便溏薄,小便清长。**舌脉:**舌质青紫,舌体胖大或有齿痕,苔薄白而润,脉沉细弦。

〔治法〕散寒助阳,温经止痛。

〔方药〕桂枝附子汤加减。

〔**中成药**〕

(1)小金胶囊^(中国药典)(由人工麝香、木鳖子、制草乌、枫香脂、乳香、没药、五灵脂、当归、地龙、香墨组成)。功能主治:散结消肿,化瘀止痛。用于癌性疼痛属阴证者,症见肿块皮色不变,肿硬作痛。用法用量:口服,1日2次,1次3~7粒(每粒装0.35g)或1次4~10粒(每粒装0.30g)。

(2)少腹逐瘀丸^(中国药典)(由当归、地黄、桃仁、红花、枳壳、赤芍、柴胡、甘草、桔梗、川芎、牛膝、蒲黄、五灵脂、没药、小茴香、元胡、干姜、肉桂组成)。功能主治:温经活血,散寒止痛。用于癌性疼痛寒凝血瘀证,症见小腹冷痛,喜温拒按,可伴见月经后期、经色紫暗、有血块等。用法用量:温黄酒或温开水送服,1日2~3次,一次1丸。

(3)乌头注射液^(其他)(由川乌、草乌组成)。功能主治:镇静,止痛。用于胃癌、肝癌等晚期癌性疼痛。用法用量:肌内注射,1 日 1~2 次,1 次 1~2ml,或遵医嘱。

3. 湿浊困阻证

〔**证候**〕**主症**:外湿者,肢体困重酸痛,痛势缠绵,或肢节重着不仁,或兼头痛头重;内湿者,多脘腹胀痛、闷痛,持续不解,绵绵不休。**次症**:精神萎靡,或有低热,汗出热不解,食欲不振,面色晦黄无华,口腻不渴,呕吐恶心,脘腹痞满,便溏泄泻等。**舌脉**:舌质淡或有齿痕,苔白腻,脉濡。

〔**治法**〕祛湿通阳,化气止痛。

〔**方药**〕外湿者宜羌活胜湿汤加减;内湿者宜白术附子汤加减。

〔**中成药**〕

(1)五苓散^(中国药典)(由泽泻、茯苓、猪苓、炒白术、肉桂组成)。功能主治:温阳化气,利湿行水。用于阳气不化、水湿内停所致的水肿,症见小便不利,水肿腹胀,呕逆泄泻,渴不思饮。用法用量:口服,1 日 2 次,1 次 6~9g。

(2)臌症丸^(医保目录)(由醋制皂矾、甘遂、大枣、木香、炒小麦组成)。功能主治:利水消肿,除湿健脾。用于各种肿瘤引起的腹水、胸腔积液,症见胸腹胀满,四肢浮肿,大便秘结,小便短赤。用法用量:饭前口服,1 日 3 次,1 次 10 粒,儿童酌减。

(3)健脾益肾颗粒^(医保目录)(由党参、枸杞子、女贞子、菟丝子、白术、补骨脂组成)。功能主治:健脾益肾。用于减轻肿瘤患者术后放、化疗副反应,提高机体免疫功能,以及治疗脾肾虚弱引起的疾病,症见面色苍白、疲劳乏力、少气懒言、畏寒肢冷、纳差、便溏、腰膝酸软等。用法用量:口服,1 日 3 次,1 次 10g,开水冲服。

4. 痰浊留滞证

〔**证候**〕**主症**:疼痛呈钝痛、隐痛、胀痛、木痛,可因病变部位不同而表现为多种形式。**次症**:痰涎壅盛,胸膈痞闷,咽喉不利,呕恶吐涎,面黄虚浮,便清或泻下不爽,或局部结块、质硬。**舌脉**:苔白厚腻,脉滑。

〔**治法**〕化痰散结,利气止痛。

〔**方药**〕海藻玉壶汤加减。

〔**中成药**〕

(1)控涎丸^(中国药典)(由醋甘遂、红大戟、白芥子组成)。功能主治:涤痰逐饮。用于痰饮伏在胸膈上下或流窜经隧,症见胸胁隐痛,或胸背、颈项、股胯隐痛不可忍,筋骨牵引灼痛,走窜不定;或头痛不可忍;或神志昏倦多睡;或饮食无味,痰唾稠黏,夜间喉中痰鸣,多流涎唾。用法用量:温开水或枣汤、米汤送服,1 日 1~2 次,1 次 1~3g。

（2）紫金锭^{（中国药典）}（由山慈菇、红大戟、千金子霜、五倍子、人工麝香、朱砂、雄黄组成）。功能主治:辟瘟解毒,消肿止痛。用于癌性疼痛属痰浊邪毒证者。用法用量:口服,1 日 2 次,1 次 0.6~1.5g;外用,醋磨调敷患处。

（3）鳖甲煎丸^{（医保目录）}（由鳖甲胶、阿胶、炒蜂房、鼠妇虫、炒土鳖虫、蜣螂、精制硝石、柴胡、黄芩、制半夏、党参、干姜、姜制厚朴、桂枝、炒白芍、射干、桃仁、牡丹皮、大黄、凌霄花、葶苈子、石韦、瞿麦组成）。功能主治:活血化瘀,软坚散结。用于子宫肿瘤、卵巢肿瘤等,症见胁下癥块,触之硬痛,腹中疼痛,肌肉消瘦等。用法用量:口服,1 日 2~3 次,1 次 3g。

5. 气机郁滞证

〔证候〕主症:脘腹疼痛而胀,走窜不定,精神抑郁或易激动,躁急不安。次症:脘腹满闷,嗳气,食少纳呆,或善太息,呕恶欲吐。舌脉:苔薄白或黄,脉弦。

〔治法〕理气疏肝,宽中止痛。

〔方药〕柴胡疏肝散加减。

〔中成药〕

（1）天蟾胶囊^{（医保目录）}（由夏天无、制川乌、蟾酥、祖师麻、白屈菜、秦艽、白芷、川芎、甘草组成）。功能主治:行气活血,通络止痛。用于轻、中度癌性疼痛属气滞血瘀证者。用法用量:口服,1 日 3 次,1 次 3 粒,5 日为一个疗程。

（2）血府逐瘀丸^{（中国药典）}（由柴胡、当归、地黄、赤芍、红花、桃仁、麸炒枳壳、甘草、川芎、牛膝、桔梗组成）。功能主治:活血祛瘀,行气止痛。用于气滞血瘀证,如肺癌、胃癌症见胸痛、头痛,痛如针刺,痛处固定等。用法用量:空腹时用红糖水送服,1 日 2 次,1 次 1~2 丸。

（3）复方鹿仙草片^{（医保目录）}（由鹿仙草、炒九香虫、黄药子、土茯苓、苦参、天花粉组成）。功能主治:疏肝解郁,活血解毒。用于原发性肝癌所致的癌性疼痛属肝郁气滞、毒瘀互结证者。用法用量:口服,1 日 3 次,1 次 5g。

6. 瘀血阻络证

〔证候〕主症:疼痛剧烈,如针刺刀绞,痛有定处,拒按,持续时间长。次症:面色晦暗,形体消瘦,皮肤甲错或有瘀斑、瘀点,或伴吐血、衄血、便血。舌脉:舌质青紫,舌下脉络迂曲,脉细涩。

〔治法〕活血化瘀,通经止痛。

〔方药〕血府逐瘀汤加减。

〔**中成药**〕

（1）金龙胶囊^{（医保目录）}（由鲜守宫、鲜金钱白花蛇、鲜蕲蛇组成）。功能主治：破瘀散结，解郁通络。用于癌性疼痛血瘀郁结证，症见局部疼痛，神疲乏力，腹胀，纳差。用法用量：口服，1 日 3 次，1 次 4 粒。

（2）复方斑蝥胶囊^{（医保目录）}（由斑蝥、人参、黄芪、刺五加、三棱、半枝莲、莪术、山茱萸、女贞子、熊胆粉、甘草组成）。功能主治：破血消瘀，攻毒蚀疮。用于癌性疼痛证属气血瘀阻毒结者。用法用量：口服，1 日 2 次，1 次 3 粒（每粒0.25g）。

（3）桂枝茯苓丸^{（中国药典）}（由桂枝、茯苓、牡丹皮、赤芍、桃仁组成）。功能主治：活血化瘀，散结消癥。用于卵巢肿瘤、子宫肿瘤、甲状腺肿瘤、乳腺癌、腹腔肿瘤、鼻咽癌等所致的癌性疼痛属瘀血阻络证者。用法用量：口服，1 日 1~2 次，1 次 1 丸。

7. 气血双亏证

〔**证候**〕**主症**：痛势隐隐，绵绵不休，疲劳后尤剧。**次症**：形体瘦弱，面色无华，身倦无力或卧床不起，神疲懒言，语音低微。**舌脉**：舌淡，苔薄白，脉细。

〔**治法**〕双补气血，调理阴阳。

〔**方药**〕十全大补丸加减。

〔**中成药**〕

（1）十味扶正颗粒^{（其他）}（由人参、熟地黄、白术、黄芪、茯苓、当归、白芍、甘草、川芎、肉桂组成）。功能主治：补益气血，温阳健脾。用于各种肿瘤术前、术后，以及减轻肿瘤放化疗引起的白细胞减少、免疫功能下降等毒副反应属气血双亏证者，症见四肢乏力、气短心悸、面色苍白等。用法用量：口服，1 日 3 次，1 次 1 袋，或遵医嘱。

（2）参芪片^{（医保目录）}（由黄芪、党参组成）。功能主治：补益元气。用于癌性疼痛证属气血两虚者，症见气虚体弱，四肢无力。用法用量：口服，1 日 3 次，1 次 4 片。

（3）八珍丸^{（中国药典）}（由党参、炒白术、茯苓、甘草、当归、白芍、川芎、熟地黄组成）。功能主治：补气益血。用于癌性疼痛证属气血两虚者，症见面色萎黄，食欲不振，四肢乏力，月经过多。用法用量：口服，1 日 2 次，水蜜丸 1 次 6g，大蜜丸 1 次 1 丸。

（三）外治法

1. 如意金黄散^{（中国药典）}

〔**组成**〕姜黄、大黄、黄柏、苍术、厚朴、陈皮、甘草、生天南星、白芷、天花粉。

〔**功效**〕清热解毒,消肿止痛。

〔**主治**〕用于热毒瘀滞肌肤所致的疮疖肿痛,症见肌肤红、肿、热、痛,亦可用于跌打损伤,以及化疗药物外渗引起的损伤。

〔**用法**〕外用。红肿,烦热,疼痛,用清茶调敷;漫肿无头,用醋或葱酒调敷;亦可用植物油或蜂蜜调敷。1 日数次。

2. 阿魏化痞膏^(中国药典)

〔**组成**〕香附、厚朴、三棱、莪术、当归、生草乌、生川乌、大蒜、使君子、白芷、穿山甲、木鳖子、蜣螂、胡黄连、大黄、蓖麻子、乳香、没药、芦荟、血竭、雄黄、肉桂、樟脑、阿魏。

〔**功效**〕化痞消积。

〔**主治**〕用于气滞血凝,癥瘕痞块,脘腹疼痛,胸胁胀满。

〔**用法**〕外用,加温软化,贴于脐上或患处。

3. 复方蟾酥膏^(医保目录)

〔**组成**〕蟾酥、川乌、红花、两面针、七叶一枝花、生关白附、芙蓉叶、三棱、莪术、丁香、细辛、肉桂、八里麻、荜茇、甘松、山柰、乳香、没药、薄荷脑、冰片、樟脑、水杨酸甲酯、苯甲醇、二甲基亚砜。

〔**功效**〕活血化瘀,消肿止痛。

〔**主治**〕用于肝癌、肺癌、胰腺癌、食管癌、胃癌、肠癌、卵巢癌、乳腺癌、宫颈癌、脑肿瘤、骨肿瘤等原发性和转移性肿瘤及出现胸腔积液或腹水者,亦可用于缓解急慢性扭挫伤、跌打损伤、骨质增生、风湿性及类风湿关节炎、落枕、肩周炎、腰肌劳损等疼痛症状。

〔**用法**〕外用,贴于疼痛处,日用量最高为 20 贴。

4. 蟾乌凝胶膏^(医保目录)

〔**组成**〕蟾蜍、生川乌、重楼、两面针、生关白附、芙蓉叶、三棱、莪术、红花、细辛、丁香、肉桂、六轴子、荜茇、甘松、山柰、乳香、没药、薄荷脑、冰片、樟脑、水杨酸甲酯。

〔**功效**〕活血化瘀,消肿止痛。

〔**主治**〕用于肺、肝、胃等多种癌症引起的疼痛。也可用于急慢性扭挫伤、跌打瘀痛,骨质增生、风湿及类风湿疼痛,亦用于落枕、肩周炎、腰肌劳损和伤痛等。

〔**用法**〕外用,1 次 1 贴,1~2 日换药 1 次,或遵医嘱。

四、单验方

1. 验方

（1）刘嘉湘（上海中医药大学附属龙华医院）验方：癌痛灵

熟地 15g、山茱萸 15g、茯苓 15g、补骨脂 15g、地鳖虫 15g、肉苁蓉 15g、黄芪 20g、白花蛇 10g、乳香 10g、没药 10g、蜈蚣 2 条、延胡索 12g、蟾酥 6g、熟附子 4.5g。功效：补益肝肾，活血化瘀，通络止痛。用于癌性疼痛。

（2）张红（湖南中医药大学第一附属医院）验方：血府逐瘀汤加减。

桃仁 10g、红花 10g、当归 10g、川芎 5g、赤芍 5g、郁金 10g、牛膝 10g、桔梗 5g、柴胡 5g、枳壳 5g、甘草 5g、延胡索 10g、桂枝 5g、白花蛇舌草 15g、树舌 5g、半枝莲 15g。功效：活血化瘀，行气止痛。用于癌性疼痛瘀血阻络证。

（3）金远林（深圳市宝安区中医院）验方：仙鹤六味汤

仙鹤草（单煎）50~80g，甘草、槟榔、制半夏、白毛藤、龙葵各 10g。功效：通络散结止痛。用于癌性疼痛。

2. 单方

（1）三七粉 3~5g。用法：饭后水冲服，1 日 3 次。

（2）朱砂莲块根不拘量。用法：刮出粉末，用白开水或白酒送服，1 次 0.5~1g，1 日 1~2g。用于各种癌性疼痛。

第五节　癌性发热

癌性发热指癌症患者在排除感染、抗生素治疗无效的情况下出现的直接与癌症有关的非感染性发热，以及患者在肿瘤发展过程中因治疗而引起的发热。

本病属于中医学"内伤发热"范畴。

一、诊断要点

临床上缺乏癌性发热的特异性检查，通常外周血中白细胞总数及中性粒细胞百分比正常，只能结合恶性肿瘤病史，在排除了感染性发热、中枢性发热、结核性发热等疾病后，方能诊断癌性发热。

（一）症状

癌性发热常以低热为主，少见高热，体温通常在 37.0~38.0℃，或仅自觉身热,而体温并不升高,或尽管发热,有时体温可达40℃以上,但患者通常不出现中毒症状,而是表现为大量出汗和全身温暖感觉,抗感染治疗无效。少数患者以持续高热或不规则间歇发热为首发症状。由于体温高,患者常有全身不适、乏力感,有些患者伴自汗盗汗、精神不振、纳差等症状。

（二）体征

除原发癌症体征及体温高外,缺乏具有特异性的体征。

（三）辅助检查

有报道降钙素原可以鉴别炎性发热和癌性发热,高于参考值倾向炎性发热,低于参考值考虑癌性发热。

（四）鉴别诊断

癌性发热需与感染性发热、中枢性发热、结核性发热等相鉴别。

二、西医治疗要点

（一）西药治疗

1. 解热镇痛药及糖皮质激素　使用解热镇痛药及糖皮质激素行姑息性退热治疗以缓解症状。代表药物如双氯芬酸钠及地塞米松等。

2. 针对原发病的治疗　根据原发癌的部位及分期选用恰当的抗肿瘤治疗方案以治疗原发病,从而达到治疗癌性发热的目的。

（二）物理治疗

物理退热等。

三、中成药应用

（一）基本病机

癌性发热是癌症的并发症、伴发症,属于内伤发热的范畴。病程多迁延日久,导致正气不足、阴血耗损、阳气虚衰,而致湿热蕴遏、瘀血内结、痰浊郁伏、情志不畅;或因放疗、化疗损伤等外毒攻伐,导致机体阴阳气血损耗,或阴阳气血逆乱而成为内伤发热,故多属本虚标实之证,外虚内实,涉及多脏腑病变。

（二）辨证分型使用中成药

癌性发热常用中成药一览表

证型	常用中成药
气虚发热	志苓胶囊、复方扶芳藤合剂、参芪扶正注射液
血虚发热	四物膏、养阴生血合剂、益血生胶囊

续表

证型	常用中成药
阴虚发热	维血宁合剂、增抗宁片、云芝糖肽胶囊
阳虚发热	金匮肾气丸、参附注射液
实证发热	新癀片、清开灵口服液、痰热清注射液

1. 气虚发热

〔证候〕主症:低中度发热,多持续 2 周以上。次症:头晕乏力,自汗气短,神疲。舌脉:舌质淡,苔薄白,脉沉细。

〔治法〕补气升阳,甘温除热。

〔方药〕补中益气汤加减。

〔中成药〕

(1)志苓胶囊(医保目录)[由黄芪、女贞子、黄精(制)、北沙参、麦冬、党参、白术、茯苓、绞股蓝、白毛藤、仙鹤草、远志(去心)、陈皮(制)、山药、芡实、甘草、吲哚美辛、醋酸地塞米松、螺内酯、法莫替丁、地西泮组成]。功能主治:益气健脾,滋阴润燥。用于缓解晚期癌症出现的发热、疼痛、咳嗽、气喘、吞咽困难、食欲不振、失眠、神疲乏力、体重减轻等症状。用法用量:饭后口服,1 日 3 次,1 次 3 粒。

(2)复方扶芳藤合剂(中国药典)(由扶芳藤、黄芪、红参组成)。功能主治:益气补血,健脾养心。用于气血不足,心脾两虚,症见气短胸闷,少气懒言,神疲乏力,自汗,心悸健忘,失眠多梦,面色不华,纳谷不馨,脘腹胀满,大便溏软,舌淡胖或有齿痕,脉细弱;神经衰弱、白细胞减少症。用法用量:口服,1 日 2 次,1 次 15ml。

(3)参芪扶正注射液(指南推荐)(由党参、黄芪组成)。功能主治:益气扶正。用于肺脾气虚引起的神疲乏力,少气懒言,自汗眩晕;肺癌、胃癌等恶性肿瘤见上述证候者的辅助治疗。用法用量:静脉滴注,1 日 1 次,1 次 250ml(即 1 瓶),21 日为一个疗程;与化疗合用,在化疗前 3 日开始使用,疗程可与化疗同步结束。

2. 血虚发热

〔证候〕主症:低中度发热,多持续 2 周以上。次症:面色不华,心悸失眠,唇甲色淡。舌脉:舌质淡红,苔薄白,脉细弱。

〔治法〕补血活血,养血清热。

〔方药〕归脾汤加减。

〔**中成药**〕

（1）四物膏^{（医保目录）}（由当归、川芎、白芍、熟地黄组成）。功能主治：调经养血。用于血虚证，症见月经量少，色淡，头晕乏力。用法用量：口服，1日3次，1次14~21g。

（2）养阴生血合剂^{（中国药典）}（由地黄、黄芪、当归、玄参、麦冬、石斛、川芎组成）。功能主治：养阴清热，益气生血。用于血虚内热证。用法用量：口服，1日1次，1次50ml。

（3）益血生胶囊^{（医保目录）}（由阿胶、龟甲胶、鹿角胶、鹿血、牛髓、紫河车、鹿茸、茯苓、蜜制黄芪、白芍、当归、党参、熟地黄、麸炒白术、制何首乌、大枣、炒山楂、炒麦芽、炒鸡内金、盐制知母、酒制大黄、花生衣组成）。功能主治：健脾补肾，生血填精。对血虚诸证、恶性贫血等有一定治疗效果。用法用量：口服，1日3次，1次4粒，儿童酌减。

3. 阴虚发热

〔**证候**〕主症：低中度发热，多持续2周以上，多见午后或夜间热甚。次症：手足心热，骨蒸潮热，心烦盗汗，失眠多梦，口干咽燥，大便干结。舌脉：舌干红有裂纹，脉细数。

〔**治法**〕养阴透热。

〔**方药**〕青蒿鳖甲汤加减。

〔**中成药**〕

（1）维血宁合剂^{（中国药典）}（由虎杖、白芍、仙鹤草、地黄、鸡血藤、熟地黄、墨旱莲、太子参组成）。功能主治：滋阴养血，清热凉血。用于阴虚血热所致的出血；血小板减少症见上述证候者。用法用量：口服，1日3次，1次25~30ml，小儿酌减或遵医嘱。

（2）增抗宁片^{（医保目录）}（由白芍、大枣、黄芪、甜叶菊组成）。功能主治：益气健脾，养阴生津，清热。可提高机体免疫功能。用于化疗、放疗及不明原因引起的白细胞减少症，亦可用于慢性迁延性肝炎的治疗，症见发热、手足心热等。用法用量：口服，1日4次，1次6片。

（3）云芝糖肽胶囊^{（医保目录）}（主要成分为多糖肽聚合物）。功能主治：补益精气，健脾养心。用于食管癌、胃癌、原发性肺癌放、化疗所致的气阴两虚、心脾不足证，可提高细胞免疫功能。用法用量：口服，1日3次，1次3粒。

4. 阳虚发热

〔**证候**〕主症：低中度发热，多持续2周以上，发热同时伴有形寒肢冷。次症：面色淡白，头晕嗜卧，腰膝酸软。舌脉：舌淡胖，苔白润，脉沉细弱。

〔**治法**〕温肾助阳,甘温除热。

〔**方剂**〕四逆汤加减。

〔**中成药**〕

（1）金匮肾气丸^(医保目录)（由地黄、山药、酒山茱萸、茯苓、牡丹皮、泽泻、桂枝、制附子、牛膝、盐车前子组成）。功能主治:温补肾阳,化气行水。用于肺癌、胃癌、乳腺癌等手术、化疗后脾肾两虚证。用法用量:口服,1日2次,1次20~25粒(4~5g)。

（2）参附注射液^(医保目录)（由红参、附片组成）。功能主治:回阳救逆,益气固脱。用于肺癌、胃癌、乳腺癌等手术、化疗后脾肾两虚证。用法用量:肌内注射,1日1~2次,1次2~4ml;静脉滴注,1日1~2次,1次20~100ml;静脉推注,1日1~2次,1次5~20ml。

5. 实证发热

〔**证候**〕**主症**:体温多在38℃以上,身热稽留不退。**次症**:头痛,身痛,口苦,便秘,腹胀。**舌脉**:舌红,苔黄,脉洪数。

〔**治法**〕清热解毒。

〔**方剂**〕黄连解毒汤加减。

〔**中成药**〕

（1）新癀片^(中国药典)（由肿节风、三七、人工牛黄、猪胆粉、肖梵天花、珍珠层粉、水牛角浓缩粉、红曲、吲哚美辛组成）。功能主治:清热解毒,活血化瘀,消肿止痛。对癌性发热属实证者有持久的降温作用。用法用量:口服,1日3次,1次2~4片,小儿酌减。

（2）清开灵口服液^(中国药典)（由胆酸、珍珠母、猪去氧胆酸、栀子、水牛角、板蓝根、黄芩苷、金银花组成）。功能主治:清热解毒,镇静安神。用于原发性肝癌、肺癌、消化道肿瘤及癌性发热等肿瘤并发症的治疗。用法用量:口服,1日2次,1次20~30ml。

（3）痰热清注射液^(指南推荐)（主要成分为黄芩、熊胆粉、山羊角、金银花、连翘）。功能主治:清热,化痰,解毒。对恶性肿瘤及癌性发热等并发症有较好疗效。用法用量:静脉滴注。成人常规1日1次,1次20ml(每支10ml),重症患者1次可用40ml,加入5%葡萄糖注射液或0.9%氯化钠注射液250~500ml中,每分钟不超过60滴;儿童1日1次,按体重0.3~0.5ml/kg,最高剂量不超过20ml,加入5%葡萄糖注射液或0.9%氯化钠注射液100~200ml中,每分钟30~60滴。

（三）外治法

阿魏化痞膏^{（中国药典）}

〔**组成**〕香附、厚朴、三棱、莪术、当归、生草乌、生川乌、大蒜、使君子、白芷、穿山甲、木鳖子、蜣螂、胡黄连、大黄、蓖麻子、乳香、没药、芦荟、血竭、雄黄、肉桂、樟脑、阿魏。

〔**功效**〕化痞消积。

〔**主治**〕用于气滞血瘀，癥瘕痞块，脘腹疼痛，胸胁胀满。适用于肝、胆、胃、肺、食管、肠、膀胱等脏腑及妇科肿瘤痞块。

〔**用法**〕外用，加温软化，贴于脐上或患处。

四、单验方

1. 验方

（1）樊睿（云南中医药大学）验方：加味五味消毒饮

金银花 15g、野菊花 6g、蒲公英 6g、紫花地丁 6g、紫背天葵子 6g。功效：清热解毒，活血化瘀。对癌性发热有持久的降温效果。

（2）陈孟溪（湖南中医药大学第一附属医院）验方：癌热方

水牛角（先煎)50g、生地黄 15g、赤芍 15g、黄芩 10g、浙贝母 15g、树舌 5g、西洋参（另煎)3g、怀牛膝 15g、人中黄 5g、牡丹皮 5g、桃仁 5g、知母 15g、白花蛇舌草 15g、半枝莲 15g、甘草 5g。功效：清热凉血解毒。用于癌性发热。

（3）赵景芳（无锡市中医医院）验方：青蒿鳖甲汤加减

青蒿 10g、鳖甲 30g、知母 10g、生地黄 10g、牡丹皮 10g、地骨皮 15g、白薇 10g、陈皮 10g、茯苓 10g、银柴胡 10g、姜半夏 10g、合欢皮 10g、莪术 10g 甘草 5g。功效：养阴清热。用于晚期肿瘤癌性发热。

2. 单方

大青叶 30g。用法：水煎 2 次，温服。适用于实热证。

第三章 恶性肿瘤治疗手段所致并发症

第一节 化疗常见并发症 •┄┄┄┄┄┄┄┄┄┄┄┄┄┄┄┄┄┄┄┄┄┄

骨 髓 抑 制

骨髓抑制（bone marrow supression）是多数化疗药的常见毒性反应，表现为骨髓中的血细胞前体的活性下降，外周血白细胞数持续低于正常值。血液中的红细胞和白细胞都源于骨髓中的干细胞，由于血液里的血细胞寿命短，常常需要不断补充。为了达到及时补充的目的，作为血细胞前体的干细胞必须快速分裂，而化学治疗、放射治疗及许多其他抗肿瘤治疗方法，都是针对快速分裂的细胞，因而常常导致正常骨髓细胞受抑制。

本病临床表现类似中医学"虚劳""血虚"病证。

一、诊断要点

骨髓抑制通常发生在化疗后。由于粒细胞平均生存时间最短，约为 6~8 小时，因此骨髓抑制常最先表现为白细胞下降；血小板平均生存时间约为 5~7 日，其下降出现较晚较轻；而红细胞平均生存时间为 120 日，受化疗影响较小，下降通常不明显。多数化疗药物所致的骨髓抑制通常见于化疗后 1~3 周，约持续 2~4 周逐渐恢复，并以白细胞下降为主，可有伴血小板下降；少数药（如吉西他滨、卡铂、丝裂霉素等）则以血小板下降为主。因此，在化疗后可检测白细胞和血小板的数量来判断是否发生了骨髓抑制。

骨髓抑制程度根据 WHO 标准分为 0~Ⅳ级。

0 级：白细胞 $\geqslant 4.0 \times 10^9$/L，血红蛋白 $\geqslant 110$g/L，血小板 $\geqslant 100 \times 10^9$/L。

Ⅰ级：白细胞（3.0~3.9）$\times 10^9$/L，血红蛋白 95~100g/L，血小板（75~99）$\times 10^9$/L。

Ⅱ级：白细胞（2.0~2.9）$\times 10^9$/L，血红蛋白 80~94g/L，血小板（50~74）$\times 10^9$/L。

Ⅲ级：白细胞（1.0~1.9）$\times 10^9$/L，血红蛋白 65~79g/L，血小板（25~49）$\times 10^9$/L。

Ⅳ级：白细胞（0~1.0）$\times 10^9$/L，血红蛋白 <65g/L，血小板 <25 $\times 10^9$/L。

（一）症状和体征

骨髓抑制早期可表现为白细胞或粒细胞尤其是白细胞减少,或血小板减少,严重时血小板、红细胞、血红蛋白均可降低。当血小板 $<50 \times 10^9/L$ 时,容易发生中枢神经系统、胃肠道及呼吸道出血,同时患者还可有疲乏无力、抵抗力下降、易感染、发热等表现。

（二）辅助检查

1. 血常规及骨髓检查 血常规可以确定有无白细胞减少。骨髓检查可观察粒细胞增生程度,也可除外其他血液病。

2. 肾上腺素试验 肾上腺素可促使边缘池中性粒细胞进入循环池,从而鉴别假性粒细胞减少。

3. 中性粒细胞特异性抗体测定 包括白细胞聚集反应与免疫荧光粒细胞抗体测定,以判断是否存在抗粒细胞自身抗体。

（三）鉴别诊断

要仔细鉴别白细胞减少和中性粒细胞减少的原因。骨髓抑制通常发生在化疗后。

二、西医治疗要点

（一）一般治疗

嘱患者多休息,预防感染,减少出入公共场所,病情严重者采取无菌隔离措施,防止交叉感染。注意补充营养,维持水电解质平衡,摄入高蛋白、高热量、易消化食物,必要时经静脉补充营养。

（二）西药治疗

1. 升白细胞药物 如利可君、鲨肝醇、盐酸小檗胺、重组人粒细胞集落刺激因子等。使用时应视患者具体情况选择给药量,要在 1 个周期化疗结束的 48 小时以后应用。

2. 升红细胞药物 重组人红细胞生成素。

3. 升血小板药物 包括巨核细胞生长发育因子、重组人白细胞介素 -11、利可君、氨肽素等。

三、中成药应用

（一）基本病机

化疗所致骨髓抑制者多为外毒攻伐,导致气血两虚、脾肾亏虚。以气血亏虚为本,病位在骨髓,与肝、脾、肾相关。肾在体合骨,主生骨造髓,为先天之本;

脾为气血生化之源,能滋养先天之精,为后天之本;肝为藏血之官。总之,病性为本虚标实,以本虚为主,余毒未尽或肿瘤残存为标。

(二)辨证分型使用中成药

骨髓抑制常用中成药一览表

证型	常用中成药
心脾两虚证	参芪片、复方扶芳藤合剂、螺旋藻胶囊
肝肾阴虚证	生血宝颗粒、益血膏、养阴生血合剂
脾肾气虚证	生白合剂、参芪十一味颗粒、玄芪口服液

1. 心脾两虚证

〔证候〕**主症**:心悸,气短,身倦乏力,头晕。**次症**:食少,面色不华,寐差。**舌脉**:舌质淡,有齿痕,苔薄白,脉细弱。

〔治法〕益气健脾养血。

〔方药〕归脾汤或八珍汤加减。

〔中成药〕

(1)参芪片[医保目录](由黄芪、党参组成)。功能主治:补益元气。用于肿瘤放、化疗所致的白细胞减少及头晕、体倦乏力、消瘦、恶心呕吐等症。用法用量:口服,1日3次,1次4片。

(2)复方扶芳藤合剂[中国药典](由扶芳藤、黄芪、红参组成)。功能主治:益气补血,健脾养心。用于气血不足,心脾两虚,症见气短胸闷,少气懒言,神疲乏力,自汗,心悸健忘,面色不华,大便溏软,舌淡胖,脉细弱。用法用量:口服,1日2次,1次15ml。

(3)螺旋藻胶囊[医保目录](由螺旋藻粉组成)。功能主治:益气养血,化痰降浊。用于气血亏虚、痰浊内蕴之面色萎黄、头晕目眩、四肢倦怠、食欲不振,病后体虚、贫血、营养不良等属上述证候者。用法用量:口服,1日3次,1次2~4粒,4周为一个疗程。

2. 肝肾阴虚证

〔证候〕**主症**:头晕,耳鸣,腰膝酸软。**次症**:手足心热,失眠,多梦。**舌脉**:舌质偏红,少苔,脉细数。

〔治法〕滋补肝肾。

〔方药〕知柏地黄丸加减。

〔**中成药**〕

（1）生血宝颗粒^(中国药典)（由制何首乌、女贞子、桑椹、墨旱莲、白芍、黄芪、狗脊组成）。功能主治：滋补肝肾，益气生血。用于肝肾不足、气血两虚所致的神疲乏力、腰膝酸软、头晕耳鸣、心悸、气短、失眠、咽干、纳差食少；放、化疗所致的白细胞减少，缺铁性贫血见上述证候者。用法用量：口服，1 日 2~3 次，1 次 8g，开水冲服。

（2）益血膏^(医保目录)（由黄芪、地黄、益母草、白芍、何首乌、当归、枸杞子、川芎、菟丝子、木香、大黄组成）。功能主治：益精血，补肝肾。用于气血亏虚引起的面色萎黄，精神倦怠，头晕目眩，妇女血虚，月经不调，血小板减少，血红蛋白降低。用法用量：口服，1 日 3 次，1 次 10~20g。

（3）养阴生血合剂^(中国药典)（由地黄、黄芪、当归、玄参、麦冬、石斛、川芎组成）。功能主治：养阴清热，益气生血。用于肿瘤放、化疗及阴虚内热、气血不足证，症见口干舌燥、舌红苔黄、食欲减退、倦怠无力、便秘、小便黄赤等，有助于提高免疫功能。用法用量：口服，1 日 1 次，1 次 50ml。放射治疗前 3 日开始服用，放疗期间，在每次放射治疗前 1 小时服用，至放疗结束。

3. 脾肾气虚证

〔**证候**〕**主症**：神疲乏力，面色苍白，畏寒肢冷。**次症**：纳差，便溏，腰膝酸软。**舌脉**：舌淡胖，苔薄白，脉沉细或沉迟。

〔**治法**〕温补脾肾，益气填精。

〔**方药**〕右归饮加减。

〔**中成药**〕

（1）生白合剂^(中国药典)〔由淫羊藿、补骨脂、附子（黑顺片）、枸杞子、黄芪、鸡血藤、茜草、当归、芦根、麦冬、甘草组成〕。功能主治：温肾健脾，补益气血。用于癌症放、化疗引起的白细胞减少属脾肾阳虚、气血不足证者，症见疲劳乏力、少气懒言、畏寒肢冷、纳差、便溏、腰膝酸软等。用法用量：口服，1 日 3 次，1 次 40ml，或遵医嘱。

（2）参芪十一味颗粒^(中国药典)（由人参、黄芪、当归、天麻、熟地黄、泽泻、决明子、鹿角、菟丝子、细辛、枸杞子组成）。功能主治：补脾益气。用于放、化疗所致的白细胞减少及头晕头昏、倦怠乏力、消瘦、恶心呕吐等症。用法用量：口服，1 日 3 次，1 次 1 袋。

（3）玄芪口服液^(医保目录)（由鼎突多刺蚁、炙黄芪、枸杞子、金樱子肉组成）。功能主治：补肾健脾。用于脾肾气虚证，症见神疲乏力，少气懒言，头晕耳鸣，腰膝酸软，食欲不振；对白细胞减少属脾肾气虚证者有辅助治疗作用。用法用量:口服,成人1日2次,1次20ml;儿童1日2次,1次10ml。

四、单验方

1. 验方

(1)祝东升(北京中医药大学东方医院)验方:益气生血汤

黄芪30g、当归15g、肉桂6g、鸡血藤25g、生地黄10g、女贞子15g、仙鹤草10g、山药30g、山茱萸30g。功效:补益气血,健脾益肾。用于化疗所致的骨髓抑制。

(2)王振强(泊头市中医医院)验方:益气养荣方

黄芪30g、补骨脂15g、白芍30g、鸡血藤15g、姜黄20g、太子参15g、当归15g。功效:扶正固本,益气养血。用于化疗所致的骨髓抑制。

(3)杨利军(常熟市中医院)验方:益肾蠲脾饮

生黄芪30g、党参15g、生白术15g、山药15g、熟地黄15g、阿胶20g、枸杞子6g、补骨脂15g、制鳖甲(先煎)10g、淫羊藿15g、鸡血藤30g、全当归10g、生甘草5g。功效:益气养血,补肝益肾。用于肿瘤化疗所致的骨髓抑制。

(4)张印(中国人民解放军总医院)验方:补血四君子汤

黄芪30g、当归10g、党参15g、白术15g、茯苓20g、炙甘草6g、补骨脂10g、鸡血藤15g。功效:补脾益气养血。用于肿瘤化疗所致的骨髓抑制。

2. 单方

(1)鹿茸粉。用法:研细末冲服,1日2次,1次1g。用于化疗后骨髓抑制属精血亏虚者。

(2)山药50g、猪肚1个(约300g)。用法:猪肚洗净,与山药炖服。用于化疗期间出现骨髓抑制属气血两虚者。

恶 心 呕 吐

消化道反应是最常见的化疗副作用,也是限制化疗用药剂量及影响化疗完成的主要原因之一。消化道反应一般较骨髓抑制出现早,临床表现为恶心、呕吐、食欲减退、腹泻、便秘,其中恶心、呕吐最常见,除化疗药直接刺激肠道可引起呕吐外,亦可因血液中的药物刺激第四脑室基底的化学感受器触发带而引起。若不及时处理,将导致营养吸收障碍,造成精神和躯体损伤,影响肿瘤的有效治疗,因此,恶心呕吐的防治对提高恶性肿瘤患者的生活质量、延长生存期有重要意义。

本病根据临床表现可归于中医"呕吐""嘈杂"范畴。

一、诊断要点

依据病史和症状可明确诊断。

（一）症状和体征

1. 恶心　指可以引起呕吐冲动的胃内不适感，主要表现为上腹部的特殊不适，于应用化疗药后出现。

2. 呕吐　指在化疗药作用下胃内容物经口腔自主或不自主地排出，一般分为急性反应、迟发性反应和预防性反应三类。

（二）辅助检查

必要时可选做 B 超、X 线、胃镜、ERCP、超声内镜、小肠镜、CT、MRI 等检查。

（三）鉴别诊断

本病需与胃肠道其他疾病相鉴别。消化道肿瘤（如胃癌、胰腺癌、胆管癌等）也可以出现呕吐、腹泻、食欲减退等症状，需要通过临床体征及 CT、MRI 等加以鉴别。

二、西医治疗要点

（一）一般治疗

多休息，注意补充营养，维持水电解质平衡，多饮水，摄入高蛋白、富含维生素、易消化的饮食，避免进食对胃肠道有刺激性的食物，必要时经静脉补充营养。

（二）西药治疗

1. 常规止吐药　如甲氧氯普胺，维生素 B_6。

2. 5- 羟色胺拮抗剂　通常效果优于常规止吐药，如昂丹司琼、格拉司琼、托烷司琼等。

3. 神经激肽 -1 受体拮抗剂　如阿瑞匹坦。

三、中成药应用

（一）基本病机

中医认为化疗损伤正气，使胃气痞塞，水饮停留胃脘，升降失调而出现恶心呕吐。病机多为胃失和降，胃气上逆。同时，情志因素也与脾胃功能密切相关。恶性肿瘤最易耗伤人体正气，化疗药的攻伐导致脾胃虚弱，阳气不足，致使中焦气机不利，脾胃升降失职，从而出现呕吐、食欲减退。

（二）辨证分型使用中成药

恶心呕吐常用中成药一览表

证型	常用中成药
水饮内停证	小半夏合剂、参苓白术颗粒、复方蛤青片
肝气犯胃证	柴胡舒肝丸、左金丸、四磨汤口服液
脾胃虚寒证	香砂养胃丸、小建中颗粒、桂附理中丸
胃阴不足证	胃安胶囊、参麦注射液

1. 水饮内停证

〔**证候**〕**主症:**呕吐清水痰涎。**次症:**伴脘闷不食,头眩心悸。**舌脉:**苔白腻,脉滑。

〔**治法**〕温化痰饮,和胃降逆。

〔**方药**〕小半夏汤合旋覆代赭汤加减。

〔**中成药**〕

（1）小半夏合剂^{（医保目录）}（由姜半夏、生姜组成）。功能主治:止呕,降逆。用于水停中脘,胃气上逆,呕吐不渴。用法用量:口服,1 日 3 次,1 次 10~15ml。

（2）参苓白术颗粒^{（医保目录）}（由人参、茯苓、白术、白扁豆、陈皮、山药、砂仁、薏苡仁、桔梗、莲子组成）。功能主治:补脾胃,益肺气。用于脾胃虚弱,食少便溏,气短肢倦乏力。用法用量:口服,1 日 3 次,1 次 3g。

（3）复方蛤青片^{（中国药典）}（由干蟾、黄芪、白果、紫菀、苦杏仁、前胡、附片、黑胡椒组成）。功能主治:补气敛肺,止咳平喘,温化痰饮。用于肺虚咳嗽,气喘痰多,呕恶痰涎。用法用量:口服,1 日 3 次,1 次 3 片。

2. 肝气犯胃证

〔**证候**〕**主症:**呕吐吞酸,嗳气频繁。**次症:**胸胁满痛。**舌脉:**舌边红,苔薄腻,脉弦。

〔**治法**〕疏肝和胃降逆。

〔**方药**〕半夏厚朴汤合左金丸加减。

〔**中成药**〕

（1）柴胡舒肝丸^{（中国药典）}（由茯苓、麸炒枳壳、豆蔻、酒白芍、甘草、醋香附、陈皮、桔梗、姜厚朴、炒山楂、防风、六神曲、柴胡、黄芩、薄荷、紫苏梗、木香、炒槟榔、醋三棱、酒大黄、青皮、当归、姜半夏、乌药、醋莪术组成）。功能主治:疏肝理气,消胀止痛。用于肝气犯胃、脾失健运所致的呕吐酸水,脘腹胀满,饮食减少,因情绪波动而加剧。用法用量:口服,1日2次,小蜜丸1次10g、大蜜丸1次1丸。

(2)左金丸^(中国药典)(由黄连、吴茱萸组成)。功能主治:泻火,疏肝,和胃,止痛。用于化疗后食管炎、胃炎、消化性溃疡等证属肝火犯胃者。用法用量:口服,1日2次,1次3~6g。

(3)四磨汤口服液^(医保目录)(由人参、槟榔、沉香、天台乌药组成)。功能主治:破滞降逆,补气扶正。用于化疗后胸膈满闷、不思饮食属肝气犯胃证者。用法用量:口服,1日3次,1次20ml。

3. 脾胃虚寒证

〔证候〕主症:饮食稍有不慎即易呕吐,或劳倦之后疲乏无力,眩晕作呕。次症:口干不欲饮,喜暖畏寒,面色无华,四肢不温,大便溏薄。舌脉:舌质淡,脉濡或弱。

〔治法〕温中健脾,和胃降逆。

〔方药〕附子理中丸加减。

〔中成药〕

(1)香砂养胃丸^(中国药典)(由木香、砂仁、白术、陈皮、茯苓、制半夏、醋香附、枳实、豆蔻、姜厚朴、广藿香、甘草、生姜、大枣组成)。功能主治:温中和胃。用于胃阳不足、湿阻气滞所致的胃痛、痞满,症见胃痛隐隐,脘闷不舒,呕吐酸水,嘈杂不适,不思饮食,四肢倦怠。用法用量:口服,1日2次,1次9g。

(2)小建中颗粒^(中国药典)(由白芍、大枣、桂枝、炙甘草、生姜组成)。功能主治:温中补虚,缓急止痛。用于脾胃虚寒,脘腹疼痛,喜温喜按,嘈杂吞酸,食少心悸,以及腹泻与便秘交替的慢性结肠炎、胃及十二指肠溃疡。用法用量:口服,1日3次,1次1袋。

(3)桂附理中丸^(中国药典)(由肉桂、附片、党参、炒白术、炮姜、炙甘草组成)。功能主治:补肾助阳,温中健脾。用于肾阳衰弱,脾胃虚寒,脘腹冷痛,呕吐泄泻,四肢厥冷。用法用量:用姜汤或温开水送服,1日2次,水蜜丸1次5g,小蜜丸1次9g,大蜜丸1次1丸。

4. 胃阴不足证

〔证候〕主症:呕吐反复发作,或时作干呕。次症:口燥咽干,似饥而不欲食。舌脉:舌红苔少,脉细或细数。

〔治法〕滋养胃阴,降逆止呕。

〔方药〕麦门冬汤加减。

〔中成药〕

（1）胃安胶囊^{（中国药典）}（由石斛、黄柏、南沙参、山楂、炒枳壳、黄精、甘草、白芍组成）。功能主治：养阴益胃，柔肝止痛。用于肝胃阴虚、胃气不和所致的胃痛、痞满，症见胃脘隐痛、纳少嘈杂、咽干口燥、舌红少津、脉细数，萎缩性胃炎见上述证候者。用法用量：饭后 2 小时服用，1 日 3 次，1 次 8 粒（每粒装 0.25g）或 4 粒（每粒装 0.5g）。

（2）参麦注射液^{（医保目录）}（由红参、麦冬组成）。功能主治：益气固脱，养阴生津。能提高肿瘤患者的免疫功能，与化疗药合用有一定的增效作用，并能减少化疗药的毒副反应。用法用量：肌内注射，1 日 1 次，1 次 2~4ml；静脉滴注，1 日 1 次，1 次 20~100ml，或遵医嘱。

（三）外治法

1. 耳穴压豆　神门穴具有镇静、止吐作用；交感穴可调节自主神经功能，缓解因迷走神经兴奋而产生的恶心呕吐。

2. 穴位贴敷　可采用吴茱萸贴敷涌泉穴的方法，有养肝安胃、降逆止呕的作用。取吴茱萸末 1 包（10g），食醋调成湿糊状，用纱布贴敷于涌泉穴（双侧），1 日 1 次，时间 4~8 小时，7 日为一个疗程，可有效控制化疗后消化道反应。

四、单验方

1. 验方

（1）张健（黑龙江中医学院附属医院）验方：胃宁汤

姜半夏 25g、生姜 10g、芦根 25g、麦冬 20g、竹茹 20g、陈皮 10g、枳壳 5g、茯苓 20g。用法：1 日 1 次，水煎代茶频服，生姜另包嚼服，于化疗当日晨起始服，连用 7 日。功效：降逆止呕理气。用于卵巢癌化疗后引起的上消化道反应。

（2）马秀平（平顶山市第二人民医院）验方：健脾养胃汤

黄芪 15g、太子参 15g、炒白术 15g、茯苓 15g、山药 15g、山楂 15g、神曲 15g、麦芽 15g、厚朴 15g、陈皮 12g、当归 12g、丁香 8g。功效：健脾养胃，降逆止呕，补益气血。用于肿瘤化疗后引起的上消化道反应。

（3）张登科（解放军第一六三医院）验方：藿佩蔻茹汤

藿香 10g、佩兰 10g、草豆蔻 10g、竹茹 10g、厚朴 10g、党参 15g、苍术 10g、茯苓 10g、胆南星 10g、枳壳 10g、法半夏 10g、陈皮 10g、甘草 6g。功效：燥湿化痰，芳香化湿。用于痰浊中阻证，在化疗后出现恶心、呕吐、纳差、厌油腻等消化道反应。

2. 单方

（1）生姜适量。用法：将生姜捣碎，取汁 3~5 滴，滴于舌下，徐徐咽下。用于化疗引起的脾胃虚寒型呕吐。

（2）干山药 250g。用法：研细粉，每次取 15g，加白糖适量，加水煮熟佐餐食用，每日 1~2 次。用于化疗后消化道反应。

（3）莲子、粳米各 120g。用法：两者炒熟后研细末，调入砂糖，每次取 6~9g 以米汤送下。用于化疗引起的纳少、便溏等消化道反应。

手足综合征

手足综合征（hand-foot syndrome，HFS）是临床常见的由化疗药物或靶向药物引起的一类皮肤并发症。HFS 是一种皮肤毒性为主的局部炎症反应，具有剂量依赖性和剂量积累毒性。HFS 的特征表现为指 / 趾发热、麻木、感觉迟钝、感觉异常、麻刺感、无痛感或疼痛感，皮肤肿胀或红斑，严重者可出现脱屑、皲裂、硬结样水疱和剧烈疼痛等。肿瘤治疗中化疗药物通过血液循环到达全身各部位，而手部和足部因其独特的生理构造及特殊酶的表达而成为 HFS 的高发部位。HFS 的发生多见于接受氟尿嘧啶和多柔比星脂质体治疗的患者，病程多为自限性，不危及生命，在停药后 1~5 周可逐渐缓解。

据临床表现，可将手足综合征归于中医学"痹证""血痹"范畴。

一、诊断要点

1. 病史　有应用化疗药物史。

2. 临床表现　手足麻木、感觉迟钝、疼痛，皮肤肿胀、红斑、脱屑、皲裂、硬结样水疱等。

3. 病理检查　主要改变为基底角质细胞空泡变性、皮肤血管周围淋巴细胞浸润、角质细胞凋亡和皮肤水肿。

（一）症状和体征

典型的临床表现呈进展性，临床主要表现为指 / 趾热、痛、红斑性肿胀，严重者发展至脱屑、溃疡和剧烈疼痛，影响日常生活，多具有自限性，但再次给药后会再次出现。

根据美国国家癌症研究所制定的常见毒性标准，临床可分为 3 级：

1 级　出现下列症状之一：手和 / 或足的麻木、感觉迟钝 / 感觉异常、针刺感，出现无痛性肿胀或红斑和 / 或不影响正常活动的不适。

2 级　　出现下列症状之一：手和 / 或足出现疼痛性红斑和肿胀和 / 或影响患者日常生活的不适。

3 级　　出现下列症状之一：手和 / 或足出现湿性脱屑、溃疡、水疱或严重的疼痛和 / 或使患者无法工作或进行日常活动的严重不适。

（二）辅助检查

根据病情、临床表现、症状、体征选择做心电图、X 线、CT、MRI、B 超、生化等检查。

（三）鉴别诊断

根据化疗后出现手、足的疼痛性红斑的特点可以明确诊断。需要与骨髓移植排异反应相鉴别，移植后的前三周，发生急性移植物抗宿主病时也可出现类似的皮肤损害，但随时间进展，患者会出现其他全身症状。局部皮肤组织活检有助于鉴别两种疾病。此外，亦需与手足口病鉴别。

二、西医治疗要点

（一）一般治疗

1. 局部防护　穿戴宽松的手套、鞋袜，避免局部皮肤受压和摩擦；使用柔软的鞋垫，以保护足底皮肤；外出时着长衣长裤，避免日光直接照射，可适当使用防晒霜；避免进行较重的体力劳动和剧烈运动，以防手足部皮肤损伤、皮温过高出汗及化疗药物在局部聚集，诱发和加重手足综合征。

2. 休息与运动　合理安排作息时间，保证充足休息，适当活动，避免激烈的运动和体力劳动。

3. 心理护理　消除顾虑，增强信心，保持乐观向上的态度，学会自我调整，避免不良情绪诱发或加重病情。

4. 定期复诊　如果出现水疱及时就诊。

（二）西药治疗

1. 局部用药　涂抹护肤露和润肤剂，保持皮肤湿润，有助于减轻症状。

2. 如果症状持续进展，必须停止化疗或靶向治疗，症状完全缓解才可以降低剂量重新开始。

3. 全身药物治疗　主要包括糖皮质激素、环氧合酶 -2 抑制剂。口服糖皮质激素可以降低阿霉素脂质体诱发的 HFS 发生率，但需预防金黄色葡萄球菌感染；塞来昔布可以预防卡培他滨引起的 HFS，并可以降低严重 HFS 的发生率，但需考虑潜在的心血管风险。

三、中成药应用

(一) 基本病机

化疗药的毒性损伤脾胃,气血化生无源,脏腑阴阳气血失调,外邪乘虚而入,客邪留滞不去,气机不畅,终致血行瘀滞,从而导致麻木、感觉迟钝、感觉异常、麻刺感、无痛感或疼痛感等不适。本病属本虚标实,脾肾阳虚、气血不足为其本,痰、瘀、毒为其标。如病情迁延日久,则出现血络瘀滞化热,与痰浊、毒邪交阻于手足络脉。临证可分为三类:一类为正气受损,风寒湿邪乘虚入经脉,气血运行受阻;一类为气血虚少,经脉空虚失养而麻木不仁;一类为日久不愈,痰瘀交阻,经脉失养而麻木。

(二) 辨证分型使用中成药

手足综合征常用中成药一览表

证型	常用中成药
风湿袭络证	大活络丸、小活络丸、疏风定痛丸
血虚失荣证	八珍丸、当归补血颗粒、益血生胶囊
痰瘀阻络证	血府逐瘀丸、半夏天麻丸

1. 风湿袭络证

〔证候〕主症:起病时间短,手足不温,喜暖恶寒,重着、疼痛、麻木。次症:全身恶寒怕冷。舌脉:舌质淡,苔薄白,脉沉迟。

〔治法〕温经通脉,祛湿散寒。

〔方药〕黄芪桂枝五物汤加减。

〔中成药〕

(1) 大活络丸[医保目录](由蕲蛇、乌梢蛇、威灵仙、两头尖、麻黄、贯众、甘草、羌活、肉桂、广藿香、乌药、黄连、熟地黄、大黄、木香、沉香、细辛、赤芍、没药、丁香、乳香、僵蚕、天南星、青皮、骨碎补、豆蔻、安息香、黄芩、香附、玄参、白术、防风、龟甲、葛根、豹骨、当归、血竭、地龙、水牛角浓缩粉、人工麝香、松香、体外培育牛黄、冰片、红参、制草乌、天麻、全蝎、何首乌组成)。功能主治:祛风,舒筋,活络,除湿。用于化疗药物或靶向药物引起的风寒湿痹属风湿袭络证者,症见肢体疼痛、手足麻木、筋脉拘挛、中风瘫痪、口眼歪斜、半身不遂、言语不清。用法用量:口服,1 日 2 次,1 次 1~2 丸。

(2) 小活络丸[中国药典](由胆南星、制川乌、制草乌、地龙、乳香、没药组成)。

功能主治:祛风散寒,化痰除湿,活血止痛。用于化疗药物或靶向药物引起的风寒湿邪闭阻、痰瘀阻络证,症见肢体关节疼痛,或冷痛,或刺痛,或疼痛夜甚、关节屈伸不利、麻木拘挛。用法用量:口服,黄酒或温开水送服,1日2次,小蜜丸1次3g(15丸),大蜜丸1次1丸。

（3）疏风定痛丸^(中国药典)（由马钱子粉、麻黄、醋制乳香、醋制没药、千年健、煅自然铜、地枫皮、桂枝、牛膝、木瓜、甘草、盐杜仲、防风、羌活、独活组成）。功能主治:祛风散寒,活血止痛。用于化疗药物或靶向药物引起的风寒湿痹证,症见筋脉不舒,四肢麻木,腰腿疼痛,跌打损伤,瘀血作痛。用法用量:口服,1日2次,水蜜丸1次4g(20丸),小蜜丸1次6g,大蜜丸1次1丸。

2. 血虚失荣证

〔证候〕主症:手足麻木,形瘦色苍,面唇淡白无华,爪甲不荣。次症:或出现眩晕、心悸等全身症状。舌脉:舌淡,苔薄白,脉沉细。

〔治法〕益气养血,通脉和络。

〔方药〕桂枝新加汤合当归补血汤加减。

〔中成药〕

（1）八珍丸^(中国药典)（由党参、炒白术、茯苓、甘草、当归、白芍、川芎、熟地黄组成）。功能主治:补气益血。用于化疗药物或靶向药物引起的气血两虚证,症见面色萎黄,食欲不振,四肢乏力,月经过多。用法用量:口服,1日2次,水蜜丸1次6g,大蜜丸1次1丸。

（2）当归补血颗粒^(医保目录)（由当归、熟地黄、川芎、党参、白芍、甘草、黄芪组成）。功能主治:补血助气。用于化疗药物或靶向药物引起的血虚失荣证,亦可用于贫血及病后、产后血虚等。用法用量:口服,1日2~3次,1次10g。

（3）益血生胶囊^(医保目录)（由阿胶、龟甲胶、鹿角胶、鹿血、牛髓、紫河车、鹿茸、茯苓、蜜制黄芪、白芍、当归、党参、熟地黄、麸炒白术、制何首乌、大枣、炒山楂、炒麦芽、炒鸡内金、盐制知母、酒制大黄、花生衣组成）。功能主治:健脾补肾,生血填精。用于化疗药物或靶向药物所致的脾肾两虚、精血不足证,症见面色无华、眩晕气短、体倦乏力、腰膝酸软,以及缺铁性贫血、慢性再生障碍性贫血见上述证候者。用法用量:口服,1日3次,1次4粒,儿童酌减。

3. 痰瘀阻络证

〔证候〕主症:手足麻木日久不愈,或固定一处,或全然不知痛痒。次症:肌肉关节刺痛,固定不移,或肌肤紫暗、肿胀、胸闷。舌脉:舌有瘀斑,苔腻或滑,脉弦滑或沉涩。

〔治法〕化痰行瘀。

〔**方药**〕温胆汤合指迷茯苓丸加减。

〔**中成药**〕

(1) 血府逐瘀丸^(中国药典)(由柴胡、当归、地黄、赤芍、红花、桃仁、麸炒枳壳、甘草、川芎、牛膝、桔梗组成)。功能主治:活血祛瘀,行气止痛。用于化疗药物或靶向药物所致的气滞血瘀证,症见胸痛、头痛日久、痛如针刺而有定处、内热烦闷、心悸失眠、易躁易怒。用法用量:口服,1 日 2 次,1 次 1~2 丸。

(2) 半夏天麻丸^(中国药典)(由法半夏、天麻、炙黄芪、人参、白术、苍术、茯苓、陈皮、黄柏、泽泻、六神曲、麦芽组成)。功能主治:健脾祛湿,化痰息风。用于风湿痰阻、肝肾不足所致的痹病,症见肢体拘挛、手足麻木、腰腿酸痛。用法用量:口服,1 日 2~3 次,1 次 6g。

(三) 外治法

1. 紫草油

〔**组成**〕紫草、香油。

〔**功效**〕凉血活血,解毒透疹。

〔**主治**〕血热毒盛,斑疹紫黑、麻疹不透、疮疡、湿疹、水火烫伤等。

〔**用法**〕涂擦于患处。

2. 京万红软膏^(中国药典)

〔**组成**〕地榆、地黄、当归、桃仁、黄连、木鳖子、罂粟壳、血余、棕榈、半边莲、土鳖虫、白蔹、黄柏、紫草、金银花、红花、大黄、苦参、五倍子、槐米、木瓜、苍术、白芷、赤芍、黄芩、胡黄连、川芎、栀子、乌梅、冰片、血竭、乳香、没药。

〔**功效**〕活血解毒,消肿止痛,去腐生肌。

〔**主治**〕用于轻度水火烫伤,疮疡肿痛,创面溃烂。

〔**用法**〕涂擦于患处。

四、单验方

1. 验方

(1) 陈红英(启东市中医院)验方:参地二仙汤

太子参、生黄芪各 30g,炒白术、白芍、当归各 15g,仙茅、熟地、淫羊藿各 12g,桂枝、僵蚕、川芎、秦艽、五加皮各 9g,生甘草 6g。功效:益气养血,活血化瘀,通络止痛。用于减轻卡培他滨所致的手足综合征症状。

(2) 陈冬来(株洲市中医院)验方:乳黄散

黄柏 30g、大黄 20g、苍术 30g、姜黄 20g、天花粉 30g、赤芍 20g、丹参 30g、紫草 20g。功效:清热解毒,活血化瘀,消肿止痛。对卡培他滨导致的手足综合征有较好的防治作用。将上述药物研磨成粉末状,用酒调成糊状,均匀涂抹在纱布上,敷于四肢末端,外层用保鲜膜包裹,防止药液挥发,1 日 1 次,7 日为一个疗程。

(3)弓剑(宁德市中医院)验方:三痹汤

黄芪 15g、党参 15g、茯苓 12g、牛膝 15g、杜仲 10g、白芍 10g、秦艽 10g、续断 10g、防风 10g、独活 10g、熟地黄 10g、桂枝 6g、川芎 10g、当归 10g、甘草 6g、细辛 3g。功效:补益气血,活血通络。用于提高患者对卡培他滨化疗的耐受性、改善症状。

(4)陆宁(宁波市中医院)验方:艾红煎

艾叶 30g,红花、桂枝各 10g。功效:温经散寒,活血止痛。常用于卡培他滨化疗所致的手足综合征。用温水浸泡后煎取药液,外用洗 / 浸手足,每次 20 分钟,每日早晚各 1 次。

2. 单方

紫草 90g。用法:将紫草打磨成粉,加白凡士林调成糊状,将药糊均匀涂敷在双手足上,厚 0.2~0.3cm,再套上保鲜袋。用恒温箱融化医用石蜡,待冷却至温度为 45~50℃时将双手足多次浸入蜡液,使表面结成厚 0.5cm 的蜡膜,再用棉垫或毛毯覆盖保暖。用于口服阿帕替尼后出现手足综合征的肿瘤患者。

第二节 放疗常见并发症

放射性口腔干燥症

放射性口腔干燥症(radiation-induced xerostomia)为头颈部和口腔肿瘤经放射治疗后常见的并发症,表现为唾液分泌减少,口干舌燥,频频饮水,说话和进食受影响,致使营养不良、生活质量下降。

据临床表现,可将放射性口腔干燥症归于"燥证"范畴。

一、诊断要点

当主要的唾液腺在放射野内时,在放疗的第 1 周放射剂量达到 10Gy 后,唾液分泌量可减少 50%~60%;在放疗的第 2~3 周放射剂量达 20~30Gy 时,基础唾液分泌降到最低点;当唾液腺接受的放射剂量达 42Gy 时,唾液腺的分泌功能会完全丧失。

（一）症状和体征

1. 口干 轻微口干表现为夜间睡眠或醒来时轻微口干；轻度口干不影响进食及讲话；中度口干表现为经常口干，进食或讲话时需饮水；重度口干表现为口腔内烧灼感，讲话、咀嚼和吞咽困难，需随身带水。

2. 口腔黏膜湿润度 轻微口干口腔黏膜湿润度正常；轻度口干口腔黏膜湿润度稍差；中度口干口腔黏膜少光泽；重度口干口腔黏膜黏干、无光泽，可出现裂纹。

3. 唾液特点 轻微口干唾液性状正常；轻度口干唾液为泡沫状；中度口干唾液量少，呈黏丝状；重度口干唾液极少或全无。

此外，也可表现为口腔干燥、味觉减弱、厌食，进而出现消化不良、体重下降，甚则言语障碍，甚至危及生命。

（二）辅助检查

磁共振涎管成像已经被用来研究放射诱发的唾液管变化；弥散加权磁共振（diffusion and exacerbation magnetic resonance）在无创监测放疗后唾液腺损伤导致口腔干燥方面具有很大的潜力。

（三）鉴别诊断

放射性口腔干燥症需与干燥综合征、类风湿关节炎、贫血等能引起口腔干燥的疾病相鉴别。

二、西医治疗要点

（一）一般治疗

嘱患者喝水，注意口腔清洁和护理，预防口腔感染和龋齿。此外，漱口对于保持口腔清洁也很重要，使用含有葡萄糖氧化酶、乳过氧化物酶和溶菌酶的漱口液可以帮助维持口腔的微环境和防止真菌生长，根据放射性口腔干燥症的分期采用多学科综合治疗。加强情志调节，注意休息，加强营养。

（二）手术治疗

近年来颌下腺转位术在临床试验中获得成功，但这一方法有严格的指征。

（三）西药治疗

1. 放射性口干症常用治疗药物为拟副交感神经药，通过胆碱能作用刺激残余的唾液腺细胞分泌。目前常用药物有匹罗卡品、毛果芸香碱、西维美林等。

2. 人工唾液主要成分是羧甲基纤维素、聚乙烯氧化物或动物黏蛋白等。

（四）其他治疗

1. 基因治疗　主要是运用基因疗法将水通道蛋白转染至唾液腺组织来改变细胞膜对水的通透性，进而提高唾液的分泌率。

2. 口腔支架的应用　口腔支架可以增加口腔器官间的空间距离，增加放疗剂量梯度；空腔支架与器官表面存在建成效应，可以减少表面剂量，保护口腔黏膜。

三、中成药应用

（一）基本病机

唾液属"津液"范畴，其生成通过脾胃及大小肠的运化吸收、肺的宣发肃降、肝的疏泄调畅、肾的气化蒸腾，以三焦为通道升降出入而完成，其中任何一个脏腑失职均会影响其代谢。口干是由于缺少津液，或津液不能输布，失于濡养所致。放射性口腔干燥症的病机为阴虚火旺、津液不足、湿热中阻、肺脾气虚、肝瘀络阻、阴虚毒热。阴虚为本，痰浊、毒热、瘀血为标。病位在肺、胃，与心、脾、肾密切相关。

（二）辨证分型使用中成药

放射性口腔干燥症常用中成药一览表

证型	常用中成药
气阴两虚证	养阴生血合剂、养阴清肺膏
湿热内蕴证	青果丸、龙胆泻肝丸
血热内炽证	梅花点舌丸、金叶败毒颗粒、牛黄解毒片

1. 气阴两虚证

〔**证候**〕**主症**：口干舌燥，频频饮水漱润口腔，鼻咽干燥。**次症**：影响说话，食欲差，吞咽困难，身倦乏力，气短神疲。**舌脉**：舌红或有裂纹齿印，少苔或薄苔，脉细数或细弦。

〔**治法**〕益气养阴，清泄余热。

〔**方药**〕沙参麦冬汤或白虎加人参汤加减。

〔**中成药**〕

（1）养阴生血合剂^(中国药典)（由地黄、黄芪、当归、玄参、麦冬、石斛、川芎组成）。功能主治：养阴清热，益气生血。用于阴虚内热、气血不足所致的口干咽燥、食欲减退、倦怠无力；有助于减轻肿瘤患者白细胞减少，改善免疫功能，用于肿瘤患者放疗时见上述证候者。用法用量:口服,1日1次,1次50ml。放射治疗前3日开始服用,放疗期间,在每次放射治疗前1小时服用,至放疗结束。

（2）养阴清肺膏^(中国药典)（由白芍、薄荷、川贝母、地黄、甘草、麦冬、牡丹皮、玄参组成）。功能主治:养阴润燥,清肺利咽。用于阴虚肺燥,咽喉干痛,干咳少痰。用法用量:口服,1日2~3次,1次10~20ml。

2. 湿热内蕴证

〔**证候**〕**主症:**口干舌燥,频频饮水,口腻口淡,口臭口苦。**次症:**胸闷纳呆,鼻咽部分泌物增多,或有脓性分泌物。**舌脉:**舌淡红,苔厚腻或黄腻或伴秽浊之苔,脉濡数。

〔**治法**〕清化湿浊,益气生津。

〔**方药**〕藿香正气散或王氏连朴饮加减。

〔**中成药**〕

（1）青果丸^(中国药典)（由青果、金银花、黄芩、北豆根、麦冬、玄参、白芍、桔梗组成）。功能主治:清热利咽,消肿止痛。用于肺胃蕴热所致的咽部红肿、咽痛、失音声哑、口干舌燥、干咳少痰。用法用量:口服,1日2次,水蜜丸1次8g,大蜜丸1次2丸。

（2）龙胆泻肝丸^(中国药典)（由龙胆、柴胡、黄芩、炒栀子、泽泻、木通、盐车前子、酒当归、地黄、炙甘草组成）。功能主治:清肝胆,利湿热。用于放疗后肝胆实火上炎证,症见身目发黄或身热口干、胁痛口苦、小便色黄;或放疗后肝胆湿热下注证,症见阴肿阴痒、带下黄赤腥臭,舌红苔黄,脉弦数有力。可用于白血病、肝癌、胆囊癌、胰腺癌、宫颈癌、外阴癌属上述证候者。用法用量:口服,1日2次,小蜜丸1次6~12g(30~60丸),大蜜丸1次1~2丸,水丸1次3~6g。

3. 血热内炽证

〔**证候**〕**主症:**口干舌燥,频频饮水,五心烦热,神情不安。**次症:**鼻咽部分泌物夹有血丝,口腔黏膜猩红充血。**舌脉:**舌红绛或有刺或有裂纹,苔薄少或无苔,脉细数或弦细。

〔**治法**〕凉血清热,养阴生津。

〔**方药**〕犀角地黄汤或沙参麦冬汤加减。

〔**中成药**〕

（1）梅花点舌丸^(中国药典)（由牛黄、珍珠、人工麝香、蟾酥、熊胆粉、雄黄、朱砂、硼砂、葶苈子、乳香、没药、血竭、沉香、冰片组成）。功能主治:清热解毒,消肿止痛。用于口干口苦、口腔红肿热痛等属实热证者。用法用量:口服,1日

1~2 次,一次 3 丸,小儿酌减。

（2）金叶败毒颗粒^(医保目录)（由金银花、大青叶、蒲公英、鱼腥草组成）。功能主治:清解热毒,扶正固本。用于防治鼻咽癌三维适形放疗后口腔干燥症,可促进唾液分泌,减轻口干症状,且对多种头颈部肿瘤放疗引起的口腔干燥症有效。用法用量:口服,1 日 2 次,1 次 10g。

（3）牛黄解毒片^(中国药典)（由人工牛黄、雄黄、石膏、大黄、黄芩、桔梗、冰片、甘草组成）。功能主治:清解热毒。用于火热内盛,咽喉肿痛,牙龈肿痛,口舌生疮,目赤肿痛。用法用量:口服,1 日 2~3 次,小片 1 次 3 片,大片 1 次 2 片。

（三）外治法

针刺疗法:取三焦经穴位,如液门、中渚、外关、支沟、四渎、天井等;刺廉泉、玉英以布津液。一般用平补平泻法,热象明显时用泻法。

四、单验方

1. 验方

（1）宋丹等（招远市中医医院）验方:沙参麦冬汤加味

沙参 15g、麦冬 15g、玉竹 15g、天花粉 10g、金银花 20g、连翘 15g、山豆根 10g、胖大海 10g。功效:滋养阴液,清热解毒。用于放射性口腔干燥症。

（2）杨小玲等（重庆市垫江县人民医院）验方:增液汤加味

玄参 30g、麦冬 24g、生地黄 24g,另可根据辨证酌加西洋参、玉竹、葛根、天花粉、石斛、芦根、金银花、黄芩、连翘。功效:清热解毒养阴。用于放射性口腔干燥症。

（3）章森等（四川省中西医结合医院）验方:降燥汤

枸杞子 20g、桑椹 20g、玉竹 15g、冰糖 10g、茯苓 20g、栀子 10g。功效:滋养阴液,通调水道。用于放射性口腔干燥症。

（4）曹裕杰等（福建医科大学附属第一医院）验方:酸甘化阴方

乌梅 10g、五味子 6g、白芍 15g、甘草 10g、生地 15g、麦冬 15g、石斛 15g、太子参 15g、枸杞 15g、女贞子 15g、葛根 15g、川芎 6g、牡丹皮 10g、僵蚕 10g、地龙 15g。功效:益气固本,生津止渴。用于鼻咽癌放疗后口干症。

（5）王跃珍、张爱琴、孙晓江、朱远（浙江省肿瘤医院）验方

夏枯草 15g、牡丹皮 12g、蒲公英 15g、射干 9g、金银花 15g、焦山栀 9g、天花粉 15g、赤芍 12g、大生地 15g、玄参 9g、竹叶 9g。放疗中后期予生黄芪 30g、沙参 12g、麦冬 12g、石斛 12g、天花粉 15g、生地 12g、熟地 12g、鲜芦根 30g、牡丹皮 12g、赤芍 12g、夏枯草 15g、金银花 15g、鸡血藤 15g。功效:清热解毒,养阴

益气,凉血生津,化瘀散结。用于鼻咽癌放疗后口干。

2. 单方

(1)绞股蓝10g。用法:以约90℃开水500ml冲泡,每日3次,从放射治疗开始,连续服至放射治疗结束。用于防治放射性口腔干燥症。

(2)西洋参片3g、枸杞5g、五味子3g、莲子心3g。用法:开水冲泡代茶频频饮用,每日1剂。

放射性食管炎

放射性食管炎(radiation esophagitis)指放射治疗引起的以食管黏膜水肿、充血、糜烂、渗出、合并感染等为主要特征的疾病,属于胸部、头颈部肿瘤患者在接受放射治疗时的一种常见并发症。食管癌放疗患者约60%会发生放射性食管炎,即使仅照射肿瘤区,食管炎的发生率仍有22.5%,而照射野位于食管者发生率则为100%。在对纵隔进行放疗时,轻度食管炎的发生率为22.5%~64.2%,中度为2.9%~20.0%,重度约为4.1%,严重的晚期放射性食管炎很少出现。

放射性食管炎的临床表现主要为吞咽食物梗噎、饮食难下、胸膈疼痛或纳而复出,因此可将其归入"噎膈""反胃"等范畴。

一、诊断要点

放射性食管炎的主要临床表现为吞咽困难或进食后疼痛、胸骨后疼痛等,常在放射治疗后1周或数周内出现,严重时可出现发热、胸部剧痛、呛咳等,甚至导致食管气管瘘或食管穿孔、慢性食管出血。

(一)急性期临床表现

通常发生于开始放疗后2周左右,食管受照剂量达40Gy时,出现黏膜充血水肿,患者感吞咽困难,如伴有食管上皮脱落,则出现胸骨后烧灼感,吞咽疼痛。症状持续至放疗结束后1~2周。食管炎严重时发生穿孔,引起并发症,如食管气管瘘,表现为进食呛咳。部分饮食经过瘘管进入气管,引起吸入性肺炎;如向纵隔穿孔,则引起纵隔炎;如果发生食管主动脉瘘,可导致急性大出血而致死。瘘前症状通常为剧烈胸背疼痛、发热、白细胞计数升高等。

(二)晚期临床表现

发生于放疗后3个月及以后的属晚期损伤。因局部瘢痕形成、食管组织纤维化,导致食管狭窄甚至闭锁,以吞咽困难为主要症状,主要损伤发生于神经及平滑肌,多数不可逆。晚期损伤的主要合并症为假性憩室形成和瘘管形成。

（三）辅助检查

胃镜和食管钡餐检查有助于诊断。食管钡餐检查对患者的刺激相对小,无明显不适反应,但其阳性率较低。胃镜及活体组织检查可确诊,以排除其他病症,但易引起食管黏膜损伤,加重病情。血常规和生化检查有助于诊断。

（四）鉴别诊断

放射性食管炎需与癌性溃疡、肿瘤复发、会厌水肿、纤维化和喉返神经损伤、放射所致感染性食管炎等疾病进行鉴别。

二、西医治疗要点

（一）一般治疗

清淡饮食,软食或流质饮食,注意休息,加强营养。

（二）对症处理

若有食管穿孔征兆,应进流质饮食,并予以抗炎治疗。已形成食管气管瘘者,若瘘道细小,呛咳不显著,可试着进黏稠的半流质饮食,不一定完全禁水、禁食;若瘘道较大进食时呛咳严重者,则应完全禁水、禁食,采用鼻饲、胃造瘘等方法解决营养供给问题。食管狭窄者可行食管扩张术或内镜下放置食管支架。出血者则予以止血治疗。

（三）西药治疗

1. 抗炎　食管局部消炎可用庆大霉素加 20% 甘露醇;或复方磺胺嘧啶乳,饭后服用,服药后半小时不饮水,让药物较长时间停留于食管,起到局部消炎的作用。放疗期间和放疗后短时间内的急性炎症期,也可静脉用药。对于食管气管瘘、食管功能不全等造成的吸入性肺炎,食管向纵隔穿孔所致的纵隔炎,则应加强抗感染治疗,尽快控制炎症。

2. 止痛　因食管损伤引起的轻至中度疼痛,经抗炎治疗疼痛无明显缓解者,应用吲哚美辛栓剂纳肛,以减少口服对食管和胃的局部刺激。疼痛严重者可应用弱吗啡类乃至强吗啡类镇痛药,如丙氧氨酚复方片、哌替啶等。

（四）手术治疗

对于长期不愈又有剧烈疼痛的食管良性溃疡,食管严重狭窄而施行扩张术疗效不佳或无法放置食管支架者,可行手术切除溃疡病灶、食管狭窄段,对食管穿孔无法自行愈合者也可试行手术治疗。

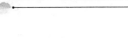

三、中成药应用

（一）基本病机

放射性食管炎病位在食管,属胃所主,与肝、脾、肾密切相关,多属本虚标实之证。发病机制为放射线损伤人体,侵犯脏腑,致毒热炽盛,胃失和降,津伤血燥,因而出现食管干涩、吞咽困难;同时,因暴受外邪,脾胃运化功能失调,痰湿内阻,水谷不化,以致痰饮上逆;热毒郁久又可出现痰瘀互结证。

（二）辨证分型使用中成药

放射性食管炎常用中成药一览表

证型	常用中成药
热毒炽盛证	新癀片、安替可胶囊
痰气交阻证	六君子丸、复方苦参注射液
胃阴不足证	养胃舒胶囊、生脉注射液、康复新液

1. 热毒炽盛证

〔**证候**〕**主症**:口咽干燥,喉咽部及胸骨后灼热疼痛。**次症**:食之难下,大便秘结。**舌脉**:舌红,苔黄或腻,脉滑。

〔**治法**〕清热解毒,消肿利咽。

〔**方药**〕白虎汤加减。

〔**中成药**〕

（1）新癀片^{（中国药典）}（由肿节风、三七、人工牛黄、猪胆粉、肖梵天花、珍珠层粉、水牛角浓缩粉、红曲、吲哚美辛组成）。功能主治:清热解毒,活血化瘀,消肿止痛。用于放射性食管炎属热毒瘀血证者,症见咽喉肿痛、牙痛、痹痛、胁痛、黄疸、无名肿毒等。用法用量:口服,1 日 3 次,1 次 2~4 片,小儿酌减。外用,用冷开水调化,敷患处。

（2）安替可胶囊^{（医保目录）}（由蟾皮、当归组成）。功能主治:软坚散结,解毒定痛,养血活血。用于放射性食管炎瘀毒证,与放疗合用可增强疗效。用法用量:口服,1 日 3 次,1 次 2 粒,饭后服用,6 周为一个疗程或遵医嘱。

2. 痰气交阻证

〔**证候**〕**主症**:吞咽不利或吞咽时疼痛。**次症**:胸部阻塞,胸痹痛,恶心,呕吐痰涎。**舌脉**:苔白厚腻,脉弦。

〔**治法**〕理气化痰。

〔**方药**〕旋覆代赭汤合半夏厚朴汤加减。

〔**中成药**〕

（1）六君子丸^{（中国药典）}（由党参、麸炒白术、茯苓、姜半夏、陈皮、炙甘草组成）。功能主治:补脾益气,燥湿化痰。用于放射性食管炎属脾胃虚弱证者,症见食量不多,气虚痰多,腹胀便溏。用法用量:口服,1日2次,1次9g。

（2）复方苦参注射液^{（医保目录）}（主要成分为苦参、土茯苓）。功能主治:清热利湿,凉血解毒,散结止痛。用于癌肿疼痛、出血。用法用量:肌内注射,1日2次,1次2~4ml;静脉滴注,1日1次,1次12ml,加入0.9%氯化钠注射液200ml中。儿童酌减,全身用药总量200ml为一个疗程,可连用2~3个疗程。

3. 胃阴不足证

〔**证候**〕**主症**:吞咽不利或吞咽时疼痛。**次症**:口咽干燥,饥不欲食,喉咽部及胸骨后隐隐作痛,大便干结。**舌脉**:舌红而裂,少苔或无苔,脉细。

〔**治法**〕养阴益胃,解毒利咽。

〔**方药**〕六味地黄丸合益胃汤加减。

〔**中成药**〕

（1）养胃舒胶囊^{（医保目录）}（由党参、陈皮、黄精、山药、玄参、乌梅、山楂、北沙参、干姜、菟丝子、炒白术组成）。功能主治:滋阴养胃。用于放射性食管炎属胃阴不足证者,症见胃脘灼热,隐隐作痛。用法用量:口服,1日2次,1次3粒。

（2）生脉注射液^{（医保目录）}（由红参、麦冬、五味子组成）。功能主治:益气养阴,复脉固脱。用于放射性食管炎属气阴两亏、脉虚欲脱证者,症见心悸、气短、四肢厥冷、汗出、脉欲绝,以及心肌梗死、心源性休克、感染性休克等属上述证候者。用法用量:肌内注射,1日1~2次,1次2~4ml;静脉滴注,1日1次,1次20~60ml,加入5%葡萄糖注射液250~500ml中,或遵医嘱。

（3）康复新液^{（医保目录）}（主要成分为美洲大蠊干燥虫体提取物）。功能主治:通利血脉,养阴生肌。内服用于放射性食管炎属气阴两亏、瘀血阻滞证者,以及胃痛出血、胃十二指肠溃疡、阴虚肺痨、肺结核的辅助治疗。用法用量:口服,1日3次,1次10ml,或遵医嘱。

（三）外治法

穴位外敷消炎止痛膏加冰片

〔**组成**〕独活、芒硝、生天南星、皂荚、生草乌、冰片、水杨酸甲酯。

〔**功效**〕清热解毒,消肿镇痛,收敛愈合。

〔**主治**〕放射性食管炎。

〔**用法**〕取适量消炎止痛膏用压舌板均匀地涂抹于3层厚的无菌纱布上

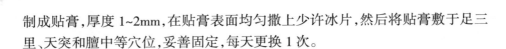

制成贴膏,厚度 1~2mm,在贴膏表面均匀撒上少许冰片,然后将贴膏敷于足三里、天突和膻中等穴位,妥善固定,每天更换 1 次。

四、单验方

1. 验方

(1) 贾彦丽等(滨州医学院)验方:养阴清热合剂

当归 10g、川芎 10g、太子参 30g、山豆根 15g、麦冬 15g、玄参 15g、白及 15g、赤芍 15g、白花蛇舌草 20g、败酱草 20g、炙甘草 6g、茯苓 15g。功效:通利血脉,去腐生肌,抑菌消炎,养阴消肿。用于放射性食管炎。

(2) 杨家兵(新县中医院)验方:加味桔梗汤

桔梗 20g、甘草 6g、黄芪 20g、金银花 15g、麦冬 15g、生地 30g、玄参 15g、天花粉 20g、炒白术 10g。功效:益气养阴,清热解毒。用于放射性食管炎。

(3) 王海滨等(日照市中医医院)验方:地榆清凉膏

金银花 20g、板蓝根 15g、麦冬 20g、桔梗 10g、生地榆 20g、牡丹皮 10g、白及 10g、薄荷 6g、生甘草 6g。功效:泻火解毒,凉血滋阴。用于放射性食管炎。

(4) 王发渭(中国人民解放军军医进修学院)验方:养阴减毒汤

生石膏 30g、生地 15g、麦冬 15g、玄参 15g、南沙参 15g、芦根 20g、金银花 30g、连翘 10g、淡竹叶 10g、白及 10g、牡丹皮 12g、生甘草 6g。功效:养阴生津,清热解毒,消肿生肌。用于放射性食管炎。

(5) 曾柏荣等(湖南中医药大学第一附属医院)验方:养阴清热生肌汤

紫草 15g、山豆根 15g、蜂蜜 15g、天花粉 10g、白芍 10g、麦冬 15g、石斛 15g、白及 15g、甘草 5g。功效:清热解毒,养阴活血,收敛生肌。用于急性放射性食管炎。

2. 单方

(1) 血竭粉 0.6~0.9g。用法:用 20ml 冷开水冲服,每日 3 次,放疗开始时服用。

(2) 苦参 100g。用法:以 600ml 水浸泡 20 分钟后文火煎至约 200ml,每次饮药液 10ml,不拘时间频服。

放射性肺炎

放射性肺炎(radiation pneumonia)是正常肺组织因受到辐射而引起的炎症反应。本病的发生除放疗的副作用之外,尚有资料显示,与原子工业或放射

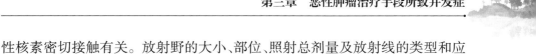

性核素密切接触有关。放射野的大小、部位、照射总剂量及放射线的类型和应用方法均与放射性肺炎的产生密切相关,还与原有肺组织的情况和个人易感性等因素有关。

根据放射性肺炎的临床表现,可将其归于"肺痿""肺痹""喘证"等范畴。

一、诊断要点

(一)症状和体征

放射性肺炎的早期表现较轻微,多于放射治疗 6 周后才出现临床症状。常见典型病例可表现为急性起病,高热、刺激性咳嗽并可伴有少量黏痰,可有胸痛气急或发绀等症状,肺部可闻及湿啰音或摩擦音,重症者可并发急性呼吸窘迫综合征或急性肺心病,出现发绀明显、端坐呼吸、颈静脉怒张、肝大及压痛,以及全身水肿等右心衰竭体征。

急性期症状在 2~3 个月内消退,但患者易发生呼吸道感染,每次感染持续时间较长者易加重肺部病变,逐渐表现为慢性肺纤维化、慢性肺心病及呼吸衰竭等。

(二)辅助检查

包括血常规、肺功能测定、X 线胸片、CT 等。

(三)鉴别诊断

本病需与肺部转移性肿瘤、浸润型肺结核、非感染性肺部炎症等疾病相鉴别。

二、西医治疗要点

对仅有 X 线表现而无临床症状的轻症放射性肺炎患者,可不予特别的治疗。轻度的放射性肺炎可给予相应的对症治疗,如使用镇咳药及阿司匹林,适当限制体力活动等。症状明显者需配合糖皮质激素、广谱抗生素(合并感染者)、吸氧、预防心力衰竭等措施,并给予防止肺纤维化形成、放射线防护剂等药物。

此外,放射性肺炎患者亦可出现肺泡腔内毛细血管栓塞、肺血管通透性增加等病理改变。故可视情况适当给予抗凝药和抗组胺药。晚期患者出现肺心病和呼吸衰竭时,可采用相应的处理措施。

三、中成药应用

(一)基本病机

中医学认为放射线侵袭人体最易伤阴,放射线灼伤肺阴是发生放射性肺炎的主要病因。肺阴被灼,久则肺气失宣,肃降无能,痰湿内生,蕴而化热,热蕴日久灼津伤气,则有痰瘀内生之变。本病病位在肺,日久损及脾、肾,乃本虚标实之证。

(二) 辨证分型使用中成药

放射性肺炎常用中成药一览表

证型	常用中成药
气阴两亏证	百合固金丸、金复康口服液、益肺清化膏
痰热蕴肺证	痰热清注射液、川贝枇杷糖浆
痰瘀互结证	鳖甲煎丸、安替可胶囊

1. 气阴两亏证

〔**证候**〕**主症**:咳嗽少痰或干咳,痰中带血。**次症**:口、鼻及皮肤干燥,咽干口燥,低热消瘦,潮热盗汗。**舌脉**:舌质暗红少津,苔少或无苔,脉沉细无力或细数。

〔**治法**〕益气养阴,清热解毒。

〔**方药**〕百合固金汤加减。

〔**中成药**〕

(1) 百合固金丸^(中国药典)(由百合、地黄、熟地黄、麦冬、玄参、川贝母、当归、白芍、桔梗、甘草组成)。功能主治:养阴润肺,化痰止咳。用于肺肾阴虚,燥咳少痰,咽干喉痛。用法用量:口服,1 日 2 次,水蜜丸 1 次 6g,小蜜丸 1 次 9g,大蜜丸 1 次 1 丸。

(2) 金复康口服液^(医保目录)(由黄芪、北沙参、麦冬、女贞子、山茱萸、绞股蓝、淫羊藿、胡芦巴、石上柏、石见穿、重楼、天冬组成)。功能主治:益气养阴,清热解毒。用于放射性肺炎气阴两虚证。与化疗药并用,有助于提高化疗效果,改善免疫功能,减轻化疗引起的白细胞下降等副作用。用法用量:口服,1 日 3 次,1 次 30ml(每支 10ml),30 日为一个疗程,可连续使用 2 个疗程。

(3) 益肺清化膏^(中国药典)(由黄芪、党参、北沙参、麦冬、仙鹤草、拳参、败酱草、白花蛇舌草、川贝母、紫菀、桔梗、苦杏仁、甘草组成)。功能主治:益气养阴,清热解毒,化痰止咳。用于放射性肺炎气阴两虚、阴虚内热证,症见气短、乏力、咳嗽、咯血、胸痛等。用法用量:口服,1 日 3 次,1 次 20g,2 个月为一个疗程,或遵医嘱。

2. 痰热蕴肺证

〔**证候**〕**主症**：发热，汗出热不退，咳嗽，干咳痰少或无痰，或咳腥臭脓痰、痰较多，或痰中带血丝。**次症**：伴胸痛，喘促气急。**舌脉**：舌红，苔黄或黄厚，脉弦滑数。

〔**治法**〕清热解毒，清肺化痰。

〔**方药**〕清金化痰汤加减。

〔**中成药**〕

（1）痰热清注射液（指南推荐）（主要成分为黄芩、熊胆粉、山羊角、金银花、连翘）。功能主治：清热，化痰，解毒。用于风温肺热、痰热阻肺证，症见发热、咳嗽、咳痰不爽、咽喉肿痛、口渴、舌红、苔黄；肺炎早期、急性支气管炎、慢性支气管炎急性发作及上呼吸道感染属上述证候者。用法用量：静脉滴注。成人常规1日1次，1次20ml（每支10ml），重症患者1次可用40ml，加入5% 葡萄糖注射液或0.9% 氯化钠注射液250~500ml 中，每分钟不超过60滴；儿童1日1次，按体重0.3~0.5ml/kg、最高剂量不超过20ml，加入5% 葡萄糖注射液或0.9% 氯化钠注射液100~200ml 中，每分钟30~60滴。

（2）川贝枇杷糖浆（中国药典）（由川贝母流浸膏、桔梗、枇杷叶、薄荷脑组成）。功能主治：清热宣肺，化痰止咳。用于风热犯肺、痰热内阻所致的咳嗽痰黄或咳痰不爽、咽喉肿痛、胸闷胀痛，感冒、支气管炎见上述证候者。用法用量：口服，1日3次，1次10ml。

3. 痰瘀互结证

〔**证候**〕**主症**：咳嗽痰少或咳痰黏腻稠厚，难咳，胸闷胸痛。**次症**：胸脘痞闷或隐痛，喘促气急，唇甲发绀，面色晦暗。**舌脉**：舌质紫暗，有瘀点或瘀斑，苔厚腻，脉沉弦或滑。

〔**治法**〕化痰止咳，祛瘀通络。

〔**方药**〕二陈汤合血府逐瘀汤加减。

〔**中成药**〕

（1）鳖甲煎丸（医保目录）（由鳖甲胶、阿胶、炒蜂房、鼠妇虫、炒土鳖虫、蜣螂、精制硝石、柴胡、黄芩、制半夏、党参、干姜、姜制厚朴、桂枝、炒白芍、射干、桃仁、牡丹皮、大黄、凌霄花、葶苈子、石韦、瞿麦组成）。功能主治：活血化瘀，软坚散结。用于放射性肺炎证属痰瘀互结者，症见胁下癥块。用法用量：口服，1日2~3次，1次3g。

（2）安替可胶囊（医保目录）（由蟾皮、当归组成）。功能主治：软坚散结，解毒定痛，养血活血。用于放射性肺炎瘀毒证，与放疗合用可增强疗效。用法用量：

口服,1 日 3 次,1 次 2 粒,饭后服用,6 周为一个疗程或遵医嘱。

四、单验方

验方

(1) 史智勇(新乐市中医院)验方:芪参益肺汤

黄芪 30g、党参 15g、北沙参 15g、麦冬 15g、夏枯草 15g、川贝母 12g、连翘 12g、黄芩 12g、葶苈子 10g、桃仁 10g、牡丹皮 10g、丹参 10g、赤芍 10g、甘草 6g。功效:益气养阴,活血化瘀,清热解毒。用于防治放射性肺炎。

(2) 林胜友(杭州市肿瘤医院)验方:麻杏石甘汤加减

炙麻黄 9g、杏仁 12g、生石膏 30g、生甘草 6g、桑白皮 12g、黄芩 12g、赤芍 12g、牡丹皮 9g、桔梗 12g。功效:清肺化痰祛瘀。用于放射性肺炎之痰热瘀阻证。

(3) 蔡美(湖南省中医药研究院附属医院)验方:健脾益肺方

党参 12g、黄芪 15g、茯苓 10g、白术 10g、陈皮 10g、瓜蒌皮 5g、杏仁 10g、莪术 9g、法半夏 10g、浙贝 15g、甘草 5g。功效:健脾益肺,化瘀祛痰。用于放射性肺炎肺脾两虚、痰瘀互结证。

放射性皮肤损伤

放射性皮肤损伤(radiation injury of skin)是大剂量电离辐射或放射线多次照射皮肤引起的皮肤损伤。放射性皮肤损伤是肿瘤放射治疗最常见的并发症,约 87% 的放疗患者会出现红斑及其以上程度的放射性皮肤反应。

根据临床表现,可将放射性皮肤损伤归入"风瘙痒""日晒疮""火疮"等范畴。

一、诊断要点

1. 发病前有接受放射线(X 射线、β 射线和 γ 射线)照射史,损害发生在放射部位。

2. 皮疹发生的早迟及程度与放射线的性质、照射面积、照射时间及个体差异有关。

3. 临床可以分为急性期与慢性期两种。前者发生于一次或多次大剂量放射后数日内,症状因照射量不同而异,可有红斑、浮肿、水疱、脱屑、毛细血管扩张,甚至出现顽固性溃疡,自觉瘙痒或剧痛。后者多为长期、反复小剂量放射线照射引起,或由急性损伤转变而来,表现为皮肤干燥、色素沉着、增厚等。

4. 放射性皮肤损伤严重时可伴全身症状,如头痛、头晕、精神萎靡、食欲不振、恶心、呕吐、腹痛、腹泻、出血及白细胞减少等,甚至可危及生命。

5. 皮肤损害久之可继发鳞状细胞癌、基底细胞癌或恶性黑素瘤等,少数可为纤维肉瘤。

（一）临床表现

1. 急性放射性皮肤损伤　按病理改变和临床表现可分为以下四度：

Ⅰ度：丘疹或脱毛反应。

Ⅱ度：红斑反应。

Ⅲ度：水疱反应。

Ⅳ度：坏死及溃疡形成。

2. 慢性放射性皮肤损伤　局部皮肤长期受到超剂量限值照射,累积剂量一般大于15Gy,数年后引起的慢性放射性皮炎及皮肤溃疡。亦可由急性放射性皮肤损伤迁延为慢性放射性皮肤炎或溃疡。可有花斑样皮肤、皮肤纤维化、皮肤水肿、放射性溃疡、瘢痕形成等表现。

（二）辅助检查

常规检查无特异性,可做损伤局部组织病理学检查。

（三）鉴别诊断

放射性皮肤损伤需与接触性皮炎相鉴别,后者有接触史,常有大疱,炎症明显。

二、西医治疗要点

（一）一般治疗

保持皮损处清洁、干燥,避免日照,避免搔抓以免继发感染,忌辛辣刺激食物。勤换衣服,勿用毛巾搓擦皮肤,避免接触强风及冷空气,禁止用肥皂等刺激性物质擦洗。

（二）西药治疗

1. 系统治疗

（1）炎症明显时可用糖皮质激素。

（2）继发感染时可用抗生素。

（3）白细胞下降明显或出血时给予输血、白蛋白等支持疗法。

（4）溃疡疼痛时服镇痛药。

2. 局部治疗

（1）急性Ⅱ度损伤外用10% 硼酸滑石粉、炉甘石洗剂等。

（2）Ⅲ、Ⅳ度皮损糜烂时,可用醋酸铝溶液或 3% 硼酸液湿敷。继发性感染用 0.1% 雷夫奴尔液湿敷,待干燥后外用 40% 氧化锌油或氧化锌糊剂。无渗出时可用皮质类固醇制剂,如复方酮康唑软膏、曲咪新乳膏等。

（3）溃疡性皮损可用维生素 B_{12} 溶液,或用溶菌酶液,或复方硫酸铜液稀释 10 倍,连续湿敷。

（4）慢性皮炎时,外用复方维生素 B_{12} 霜。

（5）癌前期角化性皮损外用 2% 5- 氟尿嘧啶软膏。

（三）物理治疗

对顽固性溃疡行氦氖激光照射。

三、中成药应用

（一）基本病机

本病因禀赋不耐,腠理不密,加之放射损害所致。毒热之邪郁于皮肤,不得外泄而发病。毒热夹湿,血热生风,蕴蒸皮肤故出现红斑、丘疹,甚至水疱,自感灼热、瘙痒、刺痛。本病病位在皮肤,与肺、脾、肾等脏腑关系密切,初期以局部邪实为主,多为风、湿、热毒搏结;后期可见全身正气亏虚,多为气血两虚,虚实夹杂。

（二）辨证分型使用中成药

放射性皮肤损伤常用中成药一览表

证型	常用中成药
血热风燥证	防风通圣丸、润燥止痒胶囊、湿毒清胶囊
湿热蕴结证	三妙丸、龙胆泻肝丸、蜈黛软膏
热毒侵袭证	皮肤病血毒丸、湿润烧伤膏、京万红软膏
气血两虚证	八珍丸、人参健脾丸

1. 血热风燥证

〔**证候**〕**主症**:放射野区域内及周围皮肤表面呈现红斑或潮红,15~30 日局部出现色素沉着,继而皮肤脱屑、表面逐渐脱落。脱落常于放疗结束后 15~30 日发生。自觉瘙痒、刺痛,遇热更甚。**次症**:心烦,口渴,小便色黄,大便干燥。**舌脉**:舌红,苔薄黄,脉浮数。

〔**治法**〕清泄血热,凉血润燥。

〔**方药**〕凉血润燥汤加减。

〔**中成药**〕

（1）防风通圣丸^{（中国药典）}（由防风、荆芥穗、薄荷、麻黄、大黄、芒硝、栀子、滑石、桔梗、石膏、川芎、当归、白芍、黄芩、连翘、甘草、炒白术组成）。功能主治：解表通里，清热解毒。用于放射性皮肤损伤属血热风燥证者，症见外寒内热，表里俱实，恶寒壮热，头痛咽干，小便短赤，大便秘结，瘰疬初起，风疹湿疮。用法用量：口服，1 日 2 次，1 次 6g。

（2）润燥止痒胶囊^{（医保目录）}（由制何首乌、生地黄、桑叶、苦参、红活麻组成）。功能主治：养血滋阴，祛风止痒，润肠通便。用于血虚风燥所致的皮肤瘙痒，痤疮，便秘。用法用量：口服，1 日 3 次，1 次 4 粒，2 周为一个疗程。

（3）湿毒清胶囊^{（中国药典）}（由地黄、当归、丹参、蝉蜕、苦参、白鲜皮、甘草、黄芩、土茯苓组成）。功能主治：养血润肤，祛风止痒。用于血虚风燥所致的风瘙痒，症见皮肤干燥、脱屑、瘙痒，伴有抓痕、血痂、色素沉着，以及皮肤瘙痒见上述证候者。用法用量：口服，1 日 3 次，1 次 3~4 粒。

2. 湿热蕴结证

〔**证候**〕**主症：**放射野区域内皮肤随放疗剂量增大、次数增加而出现大小不等的水疱，并逐渐扩大、皲裂，继而表皮脱落、暴露真皮，真皮表面粗糙不平，并渗出液体，或伴有小出血点，有痛痒感，创面较湿润。**次症：**身热，口干口苦，食欲不振，小便色黄，大便秘结。**舌脉：**舌红，苔黄腻，脉滑数或弦数。

〔**治法**〕清热化湿。

〔**方药**〕清化护肤汤加减。

〔**中成药**〕

（1）三妙丸^{（中国药典）}（由炒苍术、炒黄柏、牛膝组成）。功能主治：燥湿清热。用于放射性皮肤损伤属湿热下注证者，症见足膝红肿热痛，下肢沉重，小便黄少。用法用量：口服，1 日 2~3 次，1 次 6~9g。

（2）龙胆泻肝丸^{（中国药典）}（由龙胆、柴胡、黄芩、炒栀子、泽泻、木通、盐车前子、酒当归、地黄、炙甘草组成）。功能主治：清肝胆，利湿热。用于放射性皮肤损伤属肝胆湿热证者，症见头晕目赤，耳鸣耳聋，胁痛口苦，尿赤，湿热带下。用法用量：口服，1 日 2 次，小蜜丸 1 次 6~12g（30~60 丸），大蜜丸 1 次 1~2 丸，水丸 1 次 3~6g。

（3）蜈黛软膏^{（医保目录）}（由蜈蚣、蛇床子、硫黄、白矾、浙贝母、青黛、黄柏、山慈菇、五倍子、冰片、荆芥、莪术组成）。功能主治：清热燥湿，祛风止痛。用于放射性皮肤损伤属风湿热邪证者，以及亚急性、慢性湿疹的辅助治疗。用法用量：外用，1 日 2 次，洗净患处后涂一薄层，然后反复按擦数次，使药物充分粘在皮肤上。

3. 热毒侵袭证

〔**证候**〕**主症**：放射野区域内及周围皮肤出现潮红、肿胀、红斑、丘疹、水疱，自觉刺痛、灼热、瘙痒。**次症**：身热，口干欲饮，大便干结，小便短黄。**舌脉**：舌红，苔黄，脉数。

〔**治法**〕凉血清热解毒。

〔**方药**〕凉血地黄汤合黄连解毒汤加减。

〔**中成药**〕

（1）皮肤病血毒丸^(医保目录)（由茜草、桃仁、荆芥穗炭、酒炙蛇蜕、赤芍、当归、白茅根、地肤子、炒苍耳子、地黄、连翘、金银花、苦地丁、土茯苓、黄柏、皂角刺、桔梗、益母草、苦杏仁、防风、赤茯苓、白芍、蝉蜕、炒牛蒡子、牡丹皮、白鲜皮、熟地黄、酒炒大黄、忍冬藤、紫草、土贝母、酒炙川芎、甘草、白芷、天葵子、紫荆皮、鸡血藤、浮萍、红花组成）。功能主治：凉血解毒，消肿止痒。用于放射性皮肤损伤属经络不和、温热血燥证者，症见风疹，湿疹，皮肤刺痒，雀斑粉刺，面赤鼻齇，疮疡肿毒，脚气疥癣，头目眩晕，大便燥结。用法用量：口服，1 日 2 次，1 次 20 粒。

（2）湿润烧伤膏^(医保目录)（由黄连、黄柏、黄芩、地龙、罂粟壳组成）。功能主治：清热解毒，止痛生肌。用于放射性皮肤损伤属热毒侵袭证者，以及各种烧、烫、灼伤。用法用量：外用，涂于烧、烫、灼伤等创面（厚度薄于 1mm），每 4~6 小时更换新药。换药前，需将残留在创面上的药物及液化物拭去，暴露创面用药。

（3）京万红软膏^(中国药典)（由地榆、地黄、当归、桃仁、黄连、木鳖子、罂粟壳、血余、棕榈、半边莲、土鳖虫、白蔹、黄柏、紫草、金银花、红花、大黄、苦参、五倍子、槐米、木瓜、苍术、白芷、赤芍、黄芩、胡黄连、川芎、栀子、乌梅、冰片、血竭、乳香、没药组成）。功能主治：活血解毒，消肿止痛，去腐生肌。用于轻度水火烫伤，疮疡肿痛，创面溃烂。用法用量：用生理盐水清理创面，涂敷本品或将本品涂于消毒纱布上，敷盖创面，用消毒纱布包扎，一日 1 次。

4. 气血两虚证

〔**证候**〕**主症**：多见于放疗过程中较严重的不良反应——皮肤坏死，常见于放射剂量过大或患者属过敏体质者。放射剂量超过皮肤对射线的耐受量，致皮肤各层结构细胞死亡，出现局部皮肤溃烂、坏死等症状。**次症**：唇白，心悸，气短懒言，倦怠乏力。**舌脉**：舌淡，苔薄白，脉细弱。

〔**治法**〕补益气血，清解热毒。

〔**方药**〕补益清解汤加减。

〔中成药〕

（1）八珍丸^{（中国药典）}（由党参、炒白术、茯苓、甘草、当归、白芍、川芎、熟地黄组成）。功能主治：补气益血。用于放射性皮肤损伤属气血两虚证者，症见面色萎黄，食欲不振，四肢乏力，月经过多。用法用量：口服，1 日 2 次，水蜜丸 1 次 6g，大蜜丸 1 次 1 丸。

（2）人参健脾丸^{（医保目录）}（由人参、麸炒白术、茯苓、山药、陈皮、木香、砂仁、炙黄芪、当归、炒酸枣仁、制远志组成）。功能主治：健脾益气，和胃止泻。用于放射性皮肤损伤属脾胃虚弱证者，症见饮食不化、脘闷嘈杂、恶心呕吐、腹痛便溏、不思饮食、体弱倦怠。用法用量：口服，1 日 2 次，水蜜丸 1 次 8g，大蜜丸 1 次 2 丸。

（三）外治法

1. 冰片滑石粉

〔**组成**〕冰片与滑石粉按 1∶10 比例配制。

〔**功效**〕凉血润燥。

〔**主治**〕用于放射性干性皮肤损伤。

〔**用法**〕外扑局部皮肤。

2. 硼酸软膏

〔**组成**〕硼酸与凡士林按 1∶50 比例配制。

〔**功效**〕清热化湿。

〔**主治**〕用于放射性湿性皮肤损伤。

〔**用法**〕外搽局部皮肤。

3. 三黄液

〔**组成**〕黄连、黄芩、黄柏按 1∶2∶2 比例配制。

〔**功效**〕凉血润燥，清热化湿。

〔**主治**〕用于放射性干性及湿性皮肤损伤。

〔**用法**〕浓煎去渣取汁，放凉后以洁净纱布蘸湿，湿敷局部损伤皮肤，每日 2 次。

4. 马齿苋洗剂

〔**组成**〕蒲公英、鲜马齿苋各 50g，苦参、大黄、黄柏各 20g。

〔**功效**〕凉血润燥，清热化湿，清解热毒。

〔**主治**〕用于各类放射性皮肤损伤。

〔**用法**〕上药加水煮沸 15 分钟，冷却后湿敷损伤皮肤。1 日 2 次，1 次 20 分钟。

四、单验方

1. 验方

（1）段凤舞（中国中医科学院广安门医院）验方：龟甲散

炙龟甲一味研成细末。功效：祛湿敛疮，生肌止痒。用于放射性皮肤损伤，渗液或多或少，或溃疡不愈。用法：局部渗液不多者，可直接撒于患处；渗液较多时，可先用二黄煎（黄柏30g、黄连15g，浓煎，去渣过滤，候凉即成）湿敷，待渗出减少后再用龟甲散。

（2）广东省暨南大学医学院第二附属医院自制方：参芪放后方

党参、黄芪、茯苓、山药、白花蛇舌草、半枝莲、葛根各30g，玉竹、女贞子、僵蚕、白蒺藜、石菖蒲、白术各10g，薏苡仁50g，陈皮6g，重楼20g，玄参、知母、钩藤各15g，全蝎、田七、甘草各5g。功效：补气健脾化湿，开窍活血化瘀，养阴清热解毒。用于放疗期间，可预防放射反应及后遗症。

2. 单方

（1）龙血竭粉。用法：暴露创面，用生理盐水清洗干净后视创面大小取1~2粒龙血竭胶囊，掰开后将粉末均匀涂于创面，使药粉与创面充分接触，1日1~2次。可用于放射性湿性皮炎。

（2）芦荟胶。用法：用温水清洁皮肤后将芦荟胶均匀涂于放射野皮肤上，1日2~3次。用于放射性皮肤损伤。

放射性肠炎

放射性肠炎（radiation enteritis）为腹盆腔恶性肿瘤放疗或辐射事故中遭受意外照射所引起的肠道损害，可累及小肠、结肠及直肠。国内外文献报道显示，放射性肠炎的发病率为5%~50%。近年来，随着放射治疗的普遍应用，放射性肠炎的发病率有增加趋势。

本病属于中医学"肠澼""泄泻""肠风""脏毒""便血"等范畴。

一、诊断要点

（一）临床表现

根据起病的缓急有急性、慢性之分。急性放射性肠炎在照射期或照射后一段时间出现，表现为肠道黏膜上皮完整性破坏及上皮细胞功能紊乱引起的腹痛腹泻、黏液脓血便甚至鲜血便；慢性放射性肠炎通常发生于放疗结束后

12~24个月,晚者亦可能在放疗结束后数十年出现,主要表现为反复发作的腹部绞痛和体重下降,继而出现腹泻和里急后重,这些前驱症状可持续数周至数年,甚至出现肠梗阻、肠穿孔、肠道出血或肠瘘。

（二）辅助检查

肠镜检查能明确诊断,直肠指诊、X线检查等有助于诊断。

（三）鉴别诊断

放射性肠炎需与妇科炎症、肿瘤复发与转移、非特异性溃疡性肠炎、克罗恩病、肠阿米巴病、肠道脂代谢障碍等疾病进行鉴别。

二、西医治疗要点

（一）一般治疗

清淡饮食,忌辛辣刺激食物及粗纤维食物,鼓励患者进食高蛋白、高维生素食物,加强营养;如便血停止,鼓励患者多做提肛运动。穿棉质透气内衣,勤换内衣裤。

（二）西医治疗

1. 放疗预防措施　提高放疗技术,选取最佳的放疗体位,可应用特殊的放疗固定装置及改变放疗体位来减少肠道受照射体积。

2. 药物预防和治疗　可用肠道益生菌制剂改善肠道菌群,放射保护剂（氨磷汀）、氨基水杨酸类药物（柳氮磺吡啶、巴柳氮）预防急性肠道损伤,肠黏膜保护剂（蒙脱石散）促进肠道黏膜修复,生长抑素（奥曲肽）、小檗碱减轻放射性肠损伤等。

3. 营养支持治疗　营养支持在放射性肠炎的治疗中非常重要,可分为肠外营养、肠内营养。

4. 高压氧治疗　有些研究表明高压氧治疗可以作为慢性放射性肠炎经药物治疗或内镜治疗失败后考虑选择的治疗方法。

（三）物理治疗

有理疗、热疗等。

三、中成药应用

（一）基本病机

本病病机因急慢性之分同中有异。急性放射性肠炎多表现为实证,病位在大肠,可及脾胃。初期放射线自外侵入肠道,可见肠道蕴热,经络受损,传导失司,多为实证,但随病情进展,可由实转虚或虚实夹杂,但仍以实证为主。慢性放射性肠炎病程较长,长期泄泻、便血耗伤人体气血津液,日久损伤脾胃,脾虚则中阳不举,常表现为虚实夹杂、寒热并见之象,病性以热、毒、湿居多,兼有气虚、阳气不足,病位多在大肠、脾;如果病情进一步发展,则最终阴损及阳,导致阴虚津亏、脾肾阳虚。

(二)辨证分型使用中成药

放射性肠炎常用中成药一览表

证型	常用中成药
湿热下注证	龙胆泻肝丸、复方白头翁片、复方苦参注射液
脾虚湿滞证	五苓散、参苓白术丸、补中益气丸
阴虚津亏证	驻车丸、六味地黄丸
脾肾阳虚证	附子理中丸、四神丸、金匮肾气丸

1. 湿热下注证

〔**证候**〕**主症**:大便脓血,里急后重,肛门灼热。**次症**:腹痛,尿痛。**舌脉**:舌红,苔黄腻,脉滑数。

〔**治法**〕清热解毒,凉血止血。

〔**方药**〕葛根芩连汤加减。

〔**中成药**〕

(1)龙胆泻肝丸^(中国药典)(由龙胆、柴胡、黄芩、炒栀子、泽泻、木通、盐车前子、酒当归、地黄、炙甘草组成)。功能主治:清肝胆,利湿热。用于放射性肠炎属肝胆湿热证者,症见头晕目赤,耳鸣耳聋,胁痛口苦,尿赤,湿热带下。用法用量:口服,1 日 2 次,小蜜丸 1 次 6~12g(30~60 丸),大蜜丸 1 次 1~2 丸,水丸1 次 3~6g。

(2)复方白头翁片^(医保目录)(由盐酸小檗碱、白屈菜、白头翁、秦皮组成)。功能主治:清热解毒,燥湿止痢。用于大肠湿热引起的泄泻、痢疾等。用法用量:口服,1 日 3~4 次,1 次 4 片。

(3)复方苦参注射液^(医保目录)(主要成分为苦参、土茯苓)。功能主治:清热利湿,凉血解毒,散结止痛。用于放射性肠炎属湿热下注证者,症见癌肿疼痛、出血。用法用量:肌内注射,1 日 2 次,1 次 2~4ml;静脉滴注,1 日 1 次,1 次12ml,加入 0.9% 氯化钠注射液 200ml 中。儿童酌减,全身用药总量 200ml 为一个疗程,可连用 2~3 个疗程。

2. 脾虚湿滞证

〔**证候**〕**主症**:大便时溏时泻,黏液或血便,次数增多,肛门下坠。**次症**:纳差,胃脘胀闷隐痛,肢体倦怠,神疲懒言。**舌脉**:舌淡胖或边有齿痕,苔白腻,脉细弱。

〔**治法**〕健脾利湿。

〔**方药**〕参苓白术散加减。

〔**中成药**〕

(1)五苓散^(中国药典)(由泽泻、茯苓、猪苓、炒白术、肉桂组成)。功能主治:温阳化气,利湿行水。用于阳气不化、水湿内停所致的小便不利,水肿腹胀,呕逆泄泻,渴不思饮。用法用量:口服,1日2次,1次6~9g。

(2)参苓白术丸^(中国药典)(由人参、茯苓、麸炒白术、山药、炒白扁豆、莲子、麸炒薏苡仁、砂仁、桔梗、甘草组成)。功能主治:补脾胃,益肺气。用于体倦乏力,食少便溏。用法用量:口服,1日3次,1次6g。

(3)补中益气丸^(中国药典)(由炙黄芪、党参、炙甘草、炒白术、当归、升麻、柴胡、陈皮组成)。功能主治:补中益气,升阳举陷。用于脾胃气虚、中气下陷证,可用于宫颈癌、放射性肠炎等。用法用量:口服,1日2~3次,小蜜丸1次9g,大蜜丸1次1丸。

3. 阴虚津亏证

〔**证候**〕**主症**:泄泻,时有出血,量少,便时疼痛。**次症**:口干咽燥,五心烦热。**舌脉**:舌红,少苔或无苔,脉细数。

〔**治法**〕滋阴生津。

〔**方药**〕六味地黄丸加减。

〔**中成药**〕

(1)驻车丸^(中国药典)(由黄连、炮姜、当归、阿胶组成)。功能主治:滋阴止痢。用于放射性肠炎属阴虚津亏、久痢伤阴证者,症见赤痢腹痛,里急后重,休息痢。用法用量:口服,1日3次,1次6~9g。

(2)六味地黄丸^(中国药典)(由熟地黄、山茱萸、牡丹皮、山药、茯苓、泽泻组成)。功能主治:滋阴补肾。用于放射性肠炎属肾阴亏损证者,症见头晕耳鸣,腰膝酸软,骨蒸潮热,盗汗遗精,消渴。用法用量:口服,1日2次,水丸1次5g,水蜜丸1次6g,小蜜丸1次9g,大蜜丸1次1丸。

4. 脾肾阳虚证

〔**证候**〕**主症**:慢性久泻不止,大便带黏冻样物和少量血液,或里急后重。**次症**:饮食乏味,头重身困,形寒肢冷,腰膝酸软。**舌脉**:舌淡,苔白,脉沉细。

〔**治法**〕温肾补脾,固肠止泻。

〔**方药**〕附子理中汤加减。

〔**中成药**〕

(1) 附子理中丸^(中国药典)(由附子、党参、白术、干姜、甘草组成)。功能主治:温中健脾。用于脾胃虚寒,脘腹冷痛,呕吐泄泻,手足不温。用法用量:口服,1日 2~3 次,水蜜丸 1 次 6g,小蜜丸 1 次 9g,大蜜丸 1 次 1 丸。

(2) 四神丸^(中国药典)(由煨肉豆蔻、盐炒补骨脂、醋制五味子、制吴茱萸、大枣组成)。功能主治:温肾散寒,涩肠止泻。用于肾阳不足所致的泄泻,症见肠鸣腹胀,五更泄泻,食少不化,久泻不止,面黄肢冷。用法用量:口服,1 日 1~2次,1 次 9g。

(3) 金匮肾气丸^(医保目录)(由地黄、山药、酒山茱萸、茯苓、牡丹皮、泽泻、桂枝、制附子、牛膝、盐车前子组成)。功能主治:温补肾阳,化气行水。用于放射性肠炎属肾虚证者,症见水肿,腰膝酸软,小便不利,畏寒肢冷。用法用量:口服,1 日 2 次,1 次 20~25 粒(4~5g)。

(三)外治法

冰硼散^(中国药典)

〔**组成**〕冰片、硼砂(煅)、朱砂、玄明粉。

〔**功效**〕清热解毒,消肿止痛。

〔**主治**〕湿热痢。用于腹痛便脓血,赤白相间,里急后重,肛门灼热,小便短赤,舌苔黄腻,脉弦数。可用于大肠癌、盆腔肿瘤见此证者,或放射性直肠炎。

〔**用法**〕吹敷患处,每次少量,1 日数次。

四、单验方

1. 验方

(1) 吴中平(浙江金华广福肿瘤医院)验方:四君子汤合葛根芩连汤加减

人参 15g、白术 15g、茯苓 12g、防风 10g、炙甘草 6g、葛根 15g、黄芩 10g、黄连 6g、白头翁 10g、陈皮 6g。功效:补气健脾,清热利湿。用于放射性肠炎本虚标实证,其虚为正气虚,实为湿热内蕴,症见腹痛、腹泻、黏液脓血便、里急后重、肛门坠胀。

(2) 董森(驻马店市第二中医院)验方:真人养脏汤合桃花汤加减

人参 10g、当归 10g、白术 12g、肉桂 6g、炙甘草 6g、煨肉豆蔻 12g、白芍 15g、木香 12g、诃子 12g、赤石脂 13g、罂粟壳 18g、干姜 5g、粳米 30g。功效:健脾利湿,温补脾肾,收涩固脱。用于放射性肠炎脾肾虚寒证。

2. 单方

（1）地榆 15g。用法：水煎服，分 2 次服。用于放射性肠炎引起的腹泻。

（2）番石榴鲜叶适量。用法：用开水洗净后嚼烂吞下。用于急性放射性肠炎。

第三节 靶向药物副作用

口腔黏膜炎

靶向药物所致的口腔黏膜炎指发生在口腔黏膜及口腔软组织的疾病，其严重程度与药物剂量及连续用药的时间相关，也可见到部分患者由于对药物特别敏感，合并微生物感染，引起致命性黏膜损伤，发生严重的口腔溃疡、溃疡性胃炎甚至出血性肠炎，导致死亡。

根据临床表现，可将靶向药物导致的口腔黏膜炎归入"口疮""口糜"范畴。

一、诊断要点

本病继发于靶向药物使用后，故诊断并不困难。

口腔黏膜炎一般分为 3 级：

1 级：几乎无症状或症状较轻。

2 级：疼痛可耐受，不影响进食。

3 级：严重疼痛，影响进食。

（一）症状及体征

主要症状为口腔内局部疼痛甚或牵涉口腔外。体征主要为口腔内局部炎症和溃疡，表现为：

1. 反复发作　溃疡数目由少到多，部位由前到后，多发于口腔黏膜、牙龈、舌体上下与侧面及咽喉部。停药则缓解。

2. 溃疡　成年人的嘴唇内侧、舌的边缘、口底和颊部的口腔黏膜容易发生溃疡。溃烂面或大如黄豆，或小如米粒，表面附着白色溃烂腐膜。

3. 其他　口臭，舌体干裂，声音嘶哑，口干口苦，继而引发口腔扁平苔藓、口腔炎、复发性口疮、唇炎等，导致饮食困难、疼痛难忍。

（二）辅助检查

必要时对溃疡部位进行病理检查，可辅助彩超、CT、MRI 等协助诊断。

（三）鉴别诊断

本病需与阿弗他溃疡、疱疹样阿弗他溃疡、结核性溃疡、癌性溃疡相鉴别。

二、西医治疗要点

（一）一般治疗

注意口腔卫生，饮食清淡，补充多种维生素等。

（二）西药治疗

1. 常规治疗策略

（1）1 级患者每日局部使用氟羟泼尼松龙 2~3 次。

（2）2 级患者每日局部使用氟羟泼尼松龙 2~3 次，口服红霉素 250~350mg 或米诺环素 50mg。

（3）3 级患者停药 2~4 周，降至 2 级可继续用药，如无改善则继续停药。每日外用倍他索软膏 2~3 次，口服红霉素 250~350mg 或米诺环素 50mg。

2. 其他

（1）糖皮质激素：金霉素甘油倍他米松糊剂，或换用地塞米松、曲安西龙等，使炎症迅速缓解，防止继发感染，促进溃疡愈合。

（2）镇痛药：达克罗宁、普鲁卡因、利多卡因等，溃疡局部涂擦或饭前含漱。

（3）表皮生长促进剂：如重组人表皮生长因子（rhEGF），有主动修复的功效。

（4）烧灼剂：如 10% 硝酸银等，于溃疡表面麻醉后，镊取已蘸取烧灼剂的小棉球，轻触溃疡面，以变为白色为度，仅用于溃疡少而小的偶发病例。

（5）溶菌酶片：抗菌消炎，促进愈合。

（三）物理治疗

紫外线、激光、微波等局部照射，有减少渗出、促进愈合的作用。

三、中成药应用

（一）基本病机

本病多与火或热有关，可为实火、湿热，也可为虚火、虚阳外越，临证时必须辨别阴阳、虚实、寒热。病位主要在心、肝，涉及脾、肺、肾诸脏。

（二）辨证分型使用中成药

口腔黏膜炎常用中成药一览表

证型	常用中成药
脾胃积热证	黄连上清片、枳实导滞丸、牛黄清胃丸
心火上炎证	穿心莲片、三黄片、桂林西瓜霜
肝郁气滞证	小柴胡颗粒、加味逍遥丸、一清胶囊
脾虚湿困证	补中益气丸、理中片、附子理中片
阴虚火旺证	口炎清颗粒、银菊清咽颗粒、知柏地黄丸
脾肾阳虚证	肾气丸、健脾益肾颗粒、参附注射液

1. 脾胃积热证

〔证候〕**主症**：数目多而密集的浅溃疡，周边充血，溃疡表面有淡黄色假膜，灼痛明显。**次症**：面红热，口臭口渴，唇红干燥，尿黄便干。**舌脉**：舌质红，苔黄或厚腻，脉数有力。

〔治法〕清热泻火，凉血通腑。

〔方药〕清胃散加减。

〔中成药〕

（1）黄连上清片^{（中国药典）}（由黄连、栀子、连翘、炒蔓荆子、防风、荆芥穗、白芷、黄芩、菊花、薄荷、大黄、黄柏、桔梗、川芎、石膏、旋覆花、甘草组成）。功能主治：散风清热，泻火止痛。用于口腔黏膜炎属风热上攻、肺胃热盛证者，症见头晕目眩、暴发火眼、牙齿疼痛、口舌生疮、咽喉肿痛、耳痛耳鸣、大便秘结、小便短赤。用法用量：口服，1日2次，1次6片。

（2）枳实导滞丸^{（中国药典）}（由枳实、大黄、黄连、黄芩、六神曲、白术、茯苓、泽泻组成）。功能主治：消积导滞，清利湿热。用于口腔黏膜炎属饮食积滞、湿热内阻证者，症见脘腹胀痛、不思饮食、大便秘结、痢疾里急后重。用法用量：口服，1日2次，1次6~9g。

（3）牛黄清胃丸^{（医保目录）}（由人工牛黄、大黄、菊花、麦冬、薄荷、石膏、栀子、玄参、番泻叶、黄芩、甘草、桔梗、黄柏、连翘、牵牛子、枳实、冰片组成）。功能主治：清胃泻火，润燥通便。用于心胃火盛，头晕目眩，口舌生疮，牙龈肿痛，乳蛾咽痛，便秘尿赤。用法用量：口服，1日2次，1次2丸。

2. 心火上炎证

〔证候〕**主症**：口舌生疮，溃疡面积小而数目多，多位于舌尖和舌前部或舌侧缘,溃疡周边充血明显,灼痛剧烈。**次症:**口热口渴,急躁心烦,夜寐不安,小便短赤。**舌脉:**舌尖红,苔薄黄,脉数。

〔**治法**〕清心降火,凉血利尿。

〔**方药**〕导赤散合泻心汤加减。

〔**中成药**〕

(1)穿心莲片^(中国药典)(由穿心莲组成)。功能主治:清热解毒,凉血消肿。用于邪毒内盛,感冒发热,咽喉肿痛,口舌生疮,顿咳劳嗽,泄泻痢疾,热淋涩痛,痈肿疮疡,毒蛇咬伤。用法用量:口服,1 日 3~4 次,1 次 2~3 片(小片);或1 日 3 次,1 次 1~2 片(大片)。

(2)三黄片^(中国药典)(由大黄、盐酸小檗碱、黄芩浸膏组成)。功能主治:清热解毒,泻火通便。用于三焦热盛,目赤肿痛,口鼻生疮,咽喉肿痛,心烦口渴,尿黄便秘。用法用量:口服,1 日 2 次,小片 1 次 4 片,大片 1 次 2 片,小儿酌减。

(3)桂林西瓜霜^(中国药典)(由西瓜霜、煅硼砂、黄柏、黄连、山豆根、射干、浙贝母、青黛、冰片、无患子果、大黄、黄芩、甘草、薄荷脑组成)。功能主治:清热解毒,消肿止痛。用于风热上攻、肺胃热盛所致的乳蛾、喉痹、口糜,症见咽喉肿痛、喉核肿大、口舌生疮、牙龈肿痛或出血;急、慢性咽炎,扁桃体炎,口腔炎,口腔溃疡,牙龈炎见上述证候者及轻度烫伤(表皮未破)者。用法用量:外用,喷、吹或敷于患处,1 次适量,1 日数次;重症者兼服,1 日 3 次,1 次1~2g。

3. 肝郁气滞证

〔**证候**〕**主症:**口舌生疮,多位于舌边缘,溃疡数目少。**次症:**复发与情绪及月经相关,经前复发,经后渐愈,月经失调,量过多或过少,月经有块,小腹胀痛,胸胁胀闷,心烦易怒,失眠多梦,经前乳房胀痛。**舌脉:**舌尖红或有瘀斑,苔薄黄,脉弦数。

〔**治法**〕疏肝理气,调理冲任。

〔**方药**〕丹栀逍遥丸加减。

〔**中成药**〕

(1)小柴胡颗粒^(中国药典)(由柴胡、黄芩、姜半夏、党参、生姜、甘草、大枣组成)。功能主治:解表散热,疏肝和胃。用于外感病口腔黏膜炎属邪犯少阳证者,症见寒热往来、胸胁苦满、食欲不振、心烦喜呕、口苦咽干。用法用量:开水冲服,1 日 3 次,1 次 l~2 袋。

(2)加味逍遥丸^(中国药典)(由柴胡、当归、白芍、麸炒白术、茯苓、甘草、牡丹皮、栀子组成)。功能主治:疏肝清热,健脾养血。用于肝郁化火,胸胁胀痛,烦闷急躁,颊赤口干,食欲不振或有潮热,以及妇女月经先期,经行不畅,乳房与少腹胀痛。用法用量:口服,1 日 2 次,1 次 6g。

(3)一清胶囊^(中国药典)(由黄连、黄芩、大黄组成)。功能主治:清热泻火解毒,化瘀凉血止血。用于火毒血热所致的身热烦躁、目赤口疮、咽喉牙龈肿痛、大便秘结、吐血、咯血、衄血、痔血,以及咽炎、扁桃体炎、牙龈炎见上述证候者。用法用量:口服,1 日 3 次,1 次 2 粒(每粒装 0.5g)。

4. 脾虚湿困证

〔证候〕主症:溃疡数目少,面积大而深,久治难愈。次症:口淡乏味,口黏不渴,头昏头重,胃脘满闷,食欲不振,便溏腹泻,体虚乏力。舌脉:舌淡胖嫩有齿痕,苔白滑,脉弦数。

〔治法〕益气健脾,芳香化湿。

〔方药〕七味白术散加减。

〔中成药〕

(1)补中益气丸^(中国药典)(由炙黄芪、党参、炙甘草、炒白术、当归、升麻、柴胡、陈皮组成)。功能主治:补中益气,升阳举陷。用于口腔黏膜炎属脾胃虚弱、中气下陷证者,症见食少腹胀、体倦乏力、动辄气喘、身热有汗、头痛恶寒、口舌生疮、久泻、脱肛、子宫脱垂等。用法用量:口服,1 日 2~3 次,小蜜丸 1 次 9g,大蜜丸 1 次 1 丸。

(2)理中片^(医保目录)(由党参、白术、炮姜、炙甘草组成)。功能主治:温中散寒,健胃。用于口腔黏膜炎属脾胃虚寒证者,症见口舌生疮,呕吐泄泻,胸满腹痛,消化不良。用法用量:口服,1 日 2 次,1 次 5~6 片。

(3)附子理中片^(中国药典)(由制附子、党参、炒白术、干姜、甘草组成)。功能主治:温中健脾。用于口腔黏膜炎属脾胃虚寒证者,症见口舌生疮,脘腹冷痛,肢冷便溏。用法用量:口服,1 日 1~3 次,1 次 6~8 片。

5. 阴虚火旺证

〔证候〕主症:口舌生疮,好发于舌根、舌尖及舌下,溃疡数目少,周边微红,灼痛轻微。次症:口燥舌干,面热唇红,头晕耳鸣,失眠多梦,心烦急躁,五心烦热,尿黄便干。舌脉:舌质红,苔薄黄,脉沉细数或弦细数。

〔治法〕滋阴降火。

〔方药〕知柏地黄汤加减。

〔中成药〕

(1)口炎清颗粒^(中国药典)(由天冬、麦冬、玄参、山银花、甘草组成)。功能主治:滋阴清热,解毒消肿。用于阴虚火旺所致的口腔炎症。用法用量:口服,1

日 1~2 次,1 次 2 袋。

（2）银菊清咽颗粒^{（医保目录）}（由地黄、麦冬、玄参、菊花、金银花、胖大海、甘草组成）。功能主治:生津止渴,清凉解热。用于口腔黏膜炎属虚火上炎证者,症见烦渴,咽喉肿痛。用法用量:开水冲服,1 日 3 次,1 次 5g。

（3）知柏地黄丸^{（中国药典）}（由知母、熟地黄、黄柏、制山茱萸、山药、牡丹皮、茯苓、泽泻组成）。功能主治:滋阴清热。用于阴虚火旺,潮热盗汗,口干咽痛,耳鸣遗精,小便短赤。用法用量:口服,1 日 2 次,水蜜丸 1 次 6g,小蜜丸 1 次 9g,大蜜丸 1 次 1 丸。

6. 脾肾阳虚证

〔**证候**〕**主症**:口舌生疮,溃疡少而分散,表面暗紫,四周苍白,轻微疼痛。**次症**:面色㿠白,面浮肢肿,形寒肢冷,下利清谷,小腹冷痛,小便多。**舌脉**:舌质淡,苔白,脉沉弱无力。

〔**治法**〕温补脾肾,散寒化湿。

〔**方药**〕附桂八味汤加减。

〔**中成药**〕

（1）肾气丸^{（医保目录）}（由干地黄、山药、山茱萸、泽泻、茯苓、牡丹皮、桂枝、附子组成）。功能主治:补肾助阳。用于口腔黏膜炎属肾阳不足证者,症见腰痛脚软,身半以下常有冷感,少腹拘急,小便不利,或小便反多,入夜尤甚,阳痿早泄,舌淡而胖,脉虚弱,尺部沉细或沉弱而迟,以及痰饮、水肿、消渴、脚气、转胞等。用法用量:口服,1 日 2 次,1 次 20~25 粒(4~5g)。

（2）健脾益肾颗粒^{（医保目录）}（由党参、枸杞子、女贞子、菟丝子、白术、补骨脂组成）。功能主治:健脾益肾。用于减轻肿瘤患者术后放、化疗副反应,提高机体免疫功能,以及治疗脾肾虚弱引起的疾病,症见面色苍白、疲劳乏力、少气懒言、口疮难愈、畏寒肢冷、纳差、便溏、腰膝酸软等。用法用量:口服,1 日 3 次,1 次 10g,开水冲服。

（3）参附注射液^{（医保目录）}（由红参、附片组成）。功能主治:回阳救逆,益气固脱。用于口腔黏膜炎属阳气暴脱证或阳虚(气虚)证者。用法用量:肌内注射,1 日 1~2 次,1 次 2~4ml;静脉滴注,1 次 20~100ml,加入 5%~10% 葡萄糖注射液 250~500ml 中;静脉推注,1 次 5~20ml,加入 5%~10% 葡萄糖注射液 20ml 中;或遵医嘱。

（三）外治法

1. 锡类散^{（医保目录）}

〔**组成**〕象牙屑、青黛、壁钱炭、人指甲、珍珠、冰片、人工牛黄。

〔**功效**〕解毒化腐。

〔**主治**〕咽喉糜烂肿痛。

〔**用法**〕每用少许,吹敷患处,每日 1~2 次。

2. 六神丸(医保目录)

〔**组成**〕麝香、牛黄、冰片、珍珠、蟾酥、雄黄。

〔**功效**〕清凉解毒,消炎止痛。

〔**主治**〕口腔黏膜炎。

〔**用法**〕取 30 粒加 2ml 凉开水调成糊状,清洁口腔后,用棉签蘸取药液涂于溃疡面,每日 3 次。

四、单验方

1. 验方

(1)王琼等(复旦大学附属肿瘤医院)验方:凉膈散加减

大黄 3g、炙甘草 6g、薄荷 6g、黄芩 10g、连翘 10g、玄参 10g、麦冬 20g、赤芍 10g。功效:清热泻火,清上中焦邪热。用于放射性口腔炎及相关口腔黏膜炎。

(2)沈红梅等(昆明医科大学第三附属医院)验方:养阴清肺汤加减

黄芩 15g、金银花 15g、麦冬 15g、生地 15g、玄参 15g、贝母 15g、牡丹皮 15g、白芍 15g、黄芪 50g、薄荷 6g、甘草 6g。功效:清热解毒,养阴生津。用于口腔黏膜炎。

(3)王守儒(河南省中医院)验方:口疮灵方

太子参 30g、焦白术 15g、茯苓 20g、当归 15g、赤芍 15g、丹皮 15g、金银花 30g、黄连 12g、肉桂 6g、白花蛇舌草 15g、焦三仙各 10g、鸡内金 10g、甘草 6g。功效:益气健脾,活血化瘀。用于靶向药物所致的口腔黏膜炎。

2. 单方

(1)蒲公英 90g。用法:加水 500ml,煮沸后转小火熬 15 分钟。先用药汁漱口,然后饮用,每日早晚各 1 次。用药期间禁辛辣食物、忌烟酒等。

(2)马鞭草。用法:含服马鞭草煎剂,防治放射性口腔炎。

(3)穿心草 30g。用法:每日煎煮 300ml 药液含服(分成 5 份,每次 60ml)。

癌 性 厌 食

癌性厌食指因癌症或治疗引起的食欲下降或丧失,伴或不伴体重下降,严重者可导致癌症厌食恶病质综合征,被认为是晚期癌症患者中仅次于疲乏、疼痛、无力的常见症状之一，常贯穿疾病全过程。癌性厌食会导致营养不良，进而引起对肿瘤治疗的敏感性和耐受性降低，影响治疗效果，且伤口愈合、放化疗后身体恢复也会延迟，同时会导致患者免疫功能下降，易于感染。严重者甚至会导致恶病质，器官功能衰竭，成为部分肿瘤患者死亡的直接原因。

本病属中医学"痞积""恶食""伤食""食积"等范畴。如出现恶心、呕吐等症状，可参照"化疗常见并发症"辨治。

一、诊断要点

（一）症状

有近期服用靶向药物史，主要表现为不思饮食；有些患者虽觉食欲好，但少量进食便因胃部饱胀不适而中止进食。如强迫进食，常诱发恶心呕吐。

（二）体征

体重明显下降，出现水肿，容易发冷、畏寒，毛发稀疏。严重者心功能下降，心率缓慢、血压下降，脑供血不足，易造成晕厥。

（三）辅助检查

血常规、血生化等可协助诊断。

（四）鉴别诊断

服用靶向药物所致的食欲减退需与躯体疾病、抑郁症、躯体化障碍等鉴别。

二、西医治疗要点

1. 了解患者的饮食习惯，调整食谱，促进食欲。

2. 客观认识癌症及靶向药物副作用的发展演变规律，嘱患者积极主动进行饮食调理。

3. 心理和精神疏导。

4. 适当补充锌、维生素等。

5. 对症营养支持治疗。

三、中成药应用

（一）基本病机

本病因服用靶向药物所致，克胃伤脾，使脾胃不和，纳化失职，胃气不开则不思饮食；脾喜燥恶湿，湿遏脾阳，则纳差、厌食更甚。脾胃不振，肾阳亦可受累而有脾肾阳气不足之虑。病久气郁，肝主疏泄而有肝脾同病之虑。病位在脾胃，次为肝肾，属本虚标实之证，初以实为主，渐因脾胃失养，气血肌肤失煦而成虚匮之证。

（二）辨证分型使用中成药

食欲减退常用中成药一览表

证型	常用中成药
脾运失健证	香砂枳术丸、参苓白术丸、六味能消胶囊
脾胃气虚证	人参健脾丸、香砂养胃丸、健胃消食片
脾胃阴虚证	养胃舒胶囊、芦笋胶囊、增液口服液

1. 脾运失健证

〔**证候**〕**主症:**厌恶进食,饮食乏味,食量减少。**次症:**或有胸脘痞闷、嗳气泛恶,偶尔多食后脘腹饱胀,大便不调,精神如常。**舌脉:**舌苔薄白或白腻,脉尚有力。

〔**治法**〕调和脾胃,运脾开胃。

〔**方药**〕不换金正气散加减。

〔**中成药**〕

（1）香砂枳术丸[中国药典]（由木香、麸炒枳实、砂仁、白术组成）。功能主治:健脾开胃,行气消痞。用于脾虚气滞,脘腹痞闷,食欲不振,大便溏软。用法用量:口服,1日2次,1次1袋(每袋装10g)。

（2）参苓白术丸[中国药典]（由人参、茯苓、麸炒白术、山药、炒白扁豆、莲子、麸炒薏苡仁、砂仁、桔梗、甘草组成）。功能主治:补脾胃,益肺气。用于体倦乏力,食少便溏。用法用量:口服,1日3次,1次6g。

（3）六味能消胶囊[医保目录]（由大黄、诃子、干姜、藏木香、碱花、寒水石组成）。功能主治:宽中理气,润肠通便,调节血脂。用于胃脘胀痛、厌食、纳差、大便秘结,以及高脂血症及肥胖症。用法用量:口服,1日3次,便秘、胃脘胀痛者1次2粒,高脂血症者1次1粒。

2. 脾胃气虚证

〔**证候**〕**主症:**不思进食,食不知味,食量减少。**次症:**形体偏瘦,面色少华,精神欠振,或有大便溏薄夹不消化食物。**舌脉:**舌质淡,苔薄白,脉弱。

〔**治法**〕健脾益气,佐以助运。

〔**方药**〕异功散加味。

〔**中成药**〕

（1）人参健脾丸[医保目录]（由人参、麸炒白术、茯苓、山药、陈皮、木香、砂仁、炙黄芪、当归、炒酸枣仁、制远志组成)。功能主治:健脾益气,和胃止泻。用于脾胃虚弱所致的饮食不化、脘闷嘈杂、恶心呕吐、腹痛便溏、不思饮食、体弱倦怠。用法用量:口服,1日2次,水蜜丸1次8g,大蜜丸1次2丸。

(2)香砂养胃丸^(中国药典)(由木香、砂仁、白术、陈皮、茯苓、制半夏、醋香附、枳实、豆蔻、姜厚朴、广藿香、甘草、生姜、大枣组成)。功能主治:温中和胃。用于胃阳不足、湿阻气滞所致的胃痛、痞满,症见胃痛隐隐,脘闷不舒,呕吐酸水,嘈杂不适,不思饮食,四肢倦怠。用法用量:口服,1日2次,1次9g。

(3)健胃消食片^(中国药典)(由太子参、陈皮、山药、炒麦芽、山楂组成)。功能主治:健胃消食。用于脾胃虚弱所致的食积,症见不思饮食,嗳腐酸臭,脘腹胀满;消化不良见上述证候者。用法用量:口服或咀嚼,1日3次,成人1次3片(每片重0.8g)或4~6片(每片重0.5g),儿童酌减。

3. 脾胃阴虚证

〔**证候**〕**主症:**不思进食,食少饮多。**次症:**口舌干燥,大便偏干,小便色黄,面黄少华,皮肤失润。**舌脉:**舌红少津,苔少或花剥,脉细数。

〔**治法**〕滋脾养胃,佐以助运。

〔**方药**〕养胃增液汤加减。

〔**中成药**〕

(1)养胃舒胶囊^(医保目录)(由党参、陈皮、黄精、山药、玄参、乌梅、山楂、北沙参、干姜、菟丝子、炒白术组成)。功能主治:滋阴养胃。用于脾胃阴虚证,症见胃脘灼热,隐隐作痛。用法用量:口服,1日2次,1次3粒。

(2)芦笋胶囊^(医保目录)(成分为鲜芦笋提取物)。功能主治:益气生津。用于癌症的辅助治疗及放、化疗后口干舌燥、食欲不振、全身倦怠。用法用量:口服,1日3次,1次3粒(1粒装0.3g)。

(3)增液口服液^(医保目录)(由玄参、山麦冬、地黄组成)。功能主治:养阴生津,增液润燥。用于阴津亏损证,症见便秘,纳差,兼见口渴咽干、口唇干燥、小便短赤、舌红少津等。用法用量:口服,1日3次,1次20ml,或遵医嘱。

(三)外治法

艾灸疗法:艾灸足三里穴,每日1次。用于脾胃气虚证。

四、单验方

1. 验方

(1)赵国庆(甘肃医学院附属医院)验方:小健脾汤

薏苡仁、白扁豆、焦三仙各10g,银柴胡、胡黄连、白豆蔻各7g,砂仁、川楝子、雷丸各 6g,赤小豆、槟榔各 4g。功效:健脾利湿,消食和胃。用于脾虚湿困之纳差、厌食。

(2)齐元富(山东省中医院)验方:培土健脾方

黄芪 30g、太子参 30g、白术 15g、茯苓 15g、麸神曲 30g、炒麦芽 30g、炒山药 30g、薏苡仁 30g、陈皮 15g、清半夏 9g、苍术 15g、厚朴 15g、枳壳 12g、桔梗 12g、炙甘草 15g。功效:培土健脾,行气除满,消积化痰。用于脾胃虚弱之厌食、纳差。

(3)王宜宗(日照市中医医院)验方:薯蓣丸加减

山药 30g、当归 15g、桂枝 6g、熟地黄 20g、党参 10g、川芎 10g、白芍 15g、炒白术 15g、麦冬 10g、茯苓 20g、桔梗 10g、杏仁 10g、枳壳 10g、柴胡 10g、阿胶 10g、炒麦芽 30g、鸡内金 10g、炙甘草 6g。功效:健脾消食,补气养血。用于肿瘤相关性厌食,肿瘤晚期患者证属脾虚食滞、气血虚弱者。

2. 单方

(1)莱菔子 10g。用法:炒后研末,与米同煮为粥服食。

(2)山楂 500g、冰糖 120g。用法:加清水适量煎煮 20 分钟,取汁,分 3 次服用,每日 1 剂,连服 3~4 剂。

腹　泻

腹泻指排便次数增多,粪质稀薄,或带有黏液、脓血或未消化食物的现象。如排液状便,每日 3 次以上,或每天排便总量大于 200g,且粪便含水量大于 80%,则可认为是腹泻。口服酪氨酸激酶抑制剂最常见的副作用之一就是腹泻,发生率约为 60%,且常伴随其他抗肿瘤治疗的毒副作用。临床上靶向药物所致的腹泻可表现为多种症状,如大便性状改变(呈稀便、水样便甚或黏液便或脓血便等)、大便次数增多。

本病属中医学"腹泻""鹜溏"范畴。

一、诊断要点

服用靶向药物后出现腹泻,或服用该类药 2~3 周后且无其他诱发因素出现腹泻症状,即可明确诊断。

(一)症状

1. 大便稀薄或如水样,或里急后重,粪便带黏液与血液。

2. 可能伴有腹痛。

3. 根据腹泻的程度,临床一般分为 3 级:

Ⅰ级:每日大便次数增加低于 4 次。

Ⅱ级:每日大便次数增加 4~6 次。

Ⅲ级:每日大便次数增加 7 次以上或失禁,需要住院治疗。

靶向药物导致腹泻一般较轻,多为Ⅰ~Ⅱ级。

(二)体征

1. 腹部体征　中、下腹压痛或反跳痛,有腹肌紧张、肠鸣音亢进等。

2. 全身症状　营养状态差,精神萎靡,Ⅱ、Ⅲ级腹泻可见明显脱水征象,口唇干燥,眼窝凹陷,皮肤弹性差,可见贫血等伴随体征。

(三)辅助检查

粪便、血、尿等常规检查,细菌培养、肠镜、钡餐等可辅助诊断。

(四)鉴别诊断

服用靶向药物所致的腹泻需与急性肠炎、慢性肠炎、食物中毒、霍乱、伤寒或副伤寒、血吸虫病、肠结核、糙皮病等鉴别。

二、西医治疗要点

(一)治疗原则

1. 由于腹泻病因复杂,如果患者情况尚佳,原则上于确定病因后治疗。

2. 急性腹泻者,如果病情危急,宜先抢救治疗。

3. 慢性腹泻者,常身体状况较衰弱,宜在完善检查寻找原因的同时给予支持治疗与对症治疗,为明确病因后进行病因治疗创造有利条件。

(二)治疗方案

1. 根据腹泻分级对症处理

Ⅰ级:清淡饮食,避免可能加重腹泻的食物,如辛辣、油腻的食物。

Ⅱ级:清淡饮食,避免可能加重腹泻的食物,如辛辣、油腻的食物。首次出现即开始对症治疗,常用药物有盐酸洛哌丁胺和呋喃唑酮。

Ⅲ级:清淡饮食,避免可能加重腹泻的食物,如辛辣、油腻的食物。对症处理后仍不能缓解者则应减量或停药。

2. 其他药物

(1)解痉药:常用的是硫酸阿托品。

(2)吸附剂:常用活性炭和白陶土。

(3)止泻药:碱式碳酸铋、鞣酸蛋白和鸦片酊。

3. 物理治疗　包括按摩、艾灸、针灸、理疗等。

三、中成药应用

（一）基本病机

本病为药物损伤脾胃，脾失健运，升降失调，水谷不化，清浊不分，混杂而下，形成腹泻。病机关键在脾虚湿盛，病位在脾、胃、肠，日久损及肝、肾。

（二）辨证分型使用中成药

腹泻常用中成药一览表

证型	常用中成药
脾虚泄泻	涩肠止泻散、参苓白术丸、肠泰合剂
肾虚泄泻	固本益肠片、四神丸、参附注射液
肝郁泄泻	固肠止泻胶囊、痛泻宁颗粒、逍遥丸

1. 脾虚泄泻

〔**证候**〕**主症**：靶向药物治疗过程中，大便次数明显增多。**次症**：大便中夹有不消化的食物，大便时泻时溏，迁延反复，饮食减少，食后脘闷不舒，面色萎黄，神疲倦怠。**舌脉**：舌淡，苔白，脉细弱。

〔**治法**〕健脾益气，和胃渗湿。

〔**方药**〕参苓白术散加减。

〔**中成药**〕

（1）涩肠止泻散^{（医保目录）}（主要成分为膨润土、岩陀）。功能主治：收敛止泻，健脾和胃。用于脾胃气虚所致的泄泻。用法用量：口服，1 日 3 次，成人 1 次 4g，在两餐间服用。

（2）参苓白术丸^{（中国药典）}（由人参、茯苓、麸炒白术、山药、炒白扁豆、莲子、麸炒薏苡仁、砂仁、桔梗、甘草组成）。功能主治：补脾胃，益肺气。用于体倦乏力，食少便溏。用法用量：口服，1 日 3 次，1 次 6g。

（3）肠泰合剂^{（医保目录）}（由红参、白术、茯苓、甘草、双歧杆菌培养液、陈皮糖浆组成）。功能主治：益气健脾，消食和胃。用于脾胃气虚所致的神疲懒言，体倦无力，食少腹胀，大便稀溏。用法用量：口服，1 日 3 次，1 次 1~2 支。

2. 肾虚泄泻

〔**证候**〕**主症**：黎明之前脐腹作痛，肠鸣即泻，泻下完谷，泻后即安。**次症**：小腹冷痛，形寒肢冷，腰膝酸软。**舌脉**：舌淡，苔白，脉细弱。

〔**治法**〕温补脾肾，固涩止泻。

〔**方药**〕四神丸加减。

〔**中成药**〕

（1）固本益肠片^{（中国药典）}（由党参、麸炒白术、补骨脂、麸炒山药、黄芪、炮姜、酒当归、炒白芍、醋延胡索、煨木香、地榆炭、煅赤石脂、儿茶、炙甘草组成）。功能主治：健脾温肾，涩肠止泻。用于脾虚或脾肾阳虚所致的慢性泄泻。用法用量：口服。1 日 3 次，1 次 8 片（小片）或 4 片（大片）。

（2）四神丸^{（中国药典）}（由煨肉豆蔻、盐炒补骨脂、醋制五味子、制吴茱萸、大枣组成）。功能主治：温肾散寒，涩肠止泻。用于肾阳不足所致的泄泻。用法用量：口服，1 日 1~2 次，1 次 9g。

（3）参附注射液^{（医保目录）}（由红参、附片组成）。功能主治：回阳救逆，益气固脱。用于阳气暴脱的厥脱（感染性休克、失血性休克、失液性休克等），也可用于阳虚（气虚）所致的惊悸、怔忡、喘咳、胃痛、泄泻、痹证等。用法用量：肌内注射，1 日 1~2 次，1 次 2~4ml；静脉滴注，1 次 20~100ml，加入 5%~10% 葡萄糖注射液 250~500ml 中；静脉推注，1 次 5~20ml，加入 5%~10% 葡萄糖注射液 20ml 中；或遵医嘱。

3. 肝郁泄泻

〔**证候**〕**主症**：每逢抑郁恼怒或情绪紧张之时，即发生腹痛泄泻。**次症**：腹中雷鸣，攻窜作痛，腹痛即泻，泻后痛减，矢气频作，胸胁胀闷，嗳气食少。**舌脉**：舌淡，脉弦。

〔**治法**〕抑肝扶脾，调中止泻。

〔**方药**〕痛泻要方加减。

〔**中成药**〕

（1）固肠止泻胶囊^{（中国药典）}（由乌梅、黄连、干姜、罂粟壳、延胡索组成）。功能主治：调和肝脾，涩肠止痛。用于肝脾不和，泻痢腹痛，以及慢性非特异性溃疡性结肠炎见上述证候者。用法用量：口服。1 日 3 次，1 次 6 粒。

（2）痛泻宁颗粒^{（中国药典）}（由白芍、青皮、薤白、白术组成）。功能主治：柔肝缓急，疏肝行气，理脾运湿。用于肝气犯脾所致的腹痛、腹泻、腹胀、腹部不适等症，肠易激综合征（腹泻型）等见上述证候者。用法用量：口服，1 日 3 次，1 次 1~2 袋。

（3）逍遥丸^{（中国药典）}（由柴胡、当归、白芍、炒白术、茯苓、炙甘草、薄荷组成）。功能主治：疏肝健脾，养血调经。用于肝郁脾虚所致的腹痛、腹泻。用法用量：口服，1 日 2 次，小蜜丸 1 次 9g，大蜜丸 1 次 1 丸。

（三）外治法

1. 针灸疗法

（1）暴泻

主选穴位：气海、神阙、水分。

（2）寒湿泻

主选穴位：天枢、气海、中脘、足三里。

（3）湿热泻（包括暑泻、火泻）

主选穴位：合谷、曲池、阳陵泉、足三里、内庭。

（4）食积泻

主选穴位：中脘、内关、足三里、天枢、隐白。

（5）脾虚泻

主选穴位：中脘、天枢、足三里、脾俞。

（6）肾泻（又称五更泻）

主选穴位：肾俞、关元、天枢、足三里。

（7）肝气乘脾泻（又称气泻）

主选穴位：太冲、中脘、天枢、足三里。

2. 中药灌肠法

〔**组成**〕菊花、白术、防风、甘草、白芷、罂粟壳。

〔**功效**〕燥湿止泻。

〔**主治**〕用于湿盛泄泻。

〔**用法**〕上药水煎后用双层纱布过滤去渣，再回锅浓缩至 60~80ml，以药液保留灌肠，每晚 1 次，连续 7~10 日为一个疗程。

四、单验方

1. 验方

（1）李今庸（中国中医科学院）验方：滞泻方

党参 10g、白术 6g、茯苓 10g、甘草 5g、薏苡仁 10g、陈皮 5g、麦芽 10g、黄连 3g、石榴皮 6g、马齿苋 10g、神曲 6g。功效：健脾和胃，清热化滞。用于脾虚结滞或单纯湿热所致泄泻。

（2）程志强（北京中医药大学）验方：健脾益气方

炙黄芪 30g、党参 15g、陈皮 10g、半夏 10g、炒山药 30g、炒白术 15g、茯苓 10g、炙甘草 10g、砂仁 10g、木香 10g、黄连 6g、薏苡仁 30g。功效：健脾理气，化湿止泻。用于脾虚湿盛之泄泻。

（3）庞德湘（浙江中医药大学）验方：千金苇茎汤合参苓白术散加减

生晒参 9g、白术 12g、茯苓 15g、薏苡仁 30g、山药 30g、芦根 15g、鱼腥草 12g、桃仁 9g、陈皮 12g、制半夏 9g、石见穿 12g、半枝莲 30g、白花蛇舌草 20g、石斛 15g、焦三仙各 30g、炙甘草 6g。功效：健脾补肺，化痰散结。用于肺癌靶向药物所致腹泻。

2. 单方

（1）芡实、百合各 60g。用法：同煮为稀饭食用，每日 2~3 次。

（2）焦山楂 5~9g。用法：研细末，以白糖水冲服，1 日 3 次，小儿减量。

便　　秘

便秘指排便次数减少、粪便干硬和/或排便困难。排便次数减少指每周排便少于 3 次。便秘在恶性肿瘤患者中很常见，大约 50% 的患者受到便秘的困扰，其中 80% 的患者需要服用泻药帮助排便。在口服靶向药物的患者中，便秘发生率为 5%~30%，多见于多靶点的酪氨酸酶抑制剂。其原因可能是药物作用于中枢神经系统及胃肠道的受体，使肠道蠕动能力下降，从而延长肠道内容物通过的时间。

本病属中医学"便秘"范畴。

一、诊断要点

应用靶向药物所致的便秘多为持续性便秘。

（一）症状

1. 典型症状　便意少，便次少；排便费力、不畅；大便干结、质硬，排便不净感；伴有腹痛或腹部不适。

2. 其他症状　部分患者还伴有失眠、烦躁、多梦、抑郁、焦虑等精神心理障碍。

（二）体征

主要是腹部体征，如肠型、肠鸣音减弱或亢进、压痛等，另可有粪便性状改变。

（三）辅助检查

肛门指检、内窥镜检查、X 线下消化道造影、结直肠超声内镜检查等。

二、西医治疗要点

（一）一般治疗

养成良好的饮食习惯,减少摄入辛辣、刺激、油炸等食物,多喝水,多吃蔬菜、水果等,促进肠道蠕动。平时多参加体育锻炼,提高身体素质。

（二）西药治疗

临床上治疗便秘的西药主要包括容积性泻药、刺激性泻药、润滑性泻药、渗透性泻药。

1. 容积性泻药 也称为泻盐,因其不被肠壁吸收而又溶于水,故能在肠道中吸收大量水分,使大便的容量增加,起到导泻作用。该类泻药的主要代表药是硫酸镁。但由于它不能使结肠张力增加,所以不宜用于肠道运动迟缓的患者。

2. 刺激性泻药 作用快、效力强,药物或其代谢的产物可对肠壁产生刺激作用,使肠蠕动增加。该类药主要有酚酞片、蓖麻油、大黄、番泻叶等。但要注意,此类药刺激肠黏膜和肠壁神经丛,并可能引起大肠肌无力,形成药物依赖,因而主要用于需要迅速通便者,不宜长期应用。

3. 润滑性泻药 主要功能是润滑肠壁,软化大便,使大便易于排出,如液体石蜡等。这类药的主要缺点是口感差,作用弱,长期应用会引起脂溶性维生素吸收不良。

4. 渗透性缓泻药 如乳果糖,它不被人体吸收,通过细菌分解后释放有机酸,在结肠起作用。尤其适用于老年人、孕产妇、儿童及术后便秘者。糖尿病患者慎用。此类药的主要缺点是在细菌作用下发酵产生气体,引起腹胀等不适感。

（三）物理治疗

超声波、电兴奋、音频电疗、磁疗等。

三、中成药应用

（一）基本病机

本病之病位在大肠,系靶向药物致大肠传导功能失常所致,但与肺、肝、脾、肾的功能至为密切。其病因病机可归结为热盛伤津、气机郁滞、气血虚衰、阴寒凝结。此外,情志不舒而少饮食、嗜食精良厚味、好逸恶劳、久病不起等,也是引发便秘的原因。

（二）辨证分型使用中成药

便秘常用中成药一览表

证型	常用中成药
肠胃积热证	三黄片、麻仁润肠丸、麻仁滋脾丸
气机郁滞证	通便灵胶囊、厚朴排气合剂、四磨汤口服液
阴寒积滞证	附子理中片、温胃舒胶囊、良附丸
气虚证	降脂通便胶囊、便通片、四君子丸
血虚证	苁蓉通便口服液、当归补血口服液、四物合剂
阴虚证	芪蓉润肠口服液、增液口服液、五仁润肠丸

1. 肠胃积热证

〔**证候**〕**主症**：大便干结。**次症**：腹胀腹痛，面红身热，口干口臭，心烦不安，小便短赤。**舌脉**：舌红，苔黄燥，脉滑数。

〔**治法**〕泻热导滞，润肠通便。

〔**方药**〕麻子仁丸加减。

〔**中成药**〕

（1）三黄片^{（中国药典）}（由大黄、盐酸小檗碱、黄芩浸膏组成）。功能主治：清热解毒，泻火通便。用于三焦热盛所致的便秘，症见大便秘结不通，溲赤，目赤肿痛，口鼻生疮，心烦口渴等。用法用量：口服，1 日 2 次，小片 1 次 4 片，大片 1 次 2 片，小儿酌减。

（2）麻仁润肠丸^{（中国药典）}（由火麻仁、苦杏仁、大黄、木香、陈皮、白芍组成）。功能主治：润肠通便。用于肠胃积热，胸腹胀满，大便秘结。用法用量：口服，1 日 2 次，1 次 1~2 丸。

（3）麻仁滋脾丸^{（中国药典）}（由大黄、火麻仁、当归、姜厚朴、苦杏仁、枳实、郁李仁、白芍组成）。功能主治：润肠通便，消食导滞。用于胃肠积热、肠燥津伤所致的大便秘结，胸腹胀满，饮食无味，烦躁不宁，舌红少津。用法用量：口服，1 日 2 次，小蜜丸 1 次 9g（45 丸），大蜜丸 1 次 1 丸。

2. 气机郁滞证

〔**证候**〕**主症**：大便干结。**次症**：或不甚干结，欲便不得出，或便而不畅，肠鸣矢气，腹中胀痛，胸胁满闷，嗳气频作，饮食减少。**舌脉**：苔薄腻，脉弦。

〔**治法**〕顺气导滞。

〔**方药**〕六磨汤加减。

〔中成药〕

（1）通便灵胶囊^{（医保目录）}（由番泻叶、当归、肉苁蓉组成）。功能主治：泻热导滞，润肠通便。用于热结便秘，长期卧床便秘，一时性腹胀便秘，老年习惯性便秘。用法用量：口服，1 日 1 次，1 次 5~6 粒。

（2）厚朴排气合剂^{（中国药典）}（由姜厚朴、木香、麸炒枳实、大黄组成）。功能主治：行气消胀，宽中除满。用于腹部非胃肠吻合术后早期肠麻痹，症见腹部胀满，胀痛不适，腹部膨隆，无排气、排便，舌质淡红，舌苔薄白或薄腻。用法用量：口服，于术后 6 小时、10 小时各服 1 次，1 次 50ml，服用时摇匀，稍加热后温服。

（3）四磨汤口服液^{（医保目录）}（由人参、槟榔、沉香、天台乌药组成）。功能主治：破滞降逆，补气扶正。用于气滞、食积所致的便秘，症见脘腹胀满，腹痛，便秘，厌食纳差等。用法用量：口服，1 日 3 次，1 次 20ml，疗程 1 周。

3. 阴寒积滞证

〔证候〕主症：大便艰涩。次症：腹痛拘急，胀满拒按，胁下偏痛，手足不温，呃逆呕吐。舌脉：苔白腻，脉弦紧。

〔治法〕温里散寒，通便导滞。

〔方药〕大黄附子汤加减。

〔中成药〕

（1）附子理中片^{（中国药典）}（由制附子、党参、炒白术、干姜、甘草组成）。功能主治：温中健脾。用于脾胃虚寒所致的便秘。用法用量：口服，1 日 3 次，1 次 20ml，疗程 1 周。用法用量：口服，1 日 1~3 次，1 次 6~8 片。

（2）温胃舒胶囊^{（中国药典）}（由党参、附片、炙黄芪、肉桂、山药、肉苁蓉、白术、南山楂、乌梅、砂仁、陈皮、补骨脂组成）。功能主治：温中养胃，行气止痛。用于胃脘凉痛，饮食生冷、受寒所致的便秘等。用法用量：口服，1 日 2 次，1 次 3 粒。

（3）良附丸^{（中国药典）}（由高良姜、醋香附组成）。功能主治：温胃理气。用于寒凝气滞、阴寒积滞之证，症见脘痛吐酸，胸腹胀满，大便秘结。用法用量：口服，1 日 2 次，1 次 3~6g。

4. 气虚证

〔证候〕主症：粪质并不干硬，有便意，但如厕排便困难，需努挣方出，挣则汗出短气，便后乏力。次症：体质虚弱，面白神疲，倦怠懒言。舌脉：舌淡，苔白，脉弱。

〔治法〕补气润肠，健脾升阳。

〔方药〕黄芪汤加减。

〔中成药〕

（1）降脂通便胶囊^{（医保目录）}（由大黄、玄明粉、人参、灵芝、肉桂、甘草组成）。功能主治：泻热通便，健脾益气。用于胃肠实热、脾气亏虚所致的大便秘结，腹胀纳呆，形体肥胖，气短肢倦等；或高脂血症见上述证候者。用法用量：口服，1日2次，1次2~4粒，2周为一个疗程。

（2）便通片^{（中国药典）}（由白术、肉苁蓉、当归、桑椹、枳实、芦荟组成）。功能主治：健脾益肾，润肠通便。用于脾肾不足、肠腑气滞所致的虚秘，症见大便秘结或排便乏力，神疲气短，头晕目眩，腰膝酸软等，以及原发性习惯性便秘、肛周疾病所引起的便秘见上述证候者。用法用量：口服，1日2次，1次3片，或遵医嘱。

（3）四君子丸^{（中国药典）}（由党参、炒白术、茯苓、炙甘草组成）。功能主治：益气健脾。用于脾胃气虚证，症见排便不畅，虚坐努责，胃纳不佳，食少便溏。用法用量：口服，1日3次，1次3~6g。

5. 血虚证

〔证候〕主症：大便干结，排出困难。次症：面色无华，心悸气短，健忘，口唇色淡。舌脉：舌淡，苔薄白，脉细。

〔治法〕养血润肠。

〔方药〕润肠丸加减。

〔中成药〕

（1）苁蓉通便口服液^{（医保目录）}（由肉苁蓉、何首乌、枳实、蜂蜜组成）。功能主治：润肠通便。用于血虚肠燥证，症见大便干结，皮肤干燥，心悸气短，健忘少寐，口唇色淡等；亦可用于老年便秘、产后便秘。用法用量：口服，1日1次，1次1~2支（10~20ml），睡前或清晨服用。

（2）当归补血口服液^{（中国药典）}（由当归、黄芪组成）。功能主治：补养气血。用于气血两虚证，症见大便干结，面色无华，头晕目眩，心悸气短，少气懒言等。用法用量：口服，一日2次，1次10ml。

（3）四物合剂^{（中国药典）}（由当归、川芎、白芍、熟地黄组成）。功能主治：调经养血。用于血虚精弱证，症见大便艰涩不行，脘腹时痛，面色萎黄，头晕眼花，心悸气短及月经不调。近年来临床还用于老年顽固性便秘、失眠等。用法用量：口服，1日3次，1次10~15ml。

6. 阴虚证

〔证候〕主症：大便干结，如羊屎状。次症：形体消瘦，头晕耳鸣，心烦失眠，潮热盗汗，腰酸膝软。舌脉：舌红，少苔，脉细数。

〔治法〕滋阴润肠通便。

〔**方药**〕增液汤加减。

〔**中成药**〕

（1）苁蓉润肠口服液^{（医保目录）}（由黄芪、肉苁蓉、白术、太子参、地黄、玄参、麦冬、当归、黄精、桑椹、黑芝麻、火麻仁、郁李仁、枳壳、蜂蜜组成）。功能主治：益气养阴，健脾滋肾，润肠通便。用于气阴两虚，脾肾不足，大肠失于濡润而致的虚证便秘，症见大便燥结，形体消瘦，耳鸣腰酸，潮热神疲等。用法用量：口服，1 日 3 次，1 次 20ml（1 支），或遵医嘱。

（2）增液口服液^{（医保目录）}（由玄参、山麦冬、地黄组成）。功能主治：养阴生津，增液润燥。用于阴津亏损之便秘，兼见口渴咽干、口唇干燥、小便短赤、舌红少津等。用法用量：口服，1 日 3 次，1 次 20ml，或遵医嘱。

（3）五仁润肠丸^{（医保目录）}（由杏仁、桃仁、柏子仁、松子仁、郁李仁、陈皮组成）。功能主治：润肠通便。用于津枯肠燥证，大便艰难，以及老年和产后血虚便秘，舌燥少津，脉细涩。用法用量：口服，1 日 2 次，1 次 1 丸。

（三）外治法

隔药灸脐

〔**组成**〕大黄、芒硝、枳实、厚朴。

〔**功效**〕泻热通便。

〔**主治**〕用于药物所致的功能性便秘。

〔**用法**〕上药研末，令患者仰卧，暴露脐部，取少许麝香置于肚脐，将研碎的药粉填满脐部，将艾炷点燃置于药粉之上，连续艾灸 2 小时，灸后再用敷贴固封药粉，1 日后自行揭下。

四、单验方

1. 验方

（1）王俊平（山西省人民医院）验方

气滞证：大槟榔、沉香、木香、乌药、大黄、枳壳各 9g。功效：行气通便。用于气滞腹痛，大便秘涩。

气虚证：麻子仁、大黄各 90g，当归身 30g，人参 23g。制成蜜丸，1 日 2 次，1 次 15g。功效：益气活血，润肠通便。用于气虚便秘。

血虚证：熟地黄、生地黄、升麻、红花、炙甘草、槟榔、当归身、桃仁各 6g。功效：养血益阴，润肠通便。用于大肠风秘燥结，大便难解。

（2）鱼麦侠（陕西省中医医院）验方：加味大柴胡汤

柴胡、白芍各 15g，黄芩、姜半夏各 9g，枳实 10g，酒大黄、生姜各 6g，大枣 3

枚。功效:疏肝利胆,泻热通腑。用于药物所致的肝郁热结之便秘。

2. 单方

(1)肉苁蓉 30g。用法:水煎,分 2 次服,一般 4~6 日见效,10~15 日痊愈。用于慢传输性便秘。

(2)草决明杆 9g。用法:水煎服,每日 2 次。用于热积便秘。

(3)鸡血藤 60g。用法:水煎服。用于血虚便秘。

特发性间质性肺炎

特发性间质性肺炎是一组原因不明的间质性肺病,肿瘤患者并发间质性肺炎通常是由于放射治疗、化学治疗、靶向药物、免疫治疗等因素,引起以肺泡炎、肺间质弥漫性浸润及肺纤维化为特征的病理改变。临床表现为干咳、进行性呼吸困难、低氧血症,急性重症间质性肺炎病变演变快,多因重度缺氧及呼吸衰竭而死亡,病死率高达 55%~88%。靶向药物引起的间质性肺炎一般在 EGFR-TKI 治疗后 3~7 周内发生,在我国发生率为 1% 左右,如未及时处理,可能导致患者死亡。

一、诊断要点

(一)症状

药物导致的特发性间质性肺炎缺乏典型的临床表现,临床分为轻、中、重三度。

1. 轻度 无任何临床症状,仅有影像学改变。

2. 中度 胸闷、咳嗽、活动后呼吸困难。

3. 重度 症状迅速加重,呼吸衰竭。

(二)体征

呼吸急促、发绀、双肺中下部可闻及 velcro 啰音(连续、高调的爆裂音)、有杵状指 / 趾,其中 velcro 啰音最具特征性。

(三)辅助检查

X 线、CT、MRI、心肺功能等。

二、西医治疗要点

靶向药物引起的间质性肺炎尚无固定的治疗方案,可首先考虑减量或停药,大多数患者在停药后症状有所减轻,如伴有低氧血症,应给予吸氧。其次可考虑应用糖皮质激素。一些对症支持治疗,如支气管扩张药、血管升压药和机械通气也可视情况使用。

三、中成药应用

(一)基本病机

本病系素有顽疾,复因药毒诱发,总属本虚标实之证。基本病机为气虚、痰阻、血瘀、毒滞,并且痰、瘀、毒痹阻肺络贯穿疾病始终。病位首先在肺,继则影响脾、肾,后期病及于心。疾病初期由外邪犯肺或内伤干肺,导致肺的宣降功能不利,气血津液运行失常,而产生痰、瘀、毒。随着病程的迁延,病及脾、肾,渐因肺虚不能化津、脾虚不能传输、肾虚不能蒸化而致百症丛生。

(二)辨证分型使用中成药

间质性肺炎常用中成药一览表

证型	常用中成药
风热犯肺证	杏贝止咳颗粒、止喘灵口服液、急支糖浆
燥热伤肺证	二母宁嗽丸、蜜炼川贝枇杷膏、养阴清肺丸
痰热壅肺证	麻杏宣肺颗粒、清咳平喘颗粒、止嗽化痰丸
痰瘀痹阻证	苓桂咳喘宁胶囊、咳喘顺丸、丹蒌片
肺脾两虚证	参桂养荣丸、复方松茸胶囊、复方梨汁润肺茶
肺肾两虚证	白百抗痨颗粒、固本止咳膏、蛤蚧定喘胶囊
阴阳俱虚证	健脾润肺丸、黑锡丹、百合固金丸

1. 风热犯肺证

〔证候〕主症:胸闷气急,干咳频作,或咳痰黏稠,色白或黄。次症:乏力,可见发热恶风,口干口渴,咽痛。舌脉:舌红或舌边尖红,苔薄黄,脉浮数。

〔治法〕疏风清热解表,止咳化痰平喘。

〔方药〕银翘散或桑菊饮加减。

〔中成药〕

(1)杏贝止咳颗粒[医保目录](由麻黄、苦杏仁、桔梗、前胡、浙贝母、百部、北沙参、木蝴蝶、甘草组成)。功能主治:清宣肺气,止咳化痰。用于表寒里热证,症见咳嗽、咳痰、痰稠质黏,伴有微恶寒、发热、口干苦、烦躁等。用法用量:开水冲服,1日3次,1次1袋,疗程7日。

(2)止喘灵口服液[医保目录](由麻黄、洋金花、苦杏仁、连翘组成)。功能主治：平喘，止咳，祛痰。用于外感风热证，症见咳嗽喘息、胸闷痰多，以及支气管哮喘、喘息性支气管炎见上述证候者。用法用量：口服，1日3次，1次10ml，7日为一个疗程。

（3）急支糖浆^{（中国药典）}（由鱼腥草、金荞麦、四季青、麻黄、紫菀、前胡、枳壳、甘草组成）。功能主治：清热化痰，宣肺止咳。用于外感风热证，症见胸膈满闷、咳嗽咽痛、发热恶寒等。用法用量：口服，1日3~4次，1次20~30ml。

2. 燥热伤肺证

〔证候〕主症：干咳气急，动则尤甚，咳痰不爽，痰少或夹有血丝。次症：鼻咽干燥，口干。舌脉：舌红或舌尖红，苔薄黄少津，脉细数。

〔治法〕滋阴润燥，清肺化痰。

〔方药〕桑杏汤或清燥救肺汤加减。

〔中成药〕

（1）二母宁嗽丸^{（中国药典）}（由川贝母、知母、石膏、炒栀子、黄芩、蜜桑白皮、茯苓、炒瓜蒌子、陈皮、麸炒枳实、炙甘草、五味子组成）。功能主治：清肺润燥，化痰止咳。用于燥热蕴肺所致的咳嗽、痰黄而黏不易咳出、胸闷气促、久咳不止、声哑喉痛。用法用量：口服，1日2次，大蜜丸1次1丸，水蜜丸1次6g。

（2）蜜炼川贝枇杷膏^{（医保目录）}（由川贝母、枇杷叶、桔梗、陈皮、水半夏、北沙参、五味子、款冬花、杏仁水、薄荷脑组成）。功能主治：清热润肺，止咳平喘，理气化痰。用于肺燥之咳嗽、痰多、胸闷、咽喉痛痒、声音沙哑。用法用量：口服，1日3次，1次22g（约一汤匙）。

（3）养阴清肺丸^{（中国药典）}（由地黄、玄参、麦冬、川贝母、牡丹皮、白芍、薄荷、甘草组成）。功能主治：养阴清肺，清热利咽。用于阴虚肺燥，咽喉干痛，干咳少痰或痰中带血。用法用量：口服，1日2次，水蜜丸1次6g，大蜜丸1次1丸。

3. 痰热壅肺证

〔证候〕主症：咳嗽喘憋，痰多稠黄。次症：烦热口干，或兼发热，汗出，胸闷胀满，尿黄，便干。舌脉：舌质红，苔黄腻，脉滑数。

〔治法〕清热化痰，止咳平喘。

〔方药〕泻白散或清金化痰汤加减。

〔中成药〕

（1）麻杏宣肺颗粒^{（医保目录）}（由麻黄、苦杏仁、桔梗、浙贝母、鱼腥草、金银花、陈皮、甘草组成）。功能主治：宣肺止咳，清热化痰。用于慢性支气管炎急性发作、特发性间质性肺炎属痰热证者，症见咳嗽，咳痰，发热，口渴，舌红，苔黄或黄腻。用法用量：开水冲服，1日3次，1次8g。

（2）清咳平喘颗粒^(医保目录)（由石膏、金荞麦、鱼腥草、麻黄、炒苦杏仁、川贝母、矮地茶、枇杷叶、紫苏子、甘草组成）。功能主治：清热宣肺，止咳平喘。用于急性支气管炎、慢性支气管炎急性发作、特发性间质性肺炎属痰热郁肺证者，症见咳嗽气急，甚或喘息，咳痰色黄或不爽，发热，咽痛，便干，苔黄或黄腻等。用法用量：开水冲服，1 日 3 次，1 次 10g。

（3）止嗽化痰丸^(中国药典)（由罂粟壳、桔梗、知母、前胡、陈皮、大黄、炙甘草、川贝母、石膏、苦杏仁、紫苏叶、葶苈子、款冬花、百部、玄参、麦冬、密蒙花、天冬、五味子、枳壳、瓜蒌子、半夏、木香、马兜铃、桑叶组成）。功能主治：清肺化痰，止嗽定喘。用于痰热阻肺，久嗽，咯血，痰喘气逆，喘息不眠。用法用量：口服，1 日 1 次，1 次 15 丸，临睡前服用。

4. 痰瘀痹阻证

〔**证候**〕**主症**：气短喘甚，胸脘痞闷或隐痛，咳痰黏腻稠厚，难咳。**次症**：唇甲发绀，或杵状指 / 趾，面色晦暗。**舌脉**：舌质紫暗，有瘀点或瘀斑，苔厚腻，脉沉弦或滑。

〔**治法**〕化痰平喘，祛瘀通络。

〔**方药**〕血府逐瘀汤或二陈汤加减。

〔**中成药**〕

（1）苓桂咳喘宁胶囊^(医保目录)（由茯苓、桂枝、白术、甘草、法半夏、陈皮、苦杏仁、桔梗、龙骨、牡蛎、生姜、大枣组成）。功能主治：温肺化饮，止咳平喘。用于外感风寒，痰湿阻肺，症见咳嗽痰多、喘息胸闷、气短等。用法用量：口服，1 日 3 次，1 次 5 粒。

（2）咳喘顺丸^(中国药典)（由紫苏子、瓜蒌仁、茯苓、鱼腥草、苦杏仁、半夏、款冬花、桑白皮、前胡、紫菀、陈皮、甘草组成）。功能主治：宣肺化痰，止咳平喘。用于痰浊壅肺，肺气失宣所致的咳嗽、气喘、痰多、胸闷，以及慢性支气管炎、支气管哮喘、肺气肿见上述证候者。用法用量：口服，1 日 3 次，1 次 5g，7 日为一个疗程。

（3）丹蒌片^(中国药典)（由瓜蒌皮、薤白、葛根、川芎、丹参、赤芍、泽泻、黄芪、骨碎补、郁金组成）。功能主治：宽胸通阳，化痰散结，活血化瘀。用于间质性肺炎证属痰瘀互结者，症见胸闷胸痛，伴见憋气、舌质紫暗、苔白腻等。用法用量：口服，1 日 3 次，1 次 5 片，饭后服用。

5. 肺脾两虚证

〔**证候**〕**主症**：咳喘乏力，短气不足以息，咳唾涎沫，质清稀量多。**次症**：口不渴，倦怠乏力，纳呆食少或腹胀泄泻。**舌脉**：舌淡，苔白或白腻，脉虚。

〔**治法**〕补肺健脾。

〔**方药**〕补肺汤合六君子汤加减。

〔**中成药**〕

（1）参桂养荣丸^{（医保目录）}（由人参、黄芪、熟地黄、当归、白术、肉桂、陈皮、白芍、茯苓、远志、五味子、炙甘草组成）。功能主治：益气补血，养心安神。用于气血两亏证，症见咳嗽吐红，惊悸健忘，身倦乏力等。用法用量：口服，1日2次，1次9g。

（2）复方松茸胶囊^{（其他）}（由松茸、人参、党参、黄芪、大枣、枸杞子组成）。功能主治：益气健脾，滋补肝肾。用于脾肺两虚及肝肾亏损证，症见神疲乏力，短气懒言，面色无华，形体消瘦，食欲不振，自汗，头晕耳鸣，腰膝酸软，心悸失眠等。用法用量：口服，1日2次，1次2~3粒。

（3）复方梨汁润肺茶^{（医保目录）}（由梨汁、麦冬、川贝母、陈皮、款冬花、麻黄、苦杏仁、紫苏、百部、党参、前胡、茯苓、莱菔子、甘草、桔梗组成）。功能主治：健脾润肺，止咳化痰。用于脾肺两虚所致的咳嗽、咳痰、气短。用法用量：口服含化或冲服，1日3次，1次1块。

6. 肺肾两虚证

〔**证候**〕**主症**：动则喘甚，频咳难续，痰少，质黏难咳，或夹血丝。**次症**：面红烦躁，口咽干燥，腰膝酸软，五心烦热；或喘息气短，形寒肢冷，面青唇紫。**舌脉**：舌红少津，脉细数；或舌淡苔白或黑而润滑，脉微细或沉弱。

〔**治法**〕补肺滋肾。

〔**方药**〕补肺汤合六味地黄汤加减。

〔**中成药**〕

（1）白百抗痨颗粒^{（医保目录）}（由百部、浙贝母、白及、薏苡仁、三七、红大戟组成）。功能主治：敛肺止咳，养阴清热。用于阴虚肺热证，症见咳嗽，痰中带血等。用法用量：开水冲服，1日2~3次，1次15g，1个月为一个疗程，或遵医嘱。

（2）固本止咳膏^{（医保目录）}（由垄大白蚁巢、黄芪、五味子、淫羊藿、矮地茶、苦杏仁组成）。功能主治：补肺温肾，止咳祛痰。用于肺肾两虚证，症见咳嗽、咳痰、喘促等，以及慢性支气管炎见以上证候者。用法用量：口服，1日3次，1次12g，或遵医嘱。

（3）蛤蚧定喘胶囊^{（中国药典）}（由蛤蚧、炒紫苏子、瓜蒌子、炒苦杏仁、麻黄、石膏、甘草、紫菀、醋鳖甲、黄芩、麦冬、黄连、百合、煅石膏组成）。功能主治：滋阴清肺，止咳定喘。用于虚劳久咳，年老哮喘，气短发热，胸满郁闷，自汗盗汗，不思饮食。用法用量：口服，1日2次，1次3粒，或遵医嘱。

7. 阴阳俱虚证

〔**证候**〕**主症**：呼吸困难,喘促气不得续或喘息低微,吸气不利。**次症**：烦躁,昏蒙,面青唇紫,四肢厥冷,汗出如油。**舌脉**：舌质青暗,苔腻或滑,脉细数不清或浮大无根。

〔**治法**〕回阳救逆,益气养阴。

〔**方药**〕参附汤合生脉散加减。

〔**中成药**〕

（1）健脾润肺丸^(医保目录)（由山药、地黄、天冬、麦冬、黄精、制何首乌、黄芪、茯苓、白术、川贝母、北沙参、党参、山茱萸、五味子、丹参、鸡内金、山楂、阿胶、瓜蒌、白及、当归、白芍、甘草、百合、知母、柴胡、黄芩、陈皮、蜂蜜组成）。功能主治：滋阴润肺,止咳化痰,健脾开胃。用于肺阴亏耗证,症见潮热盗汗、咳嗽咯血,食欲减退,气短无力,肌肉瘦削等。用法用量：口服,1日3次,1次3~4丸。

（2）黑锡丹^(其他)（由黑锡、硫黄、川楝子、胡芦巴、木香、附子、肉豆蔻、补骨脂、沉香、小茴香、阳起石、肉桂组成）。功能主治：升降阴阳,坠痰定喘。用于真元亏惫,上盛下虚,痰壅气喘,胸腹冷痛。用法用量：用姜汤或淡盐汤送服,1日1~2次,1次1.5g（1瓶）。

（3）百合固金丸^(中国药典)（由百合、地黄、熟地黄、麦冬、玄参、川贝母、当归、白芍、桔梗、甘草组成）。功能主治：养阴润肺,化痰止咳。用于肺肾阴虚,燥咳少痰,咽干喉痛。用法用量：口服,1日2次,水蜜丸1次6g,小蜜丸1次9g,大蜜丸1次1丸。

（三）外治法

1. 拔罐贴敷 辨证选取天突、肺俞、大椎、膻中。拔火罐后贴敷,可起到疏通经络、调整气血、补肺平喘的作用。

2. 耳穴压豆 以王不留行籽贴压耳穴肺、气管、对耳屏、脾、肾、大肠、三焦。通过刺激耳部穴位或反应点,通过经络传导,调整脏腑功能。

四、单验方

1. 验方

（1）疏欣杨（中日友好医院）验方：肺痿冲剂方

西洋参15g、三七3g、山茱萸15g、五味子15g、紫菀15g、麦冬15g、白果叶10g、炙甘草10g。功效：养阴益肺。用于间质性肺炎肺肾两虚、气虚血瘀证,可改善临床症状、增强肺弥散功能、延缓病情进展。

（2）王颖（抚顺市中心医院）验方：三拗芎葶合剂

川芎、葶苈子、紫苏子、苦杏仁各 15g，麻黄 10g。功效：宣肺逐瘀化痰。用于特发性间质性肺炎。

（3）郑心（山东中医药大学）验方：间质流膏

白花蛇舌草、薏苡仁各 30g，党参、蒲公英各 24g，丹参、山慈菇各 21g，沙参 20g，黄芪 18g，川芎、地龙、浙贝母各 15g，白术、茯苓、黄芩、莪术、甘草各 12g，水蛭 6g（研末冲服），蜈蚣 2 条（研末冲服）。功效：益气养阴，化瘀解毒。用于肿瘤治疗过程中的特发性间质性肺炎。

2. 单方

（1）丹参 30g。用法：水煎服，每日 1 剂。早期可减轻肺泡炎，晚期可减缓肺纤维化进程。

（2）当归 20g。用法：水煎服，每日 1 剂。可延缓肺纤维化的发生发展。

药　　疹

药疹又称药物性皮炎，是药物通过口服、外用和注射等途径进入人体而引起的皮肤黏膜炎症反应。靶向药物引发药疹以 EGFR-TKI 类药物常见，该类药在对突变的 EGFR 产生作用的同时也会影响野生型的信号传导，而上皮组织中存在大量 EGFR，故皮肤组织信号传导受损，引发炎症，导致皮疹，发生率约为 20%。

本病属中医学"中药毒""药毒疹"等范畴。

一、诊断要点

一般发生于用药 2 周内，根据靶向药物用药史，结合皮疹表现，临床不难诊断。

（一）症状

可根据皮疹的发生部位、主观症状，将皮疹分为轻、中、重度。

1. 轻度　局限于头面和上躯干部，几乎无主观症状，对日常生活无影响，无继发感染。

2. 中度　范围比较广泛，主观症状轻，对日常生活有轻微影响，无继发感染的征象。

3. 重度　范围广泛，主观症状严重，对日常生活影响较大，有继发感染的可能。

（二）体征

1. 发病突然，除固定性皮疹外，皮疹大多为全身性、对称性和泛发性。

2. 单发于皮肤或黏膜皮肤交界部位（如口唇、肛门、会阴部）。

3. 只发生在外露部位（如面部、手足、前臂光线照射部位）。

（三）辅助检查

血常规、尿常规、便常规、生化检查及病理检查等。

（四）鉴别诊断

本病需与幼儿急疹、肠道病毒感染、风疹、腺病毒感染、传染性单核细胞增多症等鉴别。

二、西医治疗要点

（一）一般治疗

每日 2 次全身使用不含酒精的润肤乳液，减少日晒时间，外露的肌肤使用防晒用品。

（二）西药治疗

根据皮疹分级，采用不同治疗策略。

1. 轻度　不需处理，或局部使用 1% 或 2.5% 氢化可的松乳膏或 1% 克林霉素软膏或红霉素软膏；皮肤干燥伴瘙痒者，使用薄酚甘油洗剂或苯海拉明软膏局部涂抹。

2. 中度　局部使用 2.5% 氢化可的松乳膏或 1% 克林霉素软膏或红霉素软膏，并口服氯雷他定，可尽早口服米诺环素或多西环素，1 日 2 次，1 次 100mg。

3. 重度　局部使用 2.5% 氢化可的松乳膏或 1% 克林霉素软膏或红霉素软膏，并口服氯雷他定、米诺环素或多西环素，或给予冲击剂量的甲泼尼龙；若合并感染，则选择合适的抗生素治疗。2 周后评估皮疹情况，若病情恶化或无改善，则考虑暂停用药或中止治疗。

（三）物理治疗

采用干燥暴露疗法（红外线灯罩下进行）等。

三、中成药应用

（一）基本病机

本病因患者素体禀性不耐，血热内蕴，复感药物特殊之毒，导致风、湿、热毒之邪外达肌腠为患，甚者可热毒化火，燔营灼血，内攻脏腑，久则导致耗伤阴液,阳无所附,浮越于外,病重而危殆。

（二）辨证分型使用中成药

药疹常用中成药一览表

证型	常用中成药
风热蕴表证	消风止痒颗粒、凉血消炎糖浆、银翘解毒丸
湿热壅盛证	龙胆泻肝丸、消炎解毒丸、美诺平颗粒
气营两燔证	紫草颗粒、防风通圣颗粒、皮肤病血毒丸
热盛伤阴证	复方珍珠暗疮片、润燥止痒胶囊

1. 风热蕴表证

〔证候〕主症:皮损主要为风团、红斑、丘疹。起病急骤,先发于躯干及头面上肢,焮热作痒,搔起风团。次症:伴有恶寒、发热、头痛、小便黄。舌脉:舌淡红或舌尖红,苔薄黄,脉浮数。

〔治法〕消风清热,凉血解毒。

〔方药〕消风散加减。

〔中成药〕

（1）消风止痒颗粒^(医保目录)(由防风、荆芥、蝉蜕、当归、亚麻子、地骨皮、苍术、地黄、石膏、川木通、甘草组成)。功能主治:疏风清热,除湿止痒。用于药物性皮炎、荨麻疹、湿疹、神经性皮炎等属风热束表证者。用法用量:口服,1日2次,1次15~30g,小儿酌减。

（2）凉血消炎糖浆^(指南推荐)(由地黄、金银花、白芍组成)。功能主治:清热凉血,解毒祛风。用于血热风燥之荨麻疹、湿疹、药物性皮炎、银屑病。用法用量:口服,1日3次,1次40ml。

（3）银翘解毒丸^(中国药典)(由金银花、连翘、薄荷、荆芥、淡豆豉、牛蒡子、桔梗、淡竹叶、甘草组成)。功能主治:疏风解表,清热解毒。用于血热风燥之湿疹、药物性皮炎。用法用量:口服,1日2~3次,1次1丸。

2. 湿热壅盛证

〔证候〕主症:皮损处呈红斑、水疱,甚则表皮剥脱,湿烂浸渍,脂水频流,剧烈瘙痒。次症:烦躁,口干,大便燥结,小便黄赤,或有发热。舌脉:舌质红,苔黄腻,脉滑数。

〔治法〕清热凉血,解毒利湿。

〔方药〕清热除湿汤加减。

〔中成药〕

（1）龙胆泻肝丸^(中国药典)（由龙胆、柴胡、黄芩、炒栀子、泽泻、木通、盐车前子、酒当归、地黄、炙甘草组成）。功能主治：清肝胆，利湿热。用于湿疹、药物性皮炎属湿热蕴毒证者。用法用量：口服，1 日 2 次，小蜜丸 1 次 6~12g（30~60丸），大蜜丸 1 次 1~2 丸，水丸 1 次 3~6g；7 岁以上儿童服成人 1/2 量。

（2）消炎解毒丸^(指南推荐)（由蒲公英、金银花、防风、连翘、甘草组成）。功能主治：清热解毒，凉血消炎。用于湿热蕴肤证之湿毒疮（湿疹）、过敏性皮炎、药物性皮炎等。用法用量：口服，1 日 2 次，1 次 3.6g，温开水送服。

（3）美诺平颗粒^(医保目录)（由白花蛇舌草、金银花、连翘、赤芍、牡丹皮、黄芩、桑白皮、石膏、丹参、皂角刺、防风、地黄组成）。功能主治：清热解毒，凉血散瘀。用于肺热血瘀所致的寻常痤疮，皮疹红肿或有脓疱结节。用法用量：开水冲服，1 日 3 次，1 次 6g。

3. 气营两燔证

〔证候〕**主症**：起病急骤，肌肤焮红赤肿，粟疹水疱累累。**次症**：伴壮热神昏，口干唇焦，渴喜冷饮，大便干结，小溲短赤。**舌脉**：舌红绛，苔少或镜面舌，脉细数。

〔治法〕清热凉营，解毒化斑。

〔方药〕化斑汤加减。

〔中成药〕

（1）紫草颗粒^(医保目录)（由紫草、金银花、天竺黄、青黛、地丁、雄黄、菊花、珍珠、制没药、制乳香、朱砂、甘草、琥珀、羌活、牛黄、冰片组成）。功能主治：清热解毒，化痰祛风，凉血化斑。用于麻疹、水痘、单纯疱疹、药疹、猩红热、过敏性紫癜等。用法用量：口服，1 日 1~2 次，1 次 1.75g，温开水送服。

（2）防风通圣颗粒^(中国药典)（由防风、荆芥穗、薄荷、麻黄、大黄、芒硝、栀子、滑石、桔梗、石膏、川芎、当归、白芍、黄芩、连翘、甘草、白术组成）。功能主治：解表通里，清热解毒。用于药物性皮炎属外寒内热、表里俱实证者，症见恶寒壮热，头痛咽干，小便短赤，大便秘结，风疹湿疹。用法用量：冲服，1 日 2 次，1 次 1 袋。

（3）皮肤病血毒丸^(医保目录)（由茜草、桃仁、荆芥穗炭、酒炙蛇蜕、赤芍、当归、白茅根、地肤子、炒苍耳子、地黄、连翘、金银花、苦地丁、土茯苓、黄柏、皂角刺、桔梗、益母草、苦杏仁、防风、赤茯苓、白芍、蝉蜕、炒牛蒡子、牡丹皮、白鲜皮、熟地黄、酒炒大黄、忍冬藤、紫草、土贝母、酒炙川芎、甘草、白芷、天葵子、紫荆皮、鸡血藤、浮萍、红花组成）。功能主治：凉血解毒，消肿止痒。用于药物性皮炎属经络不和、温热血燥证者,症见皮肤刺痒,雀斑粉刺,面赤鼻齄,疮疡肿毒,脚气疥癣,头目眩晕,大便燥结。用法用量:口服,1 日 2 次,1 次 20 粒。

4. 热盛伤阴证

〔证候〕**主症:**周身皮肤潮红,层层脱屑,如糠似秕,隐隐作痒。**次症:**肌肤干燥,伴口渴欲饮,便干溲赤。**舌脉:**舌绛少苔,甚则龟裂,脉细数。

〔治法〕养阴解毒,益气凉血。

〔方药〕益胃汤加减。

〔中成药〕

(1)复方珍珠暗疮片^(中国药典)(由山银花、蒲公英、黄芩、黄柏、猪胆粉、地黄、玄参、水牛角浓缩粉、山羊角、当归尾、赤芍、酒大黄、川木通、珍珠层粉、北沙参组成)。功能主治:清热解毒,凉血消斑。用于药物性皮炎血热蕴阻肌肤者,症见颜面部红斑、粉刺疙瘩、脓疱,或皮肤红斑丘疹、瘙痒,以及痤疮、红斑丘疹性湿疹见上述证候者。用法用量:口服,1 日 3 次,1 次 4 片。

(2)润燥止痒胶囊^(医保目录)(由制何首乌、生地黄、桑叶、苦参、红活麻组成)。功能主治:养血滋阴,祛风止痒,润肠通便。用于药物性皮炎属血虚风燥证者,症见皮肤瘙痒,痤疮,便秘。用法用量:口服,1 日 3 次,1 次 4 粒,2 周为一个疗程。

(三)外治法

1. 复方吲哚美辛酊^(指南推荐)

〔组成〕吲哚美辛、马来酸氯苯那敏、度米芬、鞣酸苦参碱、甘草、适量乙醇。

〔功效〕解热消炎,缓解疼痛,止痒。

〔主治〕过敏性皮炎、皮肤瘙痒症、日光性皮炎、痤疮、皮炎等。

〔用法〕外用,取适量涂于患处,1 日 3~5 次。

2. 维肤膏^(其他)

〔组成〕高级脂肪醇、蜂王浆、蜂蜜、香料、维生素。

〔功效〕缓解疼痛,消炎止痒,抗过敏。

〔主治〕过敏性皮炎、丘疹性荨麻疹等。

〔用法〕外用,清洁皮肤后外搽药膏,1 日 2~3 次。

四、单验方

1. 验方

(1)冉雪峰验方:脱敏消瘰汤

艾叶、乌梅、阿胶(烊化)、金银花、槐花米各 9g,大枣 50g,甘草 9g,生大黄

264

1.5g。功效：养血止血,清热解毒,脱敏。用于药疹、过敏性皮炎。

（2）张海峰（江西中医药大学）验方：祛风消疹方

路路通 10~20g、乌梅 6~10g、地龙 6~10g、北防风 6~10g、蝉蜕 3~6g、牡丹皮 6~10g、甘草 3~10g。功效：疏风清热,凉血活血,解毒通络,透疹止痒。用于过敏性皮炎等。

（3）张红（湖南中医药大学第一附属医院）验方：消风散加减

当归 10g、火麻仁 15g、生地 15g、防风 5g、蝉蜕 15g、知母 15g、苦参 15g、荆芥 15g、苍术 10g、牛蒡子 15g、木通 10g、生石膏 15g、生甘草 10g。功效：疏风除湿,清热养血。用于湿热蕴肤之皮疹。

2. 单方

忍冬藤 70~150g。用法：水煎 2 次,煎取药液 2L 左右,视药疹皮损大小,取适量药液浸洗患处。每日 3 次,连续浸洗 3~5 日。

中成药索引

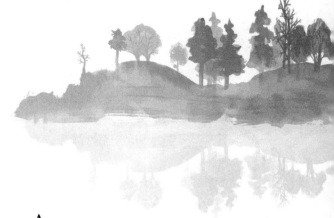

A

阿魏化痞膏 / 47,54,61,67,155,188,194

(中国药典)香附、厚朴、三棱、莪术、当归、生草乌、生川乌、大蒜、使君子、白芷、穿山甲、木鳖子、蜣螂、胡黄连、大黄、蓖麻子、乳香、没药、芦荟、血竭、雄黄、肉桂、樟脑、阿魏。

艾迪注射液 / 16,24,32,59,72,80,84,100,107,115

(医保目录)斑蝥、人参、黄芪、刺五加。

安多霖胶囊 / 97,129,146

(医保目录)抗辐射植物提取物、鸡血藤。

安宫牛黄丸 / 121

(中国药典)牛黄、水牛角浓缩粉、麝香或人工麝香、珍珠、朱砂、雄黄、黄连、黄芩、栀子、郁金、冰片。

安康欣胶囊 / 16,39,79,120,134,145

(医保目录)半枝莲、山豆根、夏枯草、蒲公英、鱼腥草、石上柏、枸杞子、穿破石、人参、黄芪、鸡血藤、灵芝、黄精、白术、党参、淫羊藿、菟丝子、丹参。

安替可胶囊 / 45,54,180,216,221

(医保目录)蟾皮、当归。

B

八宝丹胶囊 / 59,65,184

(医保目录)牛黄、蛇胆、羚羊角、珍珠、三七、麝香。

八珍丸 / 11,139,187,207,227

(中国药典)党参、炒白术、茯苓、甘草、当归、白芍、川芎、熟地黄。

白百抗痨颗粒 / 258

(医保目录)百部、浙贝母、白及、薏苡仁、三七、红大戟。

百合固金丸 / 30,220,259

(中国药典)百合、地黄、熟地黄、麦冬、玄参、川贝母、当归、白芍、桔梗、甘草。

百令胶囊 / 160

（中国药典）发酵冬虫夏草菌粉。

半夏天麻丸 / 208

（中国药典）法半夏、天麻、炙黄芪、人参、白术、苍术、茯苓、陈皮、黄柏、泽泻、六神曲、
麦芽。

鼻咽清毒颗粒 / 24

（中国药典）野菊花、苍耳子、重楼、茅莓根、两面针、夏枯草、龙胆、党参。

便通片 / 252

（中国药典）白术、肉苁蓉、当归、桑椹、枳实、芦荟。

鳖甲煎丸 / 89,114,165,173,186,221

（医保目录）鳖甲胶、阿胶、炒蜂房、鼠妇虫、炒土鳖虫、蜣螂、精制硝石、柴胡、黄芩、制半
夏、党参、干姜、姜制厚朴、桂枝、炒白芍、射干、桃仁、牡丹皮、大黄、凌霄花、葶苈子、石韦、
瞿麦。

冰硼散 / 11,74,232

（中国药典）冰片、硼砂（煅）、朱砂、玄明粉。

博尔宁胶囊 / 4,107

（医保目录）黄芪、光慈菇、重楼、龙葵、紫苏子、僵蚕、大黄等。

补肺活血胶囊 / 160

（中国药典）黄芪、赤芍、补骨脂。

补肾养血丸 / 102

（中国药典）何首乌、当归、黑豆、牛膝（盐制）、茯苓、菟丝子、盐补骨脂、枸杞子。

补中益气丸 / 231,237

（中国药典）炙黄芪、党参、炙甘草、炒白术、当归、升麻、柴胡、陈皮。

C

柴胡舒肝丸 / 37,201

（中国药典）茯苓、麸炒枳壳、豆蔻、酒白芍、甘草、醋香附、陈皮、桔梗、姜厚朴、炒山楂、防
风、六神曲、柴胡、黄芩、薄荷、紫苏梗、木香、炒槟榔、醋三棱、酒大黄、青皮、当归、姜半夏、
乌药、醋莪术。

蟾乌凝胶膏 / 188

（医保目录）蟾蜍、生川乌、重楼、两面针、生关白附、芙蓉叶、三棱、莪术、红花、细辛、丁香、
肉桂、六轴子、荜茇、甘松、山柰、乳香、没药、薄荷脑、冰片、樟脑、水杨酸甲酯。

肠泰合剂 / 245

（医保目录）红参、白术、茯苓、甘草、双歧杆菌培养液、陈皮糖浆。

川贝枇杷糖浆 / 221

（中国药典）川贝母流浸膏、桔梗、枇杷叶、薄荷脑。

穿心莲片 / 236

（中国药典）穿心莲。

慈丹胶囊 / 59

（医保目录）莪术、山慈菇、鸦胆子、蜂房、人工牛黄、制马钱子、黄芪、当归、僵蚕、丹参、冰片。

苁蓉通便口服液 / 252

（医保目录）肉苁蓉、何首乌、枳实、蜂蜜。

D

大补阴丸 / 60,108

（中国药典）熟地黄、盐知母、盐黄柏、醋龟甲、猪脊髓。

大黄䗪虫丸 / 107,134

（中国药典）熟大黄、土鳖虫、水蛭、虻虫、蛴螬、干漆、桃仁、炒苦杏仁、黄芩、地黄、白芍、甘草。

大活络丸 / 206

（医保目录）蕲蛇、乌梢蛇、威灵仙、两头尖、麻黄、贯众、甘草、羌活、肉桂、广藿香、乌药、黄连、熟地黄、大黄、木香、沉香、细辛、赤芍、没药、丁香、乳香、僵蚕、天南星、青皮、骨碎补、豆蔻、安息香、黄芩、香附、玄参、白术、防风、龟甲、葛根、豹骨、当归、血竭、地龙、水牛角浓缩粉、人工麝香、松香、体外培育牛黄、冰片、红参、制草乌、天麻、全蝎、何首乌。

丹蒌片 / 164,257

（中国药典）瓜蒌皮、薤白、葛根、川芎、丹参、赤芍、泽泻、黄芪、骨碎补、郁金。

当归补血颗粒 / 207

（医保目录）当归、熟地黄、川芎、党参、白芍、甘草、黄芪。

当归补血口服液 / 135,252

（中国药典）当归、黄芪。

当归龙荟丸 / 139,147

（中国药典）酒当归、龙胆、芦荟、青黛、栀子、酒黄连、酒黄芩、盐黄柏、酒大黄、木香、人工麝香。

醇、二甲基亚砜。

复方丹参滴丸 / 170

（中国药典）丹参、三七、冰片。

复方阿胶浆 / 73,129,146

（中国药典）阿胶、红参、熟地黄、党参、山楂。

复方扶芳藤合剂 / 73,191,197

（中国药典）扶芳藤、黄芪、红参。

复方蛤青片 / 201

（中国药典）干蟾、黄芪、白果、紫菀、苦杏仁、前胡、附片、黑胡椒。

复方红豆杉胶囊 / 37,85,121

（医保目录）红豆杉皮、红参、甘草、二氧化硅。

复方苦参注射液 / 46,52,72,89,153,217,230

（医保目录）苦参、土茯苓。

复方梨汁润肺茶 / 258

（医保目录）梨汁、麦冬、川贝母、陈皮、款冬花、麻黄、苦杏仁、紫苏、百部、党参、前胡、茯苓、莱菔子、甘草、桔梗。

复方鹿仙草片 / 58,186

（医保目录）鹿仙草、炒九香虫、黄药子、土茯苓、苦参、天花粉。

复方木鸡合剂 / 58

（医保目录）云芝提取物、核桃楸皮、山豆根、菟丝子。

复方松茸胶囊 / 258

（其他）松茸、人参、党参、黄芪、大枣、枸杞子。

复方天仙胶囊 / 45,94,179

（医保目录）天花粉、威灵仙、白花蛇舌草、人工牛黄、龙葵、胆南星、乳香、没药、人参、黄芪、珍珠、猪苓、蛇蜕、冰片、人工麝香。

复方吲哚美辛酊 / 264

（指南推荐）吲哚美辛、马来酸氯苯那敏、度米芬、鞣酸苦参碱、甘草、适量乙醇。

复方皂矾丸 / 73,135,178

（中国药典）皂矾、西洋参、海马、肉桂、大枣、核桃仁。

复方珍珠暗疮片 / 264

（中国药典）山银花、蒲公英、黄芩、黄柏、猪胆粉、地黄、玄参、水牛角浓缩粉、山羊角、当归尾、赤芍、酒大黄、川木通、珍珠层粉、北沙参。

H

鹤蟾片 / 4,23

（医保目录）仙鹤草、干蟾皮、猫爪草、浙贝母、生半夏、鱼腥草、天冬、人参、葶苈子。

黑锡丹 / 259

（其他）黑锡、硫黄、川楝子、胡芦巴、木香、附子、肉豆蔻、补骨脂、沉香、小茴香、阳起石、肉桂。

厚朴排气合剂 / 251

（中国药典）姜厚朴、木香、麸炒枳实、大黄。

华蟾素片 / 113

（医保目录）干蟾皮提取物。

华蟾素注射液 / 31,59,66,128,180

（医保目录）干蟾皮提取物。

化癥回生片 / 31,52,90,160,179

（中国药典）益母草、红花、花椒（炭）、烫水蛭、当归、苏木、醋三棱、两头尖、川芎、降香、醋香附、人参、高良姜、姜黄、没药、炒苦杏仁、大黄、人工麝香、盐小茴香、桃仁、五灵脂、虻虫、鳖甲胶、丁香、醋延胡索、白芍、蒲黄炭、乳香、干漆、制吴茱萸、阿魏、肉桂、醋艾炭、熟地黄、紫苏子。

槐耳颗粒 / 30,37,60

（医保目录）槐耳菌质。

黄连上清片 / 235

（中国药典）黄连、栀子、连翘、炒蔓荆子、防风、荆芥穗、白芷、黄芩、菊花、薄荷、大黄、黄柏、桔梗、川芎、石膏、旋覆花、甘草。

黄芪建中丸 / 53

（医保目录）生黄芪、饴糖、桂枝、生白芍、生甘草、大枣、金钱草、丹参、木瓜、黄芩、白术、郁金。

黄氏响声丸 / 5

（中国药典）薄荷、浙贝母、连翘、蝉蜕、胖大海、酒大黄、川芎、儿茶、桔梗、诃子肉、甘草、薄荷脑。

回生口服液 / 45

（医保目录）益母草、红花、花椒（炭）、水蛭（制）、当归、苏木、三棱（醋炙）、两头尖、川芎、降香、香木（醋炙）、人参、高良姜、姜黄、没药（醋炙）、苦杏仁（炒）、大黄、紫苏子、小茴香（盐炒）、桃仁、五灵脂（醋炙）、虻虫、鳖甲、丁香、延胡索（醋炙）、白芍、蒲黄（炭）、乳香（醋炙）、干漆（煅）、吴茱萸（甘草水炙）、阿魏、肉桂、艾叶（炙）、熟地黄。

J

急支糖浆 / 256

（中国药典）鱼腥草、金荞麦、四季青、麻黄、紫菀、前胡、枳壳、甘草。

济生肾气丸 / 169,174

（中国药典）熟地黄、制山茱萸、牡丹皮、山药、茯苓、泽泻、肉桂、制附子、牛膝、车前子。

加味西黄丸 / 9

（医保目录）牛黄、乳香、没药、麝香、蟾酥。

加味逍遥丸 / 127,236

（中国药典）柴胡、当归、白芍、麸炒白术、茯苓、甘草、牡丹皮、栀子。

健脾润肺丸 / 259

（医保目录）山药、地黄、天冬、麦冬、黄精、制何首乌、黄芪、茯苓、白术、川贝母、北沙参、党参、山茱萸、五味子、丹参、鸡内金、山楂、阿胶、瓜蒌、白及、当归、白芍、甘草、百合、知母、柴胡、黄芩、陈皮、蜂蜜。

健脾益肾颗粒 / 18,38,74,81,95,101,108,154,174,185,238

（医保目录）党参、枸杞子、女贞子、菟丝子、白术、补骨脂。

健胃消食片 / 242

（中国药典）太子参、陈皮、山药、炒麦芽、山楂。

健胃愈疡片 / 51

（中国药典）柴胡、党参、白芍、延胡索、白及、珍珠层粉、青黛、甘草。

健延龄胶囊 / 73,96

（医保目录）制何首乌、西洋参、黑芝麻、熟地黄、芡实、山药、黑豆、黄芪、紫河车、麦冬、天冬、侧柏叶、茯苓、黄精、珍珠、龙骨、琥珀。

降脂通便胶囊 / 252

（医保目录）大黄、玄明粉、人参、灵芝、肉桂、甘草。

金复康口服液 / 32,38,90,115,147,220

（医保目录）黄芪、北沙参、麦冬、女贞子、山茱萸、绞股蓝、淫羊藿、胡芦巴、石上柏、石见穿、重楼、天冬。

金果饮咽喉片 / 25

（中国药典）地黄、玄参、西青果、蝉蜕、麦冬、胖大海、南沙参、太子参、陈皮、薄荷油。

金菌灵胶囊 / 116

（医保目录）金针菇菌丝体。

金匮肾气丸 / 85,113,193,232

（医保目录）地黄、山药、酒山茱萸、茯苓、牡丹皮、泽泻、桂枝、制附子、牛膝、盐车前子。

金龙胶囊 / 10,59,66,79,85,95,114,187

（医保目录）鲜守宫、鲜金钱白花蛇、鲜蕲蛇。

金蒲胶囊 / 45,53,90,120

（中国药典）人工牛黄、金银花、蜈蚣、炮山甲、蟾酥、蒲公英、半枝莲、山慈菇、莪术、白花蛇舌草、苦参、龙葵、珍珠、大黄、黄药子、乳香、没药、醋延胡索、红花、姜半夏、党参、黄芪、刺五加、砂仁。

金叶败毒颗粒 / 213

（医保目录）金银花、大青叶、蒲公英、鱼腥草。

京万红软膏 / 208,226

（中国药典）地榆、地黄、当归、桃仁、黄连、木鳖子、罂粟壳、血余、棕榈、半边莲、土鳖虫、白蔹、黄柏、紫草、金银花、红花、大黄、苦参、五倍子、槐米、木瓜、苍术、白芷、赤芍、黄芩、胡黄连、川芎、栀子、乌梅、冰片、血竭、乳香、没药。

橘红化痰丸 / 30

（中国药典）化橘红、川贝母、锦灯笼、苦杏仁、罂粟壳、白矾、五味子、甘草。

K

康艾注射液 / 73,81,91

（医保目录）黄芪、人参、苦参素。

康复新液 / 217

（医保目录）美洲大蠊干燥虫体提取物。

康莱特软胶囊 / 129

（中国药典）薏苡仁油。

康莱特注射液 / 32,60,80

（医保目录）注射用薏苡仁油。

康力欣胶囊 / 4,10,37,79,95,120

（医保目录）阿魏、九香虫、大黄、姜黄、诃子、木香、丁香、冬虫夏草。

抗癌平丸 / 52,84

（医保目录）珍珠菜、藤梨根、香茶菜、肿节风、蛇莓、半枝莲、兰香草、白花蛇舌草、石上柏、蟾酥。

咳喘顺丸 / 257

（中国药典）紫苏子、瓜蒌仁、茯苓、鱼腥草、苦杏仁、半夏、款冬花、桑白皮、前胡、紫菀、陈皮、甘草。

癃清胶囊 / 107

（中国药典）泽泻、车前子、败酱草、金银花、牡丹皮、白花蛇舌草、赤芍、仙鹤草、黄连、黄柏。

楼莲胶囊 / 79,89

（医保目录）白花蛇舌草、天葵子、水红花子、重楼、鳖甲、莪术、半边莲、土鳖虫、水蛭、红参、何首乌、龙葵、鸡内金、半枝莲、乌梅、水牛角、砂仁、没药、白英、乳香。

芦笋胶囊 / 25,242

（医保目录）鲜芦笋提取物。

螺旋藻胶囊 / 66,114,119,197

（医保目录）螺旋藻粉。

M

麻仁润肠丸 / 250

（中国药典）火麻仁、苦杏仁、大黄、木香、陈皮、白芍。

麻仁滋脾丸 / 250

（中国药典）大黄、火麻仁、当归、姜厚朴、苦杏仁、枳实、郁李仁、白芍。

麻杏宣肺颗粒 / 256

（医保目录）麻黄、苦杏仁、桔梗、浙贝母、鱼腥草、金银花、陈皮、甘草。

梅花点舌丸 / 9,184,212

（中国药典）牛黄、珍珠、人工麝香、蟾酥、熊胆粉、雄黄、朱砂、硼砂、葶苈子、乳香、没药、血竭、沉香、冰片。

美诺平颗粒 / 263

（医保目录）白花蛇舌草、金银花、连翘、赤芍、牡丹皮、黄芩、桑白皮、石膏、丹参、皂角刺、防风、地黄。

蜜炼川贝枇杷膏 / 256

（医保目录）川贝母、枇杷叶、桔梗、陈皮、水半夏、北沙参、五味子、款冬花、杏仁水、薄荷脑。

N

内消瘰疬片 / 10,15,24,135,159

（中国药典）夏枯草、浙贝母、海藻、白蔹、天花粉、连翘、熟大黄、玄明粉、煅蛤壳、大青盐、枳壳、桔梗、薄荷脑、地黄、当归、玄参、甘草。

尿塞通片 / 101，107

（中国药典）丹参、泽兰、桃仁、红花、赤芍、白芷、陈皮、泽泻、王不留行、败酱、川楝子、盐小茴香、盐关黄柏。

牛黄解毒片 / 213

（中国药典）人工牛黄、雄黄、石膏、大黄、黄芩、桔梗、冰片、甘草。

牛黄清胃丸 / 235

（医保目录）人工牛黄、大黄、菊花、麦冬、薄荷、石膏、栀子、玄参、番泻叶、黄芩、甘草、桔梗、黄柏、连翘、牵牛子、枳实、冰片。

P

皮肤病血毒丸 / 226，263

（医保目录）茜草、桃仁、荆芥穗炭、酒炙蛇蜕、赤芍、当归、白茅根、地肤子、炒苍耳子、地黄、连翘、金银花、苦地丁、土茯苓、黄柏、皂角刺、桔梗、益母草、苦杏仁、防风、赤茯苓、白芍、蝉蜕、炒牛蒡子、牡丹皮、白鲜皮、熟地黄、酒炒大黄、忍冬藤、紫草、土贝母、酒炙川芎、甘草、白芷、天葵子、紫荆皮、鸡血藤、浮萍、红花。

片仔癀 / 71，74，128

（中国药典）麝香、牛黄、蛇胆、三七等。

平消胶囊 / 101，113

（中国药典）郁金、马钱子粉、仙鹤草、五灵脂、白矾、硝石、干漆、麸炒枳壳。

平消片 / 16，23，52，72，95，120，160，180

（中国药典）郁金、仙鹤草、五灵脂、白矾、硝石、干漆、麸炒枳壳、马钱子粉。

Q

七厘散 / 170

（中国药典）血竭、制乳香、制没药、红花、儿茶、冰片、人工麝香、朱砂。

芪蓉润肠口服液 / 253

（医保目录）黄芪、肉苁蓉、白术、太子参、地黄、玄参、麦冬、当归、黄精、桑椹、黑芝麻、火麻仁、郁李仁、枳壳、蜂蜜。

杞菊地黄丸 / 122

（中国药典）枸杞子、菊花、熟地黄、酒萸肉、牡丹皮、山药、茯苓、泽泻。

气滞胃痛颗粒 / 51

（中国药典）柴胡、醋延胡索、枳壳、醋香附、白芍、炙甘草。

前列安栓 / 109

（医保目录）黄柏、虎杖、大黄、栀子、大黄、泽兰、毛冬青、吴茱萸、威灵仙、石菖蒲、荔枝核。

前列安通胶囊 / 106

（医保目录）黄柏、赤芍、丹参、桃仁、泽兰、乌药、王不留行、白芷。

前列舒乐颗粒 / 108

（医保目录）淫羊藿、黄芪、车前草、蒲黄、川牛膝。

青果丸 / 212

（中国药典）青果、金银花、黄芩、北豆根、麦冬、玄参、白芍、桔梗。

清咳平喘颗粒 / 257

（医保目录）石膏、金荞麦、鱼腥草、麻黄、炒苦杏仁、川贝母、矮地茶、枇杷叶、紫苏子、甘草。

清开灵口服液 / 193

（中国药典）胆酸、珍珠母、猪去氧胆酸、栀子、水牛角、板蓝根、黄芩苷、金银花。

R

人参健脾片 / 174

（医保目录）人参、麸炒白术、甘草、山药、莲子、白扁豆、木香、草豆蔻、陈皮、醋炙青皮、麸炒六神曲、炒谷芽、炒山楂、麸炒芡实、麸炒薏苡仁、当归、麸炒枳壳。

人参健脾丸 / 227,241

（医保目录）人参、麸炒白术、茯苓、山药、陈皮、木香、砂仁、炙黄芪、当归、炒酸枣仁、制远志。

如意金黄散 / 187

（中国药典）姜黄、大黄、黄柏、苍术、厚朴、陈皮、甘草、生天南星、白芷、天花粉。

软坚口服液 / 134,173

（医保目录）白附子、人参、三棱、黄芪、山豆根、重楼。

润燥止痒胶囊 / 225,264

（医保目录）制何首乌、生地黄、桑叶、苦参、红活麻。

S

三黄片 / 236,250

（中国药典）大黄、盐酸小檗碱、黄芩浸膏。

三妙丸 / 225

（中国药典）炒苍术、炒黄柏、牛膝。

参芪十一味颗粒 / 97,198

（中国药典）人参、黄芪、当归、天麻、熟地黄、泽泻、决明子、鹿角、菟丝子、细辛、枸杞子。

参一胶囊 / 30,39

（医保目录）人参皂苷 Rg_3。

肾气丸 / 238

（医保目录）干地黄、山药、山茱萸、泽泻、茯苓、牡丹皮、桂枝、附子。

生白合剂 / 18,91,102,198

（中国药典）淫羊藿、补骨脂、附子（黑顺片）、枸杞子、黄芪、鸡血藤、茜草、当归、芦根、麦冬、甘草。

生肌散 / 40

（医保目录）橡皮（滑石烫）、儿茶、赤石脂、龙骨（煅）、血竭、乳香（醋炙）、冰片等。

生肌玉红膏 / 40

（医保目录）白芷、虫白蜡、当归、甘草、轻粉、血竭、紫草。

生脉注射液 / 217

（医保目录）红参、麦冬、五味子。

生血宝合剂 / 38

（中国药典）制何首乌、女贞子、桑椹、墨旱莲、白芍、黄芪、狗脊。

生血宝颗粒 / 17,73,91,96,102,115,141,154,198

（中国药典）制何首乌、女贞子、桑椹、墨旱莲、白芍、黄芪、狗脊。

湿毒清胶囊 / 225

（中国药典）地黄、当归、丹参、蝉蜕、苦参、白鲜皮、甘草、黄芩、土茯苓。

湿润烧伤膏 / 226

（医保目录）黄连、黄柏、黄芩、地龙、罂粟壳。

十全大补丸 / 54,146

（中国药典）党参、炒白术、茯苓、炙甘草、当归、川芎、酒白芍、熟地黄、炙黄芪、肉桂。

十味扶正颗粒 / 187

（其他）人参、熟地黄、白术、黄芪、茯苓、当归、白芍、甘草、川芎、肉桂。

十一味参芪片 / 11,140

（中国药典）人参、黄芪、天麻、当归、熟地黄、泽泻、决明子、菟丝子、鹿角、枸杞子、细辛。

十枣丸 / 164

（其他）甘遂、京大戟、芫花、大枣。

食道平散 / 45

医保目录人参、西洋参、紫硇砂、珍珠、人工牛黄、熊胆粉、全蝎、蜈蚣、细辛、三七、薄荷脑、朱砂。

T

W

维肤膏 / 264

（其他）高级脂肪醇、蜂王浆、蜂蜜、香料、维生素。

维血宁合剂 / 141,192

（中国药典）虎杖、白芍、仙鹤草、地黄、鸡血藤、熟地黄、墨旱莲、太子参。

胃安胶囊 / 203

（中国药典）石斛、黄柏、南沙参、山楂、炒枳壳、黄精、甘草、白芍。

胃复春片 / 53

（中国药典）红参、香茶菜、麸炒枳壳。

胃苏颗粒 / 51

（中国药典）紫苏梗、香附、香橼、陈皮、佛手、枳壳、槟榔、鸡内金。

温胃舒胶囊 / 251

（中国药典）党参、附片、炙黄芪、肉桂、山药、肉苁蓉、白术、南山楂、乌梅、砂仁、陈皮、补骨脂。

乌头注射液 / 113,178,184

（其他）川乌、草乌。

蜈黛软膏 / 225

（医保目录）蜈蚣、蛇床子、硫黄、白矾、浙贝母、青黛、黄柏、山慈菇、五倍子、冰片、荆芥、莪术。

五海瘿瘤丸 / 15,135

（医保目录）海带、海藻、海螵蛸、蛤壳、昆布、白芷、木香、煅海螺、夏枯草、川芎。

五苓胶囊 / 164

（中国药典）茯苓、泽泻、猪苓、肉桂、炒白术。

五苓散 / 129,169,185,231

（中国药典）泽泻、茯苓、猪苓、炒白术、肉桂。

五仁润肠丸 / 253

（医保目录）杏仁、桃仁、柏子仁、松子仁、郁李仁、陈皮。

X

西黄丸 / 24,39,65,114,147,153

（中国药典）牛黄、麝香、乳香、没药。

锡类散 / 238

（医保目录）象牙屑、青黛、壁钱炭、人指甲、珍珠、冰片、人工牛黄。

珍香胶囊 / 46,128

（其他）珍珠、人工牛黄、血竭、三七、人工麝香、冰片、琥珀、沉香、天竺黄、川贝母、僵蚕（姜汁制）、金礞石（煅）、大黄、西洋参、黄芪、海马。

知柏地黄丸 / 103,147,154,175,238

（中国药典）知母、熟地黄、黄柏、制山茱萸、山药、牡丹皮、茯苓、泽泻。

止喘灵口服液 / 255

（医保目录）麻黄、洋金花、苦杏仁、连翘。

止嗽化痰丸 / 257

（中国药典）罂粟壳、桔梗、知母、前胡、陈皮、大黄、炙甘草、川贝母、石膏、苦杏仁、紫苏叶、葶苈子、款冬花、百部、玄参、麦冬、密蒙花、天冬、五味子、枳壳、瓜蒌子、半夏、木香、马兜铃、桑叶。

枳实导滞丸 / 235

（中国药典）枳实、大黄、黄连、黄芩、六神曲、白术、茯苓、泽泻。

至灵胶囊 / 60,165

（医保目录）冬虫夏草。

志苓胶囊 / 191

（医保目录）黄芪、女贞子、黄精（制）、北沙参、麦冬、党参、白术、茯苓、绞股蓝、白毛藤、仙鹤草、远志（去心）、陈皮（制）、山药、芡实、甘草、吲哚美辛、醋酸地塞米松、螺内酯、法莫替丁、地西泮。

肿节风分散片 / 133

（医保目录）肿节风。

肿节风片 / 5

（中国药典）肿节风。

驻车丸 / 231

（中国药典）黄连、炮姜、当归、阿胶。

紫草颗粒 / 263

（医保目录）紫草、金银花、天竺黄、青黛、地丁、雄黄、菊花、珍珠、制没药、制乳香、朱砂、甘草、琥珀、羌活、牛黄、冰片。

紫金锭 / 16,23,120,186

（中国药典）山慈菇、红大戟、千金子霜、五倍子、人工麝香、朱砂、雄黄。

紫龙金片 / 97,129,140

（中国药典）黄芪、当归、白英、龙葵、丹参、半枝莲、蛇莓、郁金。

左归丸 / 108

（医保目录）熟地黄、菟丝子、龟甲胶、鹿角胶、牛膝、山药、山茱萸、枸杞子。

左金丸 / 202

（中国药典）黄连、吴茱萸。

方剂索引